全国高等卫生职业院校课程改革规划教材

供五年制高职护理、助产专业使用

案例版™

营养与膳食

主　编　贺　生　刘俊须

副主编　吴晓娜　张卫东

编　者　(按姓氏汉语拼音排序)

　　　　贺　生(四川护理职业学院)

　　　　黄小明(宜宾卫生学校)

　　　　李　娜(四川护理职业学院)

　　　　刘俊须(济南护理职业学院)

　　　　吴晓娜(四川省医学科学院·四川省人民医院)

　　　　张卫东(皖西卫生职业学院)

　　　　张玉领(淮阴卫生高等职业技术学校)

科学出版社

北　京

举报电话:010-64030229;010-64034315;13501151303(打假办)

内 容 简 介

本书根据我国不同人群存在的营养问题、营养需求,参照执业护士、营养师资格考试大纲的要求确定编写内容。突破国内同类书籍的结构体系,以先基础营养,后临床营养,再公共营养为主线,结合营养学科最新的专著、学术观点、发展动态进行编写。全书共8章,第一章为绪论,重点介绍营养与膳食的基本概念及基本内容;第二、三、四章为基础营养学,主要介绍人体需要的营养素、各类食物的营养价值、合理营养与平衡膳食的基础理论知识,增编营养素的代谢评价、新资源食品的营养、各类食品存在的主要卫生问题;第五、六章为临床营养学,主要介绍医院膳食、营养制剂、营养支持、营养风险筛查与营养状况评价等临床营养基础,各种常见疾病的特点、营养治疗与护理;第七、八章为公共营养学,主要介绍不同健康人群的生理特点、营养需求、所存营养问题、合理营养与膳食安排,营养素参考摄入量、居民营养状况调查与评价、营养监测等社区营养。每章设有案例、链接、考点提示、目标检测题和精心制作的PPT课件。

本书主要作为高、中职医药院校护理、助产专业学生使用,可作为执业护士与营养师等卫生行业培训参考教材,也可用于全民普及营养知识及自学用书。

图书在版编目(CIP)数据

营养与膳食 / 贺生,刘俊须主编 .—北京:科学出版社,2014.6
全国高等卫生职业院校课程改革规划教材
ISBN 978-7-03-040639-2

Ⅰ. 营… Ⅱ.①贺… ②刘… Ⅲ.①营养学-高等职业教育-教材 ②膳食-食物营养-高等职业教育-教材 Ⅳ. R151

中国版本图书馆 CIP 数据核字(2014)第 098844 号

责任编辑:丁海燕　邱　波 / 责任校对:张怡君
责任印制:赵　博 / 封面设计:范璧合

科学出版社 出版
北京东黄城根北街 16 号
邮政编码:100717
http://www.sciencep.com

新科印刷有限公司 印刷
科学出版社发行　各地新华书店经销
*

2014 年 6 月第 一 版　　开本:787×1092　1/16
2018 年 1 月第十次印刷　印张:13
字数:307 000
定价:35.80 元
(如有印装质量问题,我社负责调换)

前　　言

随着我国经济的发展和人民生活水平的不断提高,人们对健康、疾病治疗和康复提出了更高的要求,营养与膳食知识不仅在疾病的预防和控制上发挥着重要的作用,而且对疾病的治疗与康复的作用也十分巨大。许多疾病特别是慢性疾病的发生、发展、治疗、康复、保健都与机体的营养状况密切相关,高血压、冠心病、糖尿病、肥胖、高脂血症、痛风等慢性疾病经过营养干预不仅可以预防疾病的发生,而且可以治疗和减轻症状、控制和稳定病情,并且还可以防止并发症的发生与发展,通过合理营养与平衡膳食、营养治疗与护理达到促进健康、加快疾病康复的目的。营养知识越来越受到医护人员的重视,已被广泛应用于医学的各个领域,营养与膳食已在医学中占有重要的地位。因此,学习和掌握营养学知识对医药院校的学生是非常必要的,也是临床工作者对疾病进行有效治疗所必需的。

本书是为适应护士、营养师等资格考试大纲,更好地为全国卫生类高等专科和职业学校教学改革和发展服务,结合国务院印发的《中国食物与营养发展纲要》及营养学的最新进展编写而成。

本书共设 8 章共 40 节。为方便学生和其他不同人群的学习和应用,体现教材的系统性、完整性、实用性,内容涉及基础营养学、临床营养学和公共营养学。在编写过程中特别强化基础营养学的知识,重点突出临床营养学的知识,同时还有 3 次实习安排,附有中国居民膳食营养素参考(DRIs)摄入量表、常见食物一般营养成分表(每 100g 食部)和特殊人群膳食指南摘要(2011 年全新修订),以便查询。

编者希望不同专业的学生和社会群体通过对本书的系统学习,能全面地掌握营养学的基础知识,熟练地运用于医学实践工作和实际生活之中,有效预防营养性疾病的发生、治疗各类疾病及促进病人早日康复,防止衰老、延年益寿,提高生活质量。

由于编写的时间较仓促且编者的水平有限,教材可能存在不足之处,请读者不吝赐教和指正。

贺　生

2014 年 2 月

目　　录

第一章 绪 论

案例 1-1

　　2013 年 5 月下旬在杭州召开的首届中国营养传播大会上公布的膳食营养监测状况表明:我国居民的超重率已达 32.4%、肥胖率达到 13.2%。目前我国高血压患病率为 18.8%、糖尿病患病率 9.7%,分别有超过 2 亿和 1.5 亿人正面临高血压和糖尿病及其并发症的威胁。

问题:1. 形成以上健康问题的原因是什么?

　　　2. 为有效防控肥胖,高血压及糖尿病等慢性疾病,应采取哪些措施?

　　人类为了生存和从事各种活动,必须从外界环境中摄取食物,以获得维持生命活动及其他活动所需的能量和各种营养素。古语曰:"民以食为天",说明了人类对食物的依存关系。人体每天都要摄取食物,这不仅仅是为了决解饥饿,更是为满足人体的营养需求,从而达到预防疾病、促进或恢复健康,使人体处于健康状态。因此,食物必须含有正常人体生命活动所需的物质。

一、营养与膳食的基本概念

(一)营养

　　营养(nutrition)是指机体为了生存而从外界摄取食物或养分,以满足自身生理所需的必要的生物学过程。营养是一种作用、是一个极其复杂的生物学过程,不能简单地理解为常说的营养物质,它是人体摄取、消化、吸收和利用食物中营养素来维持生命活动的整个过程。简而言之,营养就是机体同化外界环境物质的生物学过程。

考点:营养、营养素、平衡膳食、合理营养的概念

(二)食物

　　食物(food)即食品,在《中华人民共和国食品安全法》中将其定义为:"指各种供人食用或者饮用的成品和原料以及按照传统既是食品又是药品的物品,但是不包括以治疗为目的的物品。"虽有"医食同源,药食同根",但食物和药物是有区别的。食品安全法中的定义明确了食物及食物与药物两者的区别,同时明确食物是以经口这条途径进入机体,食物必须含有具有营养作用的有效成分,有些物质尽管也可经口摄入,但如果摄入的不是含有营养作用的物质即营养素,也不能称之为食物。

(三)营养素

　　营养素(nutrient)是指食物中含有正常机体生命活动所需的物质。它存在于天然食物之中,可以构成机体或为机体提供能量,或能维持机体正常的生理功能。简言之,营养素就是指具有营养作用的物质。人体生命活动所必需的营养素有 40 多种,按照结构和功能可以分为六大类,即蛋白质、脂类、碳水化合物、矿物质(无机盐与微量元素)、维生素和水。其中蛋白质、脂类、碳水化合物需要量比较大,称为宏量营养素;矿物质和维生素需要量较小称为微量营养素。

植物化学物

植物化学物是存在于植物性食品中，除传统营养素以外的生物活性物质。植物化学物主要是植物性食品中次级代谢产物，根据他们的结构可分为：单萜类化合物、有机硫化合物、类黄酮、植物固醇、皂苷、植物多糖等。单萜类化合物主要存在于柑橘类水果、黄豆及某些植物油中；有机硫化合物主要存在于菜花、卷心菜等十字花科蔬菜中；类黄酮在各种水果、蔬菜、豆类中含量均较多；植物多糖在菌藻类食物中含量比较多。植物化学物质有抗氧化、调节免疫力、抑制肿瘤、抗感染、降脂、延缓衰老等多种生理功能。

（四）膳食与平衡膳食

膳食（diet，meals）又称为饮食、饭食，是指机体每天摄入各类食物的总称。各类食物经过搭配和烹调加工组成不同类型的膳食供人体摄取，以满足人体生理所需。由多种食物构成，不但含有足够的热能和各种营养素，能满足机体的需要，而且还保持各种营养素之间平衡的膳食就称为平衡膳食（balanced diet）。它所提供的各种营养素种类齐全、数量充足、比例适当，并能与人体的需要保持平衡。

（五）合理营养

合理营养（rational nutrition）是指通过摄入平衡膳食达到机体最佳营养状况的生物学过程。平衡膳食是机体达到合理营养的唯一方式，营养与膳食对人的健康极为重要，合理营养与平衡膳食可以简称为合理膳食。

健康的四大基石

1992 年，在加拿大维多利亚召开的国际心脏保健会议指出的健康四大基石：第一，合理膳食；第二，适量运动；第三，戒烟限酒；第四，心理平衡。

（六）营养学

营养学（nutriology）是研究人体营养过程及影响因素的规律，及改善生存质量的措施，探讨人类营养与健康关系的一门综合性学科。它不仅研究摄取的食物在人体内的生理、生化等营养过程，还研究社会、心理、经济、生产技术对营养的影响，以及营养对健康的影响；它既从生物科学的角度研究人体对营养需求的规律，又有很强的改善营养措施的社会实践性。

二、营养与膳食的基本内容

随着社会经济、科学技术的发展和人民物质文化生活水平的逐步提高，人们逐渐认识到营养在生命过程中所起的重要作用，认识到合理营养不仅是维持健康所必需，而且对疾病的发生、发展和治疗、康复有着重大的影响，同时还关系到人类智力的开发与人口素质的提高。因此，营养科学知识的普及已经成为人类现代化生活的重要内容，人们对营养知识的需求越来越迫切。由于过去对营养学的基本知识普及不够，不少人群对营养学有许多错误的理解，甚至相信伪科学和封建迷信，这不仅造成经济和食物资源的浪费，也给人们的身心健康带来不良的影响。因此，普及营养学知识，指导人们进行合理营养与平衡膳食，是广大医护人员义不容辞的责任。结合本专业的特点及实际需要，本书主要包括以下内容：

（一）基础营养学部分

1. 人体需要的营养素和能量　主要介绍各大营养素的营养学意义、质量评价、参考摄入量、食物来源和代谢评价,人体能量的供给来源、消耗及支出途径。

2. 各类食物的营养价值　主要介绍各类食物所含的营养素情况、营养价值的评价及存在的主要卫生问题。

3. 合理营养与平衡膳食　主要介绍合理营养与平衡膳食的概念与基本卫生要求,膳食构成、膳食指南和食谱编制。

(二)临床营养学部分

1. 临床营养基础　介绍医院膳食种类、营养制剂、营养支持及营养风险筛查与营养状况评价。

2. 常见疾病的营养治疗　介绍各种常见疾病的特点及营养治疗与营养护理。

(三)公共营养学部分

1. 不同人群的营养　介绍各种健康人群的生理特点、营养需求、常见的营养问题及合理营养与膳食安排。

2. 社区营养　介绍膳食营养素参考摄入量的制定、居民营养状况调查与评价和营养监测。

三、营养与膳食的发展概况

由于营养过程是人体的一种最基本的生理过程,在人类的早期,人们对营养就有一定的感性认识,因而营养学并不是一门年轻的学科。营养学的形成和发展同其他许多学科一样,是人类在漫长的生活实践中,逐渐由感性认识上升到理性认识、逐步总结形成的,并与国民经济和科技水平发展紧密相连。其形成和发展大概经历了古代朴素、近代和现代3个阶段。

我国从3000多年前有文字记载以来,就有了食疗。被誉为"医书之祖"的《黄帝内经·素问》就有关于"五谷为养,五畜为益,五果为助,五菜为充"科学的配膳原则和膳食模式记载,并将食物分为四大类,以"养"、"益"、"助"、"充"表明其在营养上的价值。另外,还有将食物分为"温、凉、寒、热"四性和"酸、甜、苦、甘、咸"五味的论述。这不仅可作为正常人的合理营养原则,而且适用于患者的膳食治疗。在食物的营养作用方面,在漫长的几千年发展过程中,我国有几十部食疗专著,这些专著的许多观点与现代营养学基本相似。我国古典的营养学虽然有人体与环境相互影响的总体观,但缺乏实验科学的基础,难以形成一个科学的体系,直至西方实验科学的传入,才促成我国近代营养学的发展。

近代营养学的发展起始于18世纪中叶到19世纪。由于碳、氢、氧、氮定量分析,以及由此而建立的食物组成、物质代谢和氮平衡及等热价学的创立,人们逐渐认识到蛋白质、脂肪、碳水化合物、矿物质等物质的作用。对微量元素的大量研究始于20世纪30年代,如1931年发现人的斑釉牙与饮水中氟含量过多有关,1937年发现仔猪营养性软骨与锰缺乏有关等。从此,掀起了微量元素研究的热潮,此后对铜、硒、锌等多种微量元素及维生素的研究有了许多新进展。从分析的角度,进行抽出营养素的个体研究是营养学的第二次质的飞跃,也是近代营养学的显著特征。近代营养学建立了机体与营养素之间的关系,研究不同生理生活状态下人体对不同营养素的需要量。

我国从20世纪初开始建立现代营养学。中华人民共和国成立后,我国营养学和营养事业有了很大的发展。随着社会进步及人们生活水平的提高,人们对营养的需求已超出单纯满足生存或防止缺乏病的范畴,而且也作为防病治病的重要手段。近年来,随着科学文化的发展,特别是经济学、经济统计学、社会学、法学、管理学、现代流行病学、生态学等的融入,以及对社区内的人群与社会属性的进一步深入的认识,加速了营养学的发展。营养学的研究不仅仅局限于个体,而更多地是针对群体;不仅仅局限于从生物学单纯地探索危害健康的因素,更多地是从社会经济、文化背景下探索影响人群健康的原因,以及改善生存质量的措施和对措施的评价。

四、营养与膳食和其他学科的关系

营养是维持生命的物质基础,机体的营养状况与许多疾病的发生、发展有着密切的关系,合理营养具有解毒和增强机体免疫功能,同时合理营养还可以提高劳动效率。营养学是现代医学中一门重要的学科,基础营养学中各大营养素的研究与生物化学、药物学等基础医学具有非常密切的关系。临床营养学中的营养治疗是临床医学的重要组成部分,它根据不同疾病的具体情况,通过合理的膳食调配来改善机体的代谢机能和营养状况,促进组织修复,增强免疫力等使机体恢复到健康状态;同时还可为临床治疗、疾病康复创造条件,促进疾病好转、痊愈,甚至直接影响临床治疗、疾病康复的效果。因此,临床营养学与临床医学、康复医学的关系非常密切。公共营养学是营养与食品卫生学的重要组成部分,与流行病学、统计学、环境卫生学、儿童少年卫生学等预防医学的联系也非常紧密。

五、学习营养与膳食的意义和要求

营养与膳食和健康密切相关,根据我国居民营养与健康状况调查结果显示,部分居民膳食结构不科学,导致与膳食密切相关的慢性非传染疾病患病率上升迅速,铁、维生素 A 等微量营养素缺乏在我国城乡普遍存在。分析表明,肥胖等引致慢性病的重要因素的发生率还会大幅增加。这将严重影响我国居民的健康素质、健康寿命,加重疾病负担,并影响经济社会的发展和全面建设小康社会目标的实现。因此,时任卫生部副部长王陇德院士在《人民日报》撰文呼吁:"中国人迫切需要来一场膳食革命"。中国的营养工作任重而道远!中国居民营养状况的改善需要一支具备较高营养专业水平的营养工作队伍,来推广、指导我国居民合理膳食工作。因此,作为为健康服务的医学生必须学习《营养与膳食》课程,其意义重大而深远。

链 接

中国营养师的现状

营养师是运用营养学的知识和技能进行营养和膳食指导的科学工作者。营养师的数量和质量反映一个国家社会经济发展的程度和居民生活质量的高低。中国目前只有 2000 多名营养师,也就是说中国每 65 万人才"共享"1 名营养师,与发达国家相比差距很大。我国正处在膳食与疾病模式发生转折的时期,急需建立一支营养师队伍,以便科学有效地指导居民的饮食营养工作。

作为医学生应充分联系实际生活和基础医学、临床医学的相关学科,认真学习《营养与膳食》的内容,并将所学的知识广泛应用于生活和工作之中。

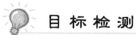

目 标 检 测

一、名词解释

1. 营养　2. 营养素　3. 平衡膳食　4. 合理营养

二、填空题

1. 健康的四大基石为_____、_____、_____、_____。

2. 营养学的发展经历了_____、_____、_____三个阶段。

三、简答题

试述营养与健康之间的关系。

(贺　生)

第二章 人体需要的营养素

 案例 2-1

    2004 年，在安徽阜阳农村，很多刚出生不久的婴儿陆续患上一种怪病，头脸肥大、四肢细短、全身水肿，成了畸形的"大头娃娃"。安徽阜阳市人民医院、阜阳市妇幼保健医院等医院的儿科收治了 171 例"大头娃娃"，其中有 13 名"大头娃娃"不幸死亡。根据医院的诊断，这些婴儿所患的都是蛋白质-热能营养不良综合征。而扼杀这些幼小生命的"元凶"，正是蛋白质等营养元素指标严重低于国家标准的劣质婴儿奶粉。这些婴儿摄入的蛋白质过少，导致了低蛋白血症，以至于出现全身水肿。

问题: 1. 人体所需的营养素有哪些？

        2. 各种营养素有何意义作用？

第一节 蛋 白 质

    蛋白质(protein) 是由碳、氢、氧、氮、硫等元素组成的化学结构复杂的大分子有机化合物。由于碳水化合物和脂类中不含氮，所以蛋白质是人体氮的唯一来源。正常成年人体内蛋白质占体重的 16%~19%，成人机体蛋白质处于不断分解又不断合成的动态平衡中，每天有 3% 左右的蛋白质更新，但总量保持相对稳定，以达到组织蛋白不断地更新和修复。生命的产生、存在和消亡都与蛋白质有关，没有蛋白质就没有生命。

一、蛋白质的营养学意义

(一) 构成机体的重要成分

    1. 蛋白质是构成细胞、组织器官的主要成分　新细胞的不断形成，细胞、组织的再生和修复，组织、器官的不断发育及人体的生长发育，都需要蛋白质参与构成。蛋白质是构成细胞膜的脂质双层结构的基本框架，具有收缩作用的肌肉和支架连接作用的骨骼都是由大量蛋白质构成的，心脏、肝脏、牙齿等器官均含有大量的蛋白质。

    2. 蛋白质是具有重要生理功用物质的构成成分　蛋白质不仅种类繁多，而且结构多种多样。在机体代谢中，具有催化作用的酶、调节作用的激素、免疫作用的抗体和运输氧的血红蛋白及参与遗传信息传递的核蛋白等有重要生理功用的物质都由蛋白质参与构成。

考点: 蛋白质的营养学意义

(二) 为机体提供能量

    人体每日消耗的能量约有 14% 是由蛋白质供给。通常情况下，为机体提供能量不是蛋白质的主要功能，当体内的氨基酸不再被利用合成新的蛋白质，则分解产生能量供机体利用。同时，蛋白质也不是为人体提供能量的主要物质，当膳食中糖和脂类摄入不足、分解产生的能量不能满足机体所需要的能量时，蛋白质则通过增强分解代谢为人体提供能量。利用蛋白质作为机体的能量来源是不经济的，1g 蛋白质在体内分解约产生 16.7kJ(4kcal)热量。

(三) 维持生命活动和调节生理功能

    蛋白质是酶、激素、抗体、核蛋白等生命活性物质的组成成分，而酶、激素、抗体和核蛋白对维持生命、调节生理功能有重要的作用。因此，蛋白质对维持生命活动和调节生理功能具有重要的作用。此外，蛋白质对维持体内酸碱平衡和胶体渗透压、调节水分在体内的分布、遗传信息的传递、物质的转运也具有重要的作用。

（四）提供人体需要的氨基酸和氮源

氨基酸是组成蛋白质的基本单位，以肽键相连接并形成一定的空间结构。必需氨基酸（essential amino acid，EAA）是指人体不能合成或合成速度过慢不能满足机体需要，必须从食物中获取的氨基酸。

考点： 必需氨基酸的概念和种类

人体内氨基酸的种类：

1. 必需氨基酸 组成人体蛋白质的氨基酸有 20 种，对成人来说有 8 种是体内不能合成或合成速度过慢，必须从食物中获取。它们是缬氨酸、异亮氨酸、亮氨酸、苯丙氨酸、蛋氨酸、苏氨酸、色氨酸和赖氨酸；对婴儿来说，组氨酸也是必需氨基酸。

2. 半必需氨基酸 人体内的半胱氨酸和酪氨酸分别由蛋氨酸和苯丙氨酸转化而来，如果膳食中能提供足量的这两种氨基酸，则人体对蛋氨酸和苯丙氨酸这两种必需氨基酸的需求量可分别减少 30% 和 50%。膳食中提供足量的半胱氨酸和酪氨酸这类可减少机体对某些必需氨基酸需求的氨基酸称为条件必需氨基酸（conditionally essential amino acid）或半必需氨基酸（semi-essential amino acid）。

3. 非必需氨基酸 除上述氨基酸以外的其余氨基酸，机体可以利用一些前体物质自身合成，称为非必需氨基酸（nonessential amino acid），但并非机体不需要。非必需氨基酸的作用是为机体提供氮源。

二、食物中蛋白质的营养价值评价

考点： 蛋白质营养价值的评价指标

评价食物中蛋白质的营养价值对于食品品质的鉴定、新食品资源的研究与开发、指导人群合理膳食等方面都是十分必要的。由于食物中蛋白质的氨基酸组成不尽相同，其蛋白质的营养价值也不完全相同，评价食物中蛋白质营养价值的方法很多，主要从"量"和"质"两个方面进行。在营养学上，蛋白质的质量评价主要从食物中蛋白质的含量、必需氨基酸的含量和比值、蛋白质被人体消化吸收的程度和被利用的程度四个方面进行评价。

（一）蛋白质的含量

食物中蛋白质含量的高低是评价食物蛋白质营养价值的基础指标。不同食物的蛋白质含量差异较大，动物性食物蛋白质含量一般较高，而除大豆以外的其他植物性食物蛋白质含量都较低。一般根据食物的含氮量来计算蛋白质的含量，常用凯氏定氮法来测定食物中氮的含量，再换算为蛋白质的含量。因为动、植物来源的食物蛋白质的含氮量为 16% 左右，根据测定的氮含量乘以 6.25 即为蛋白质含量（16% 的倒数为 6.25，故 6.25 又称为蛋白质的转换系数）。值得注意的是，食物中蛋白质含量高不一定等于蛋白质质量高，当然如果含量不高，再好的蛋白质其营养价值也会受到限制。

（二）必需氨基酸的含量和比值

食物蛋白质中的必需氨基酸的含量和比值是评价食物蛋白质营养价值的质的指标之一。食物蛋白质必需氨基酸含量及比值越接近人体需要的模式，就越容易被人体吸收利用，该蛋白质则称为优质蛋白，如蛋、奶、水产品和肉类等以及大豆蛋白质。如果食物中蛋白质氨基酸模式与人体蛋白质氨基酸模式不相符合，某些必需氨基酸数量不足，则会影响其他氨基酸的利用，从而降低蛋白质的营养价值，这些含量相对较低的氨基酸称为限制性氨基酸，其含量最低的称为第一限制性氨基酸，依次类推为第二限制性氨基酸、第三限制性氨基酸等。

将两种及以上的食物混合食用,使其所含的必需氨基酸相互补充,达到较好的比例,提高蛋白质的利用率,从而提高蛋白质的营养价值,这种作用称为蛋白质的互补作用。如在食物中直接加入其限制性氨基酸来提高食物蛋白质的吸收利用的方法称为氨基酸强化。

(三) 蛋白质的消化率

蛋白质的消化率(protein digestibility)指食物蛋白质在机体内被消化酶分解和吸收的程度,是评价食物蛋白质营养价值的质的指标之一。它不仅反映蛋白质在体内被分解的程度,同时还反映消化后氨基酸和肽的吸收程度。在测定和计算时,根据是否考虑内源性粪代谢氮而分为表观消化率(apparent digestibility)和真实消化率(true digestibility)。

1. 表观消化率 在测定和计算白质消化率时,不考虑内源性粪代谢氮(即不从粪氮中减去粪代谢氮)所得结果。计算公式为:

$$蛋白质表现消化率 = \frac{摄入氮 - 粪氮}{摄入氮} \times 100\%$$

摄入氮是指机体从食物中摄取进入机体内的氮,粪氮是指从粪便中排除的氮。从粪便中排出的氮实际上有两个来源:一是来自于未被消化吸收的食物蛋白质;二是来自于脱落的肠黏膜细胞、死亡的肠道微生物和肠黏膜分泌的消化液,这部分氮称为内源性粪代谢氮。成人24小时内粪代谢氮为0.9~1.2g,由于这部分氮并非来自未被消化吸收的蛋白质,故不能计入食物蛋白质中未被消化吸收氮的数量。所以通常在考虑到粪代谢氮的情况下计算得到的蛋白质消化率称为蛋白质的实际消化率即真实消化率。

2. 真实消化率 在测定和计算白质消化率时,从粪氮中减去粪代谢氮所得结果。计算公式为:

$$蛋白质真实消化率 = \frac{摄入氮 - (粪氮 - 粪代谢氮)}{摄入氮} \times 100\%$$

由于表观消化率比真实消化率低,对蛋白质的消化吸收作了较低的估计,因此具有更大的安全系数,而且测定表观消化率较为简便,故评价蛋白质消化率时一般多采用表观消化率。

蛋白质消化率越高则被机体吸收利用的可能性越大,其营养价值也越高;反之,其营养价值则越低。因为蛋白质在食物中存在的形式、结构各不相同,受食物中抑制蛋白质吸收的因素的影响,不同食物或同种食物加工方式的不同,最终导致蛋白质的消化率存在较大差异。如大豆整粒食用时消化率仅为60%,而加工成豆腐后消化率提高到90%。常用食物的蛋白质消化率见表2-1。

表 2-1 常用食物的蛋白质消化率

食物	真消化率(%)	食物	真消化率(%)	食物	真消化率(%)
鸡蛋	97±3	大米	88±4	大豆粉	87±7
牛奶	95±3	面粉	96±4	菜豆	78
肉、鱼	94±3	燕麦	86±7	花生酱	88
玉米	85±6	小米	79	混合饮食	96

摘自:孙秀发. 2010. 临床营养学. 北京:科学出版社

(四) 蛋白质的利用率

评价蛋白质利用率的指标很多,不同指标分别从不同角度反映蛋白质在机体内被利用的程度,常用的指标有生物价、净利用率、功效比和氨基酸评分。

1. 生物价 蛋白质的生物学价值简称生物价(biological value, BV),是指食物蛋白质消

化吸收后被机体储留的程度,是评价食物蛋白质营养价值较常用的指标。计算公式为:

$$蛋白质生物价 = \frac{储留氮}{吸收氮} \times 100$$

$$吸收氮 = 摄入氮 - (粪氮 - 粪代谢氮)$$

$$储留氮 = 吸收氮 - (尿氮 - 尿内源性氮)$$

生物价是用被机体储留的蛋白量与消化吸收蛋白量的比值的100倍表示,最大值为100。生物价越高,说明蛋白质的利用率越高,即蛋白质的营养价值越高。尿内源性氮是指机体不摄入氮时,尿中所含的氮,主要来自组织蛋白的分解。尿氮和尿内源性氮的检测原理和方法与粪氮、粪代谢氮相同。生物价对指导肝脏、肾脏疾病患者的饮食治疗有重要意义。生物价高表明食物蛋白质中氨基酸主要用来合成人体蛋白,极少有过多的氨基酸经肝、肾代谢而释放能量或由尿排出,因此可减少肝、肾负担,有利于其功能的恢复。

2. 蛋白质的净利用率　蛋白质的净利用率(net protein utilization,NPU)是指食物中蛋白质被机体利用的情况,即在一定条件下,体内储留的蛋白质占摄入蛋白质的比例,此项指标包括食物蛋白质消化和利用两个方面,因此较常用来评定食物蛋白质的营养价值。

$$蛋白质净利用率 = \frac{储留氮}{摄入氮} \times 100\%$$

$$= 生物价 \times 消化率 \times 100\%$$

3. 蛋白质功效比值　蛋白质功效比值(protein efficiency ratio,PER)是指摄入单位重量的蛋白质所增加的体重,是一种比较简单地测定膳食蛋白质营养价值的方法,常用处于生长发育阶段的幼年动物摄入1g蛋白质所增加的体重克数来表示蛋白质被机体利用的程度。

$$蛋白质功效比值 = \frac{动物体重增加量(g)}{摄入食物中蛋白质(g)}$$

通常用含蛋白质10%的饲料(实验饲料中的蛋白质是唯一蛋白质来源)喂养刚断奶的雄性大鼠28天,以体重增长的克数除以摄入食物的总克数即为蛋白质功效比值。因为所测蛋白质主要用来提供生长的需要,因此该指标常用来反映婴幼儿食品蛋白质的营养价值。由于在不同实验条件下,同种食物所测得蛋白质功效比值常有明显差异,为使实验结果更具有一致性和可比性,通常实验用标化酪蛋白为参考蛋白作为对照,无论酪蛋白组功效比值为多少,结果均换算为2.5,然后按下述公式计算被测蛋白质功效比值:

$$被测蛋白质功效比值 = \frac{实验组功效比值}{对照组功效比值} \times 2.5$$

4. 氨基酸评分　氨基酸评分(amino acid score,AAS)也称为蛋白质化学分,是被测食物蛋白质的第一限制性氨基酸与推荐的等量理想氨基酸或参考蛋白质同种氨基酸含量的比值。是目前应用较为广泛的一种食物蛋白质营养价值的评价指标和方法,不仅适用于单一食物蛋白质的营养价值评价,还可用于混合食物蛋白质的营养价值评价。计算公式:

$$氨基酸评分 = \frac{被测食物蛋白质每克氮或蛋白质氨基酸含量(mg)}{参考蛋白质每克氮或蛋白质氨基酸含量(mg)} \times 100$$

参考蛋白质可采用世界卫生组织(WHO)人体必需氨基酸模式。首先将被测食物蛋白中必需氨基酸与参考蛋白质中的必需氨基酸进行比较,比值最低者,为限制氨基酸。由于限制氨基酸的存在,使食物蛋白质的利用受到限制。被测食物蛋白质的第一限制氨基酸与参考蛋白质中同种必需氨基酸的比值即为该蛋白质的氨基酸评分。氨基酸评分的方法比较简单,但没有考虑食物蛋白质的消化率,近年来美国食品药品监督管理局(FDA)提出了一种新方法,即经消化率修正的氨基酸评分。其计算公式如下:

经消化率修正的氨基酸评分(PCDAAS) = 氨基酸评分 × 真实消化率

用氨基酸评分来评价蛋白质的营养价值比较简单、经济,可以明确各种限制性氨基酸的顺序和缺乏程度,有助于确定蛋白质互补或氨基酸强化方案。

常见食物中蛋白质的利用指标见表2-2。

表 2-2　几种常见食物的蛋白质利用指标

食物	BV	NPU(%)	PER	AAS
全鸡蛋	94	84	3.29	1.06
全牛奶	87	82	3.09	0.98
鱼	83	81	4.55	1.00
牛肉	74	73	2.30	1.00
大豆	73	66	2.32	0.63
土豆	67	60	—	0.48
大米	63	63	2.16	0.59
精制面粉	52	51	0.60	0.34

摘自:蔡东联. 2008. 营养师必读. 北京:人民军医出版社

三、蛋白质的推荐摄入量

推荐摄入量(RNIs)是膳食营养素参考摄入量(DRIs)中的一项内容,相当于传统使用的人体每日摄取推荐量(RDA)。蛋白质的推荐摄入量各国标准不一,主要以各类人群需要量为基础,根据当地的饮食习惯、食物构成、个体差异等因素,给予一个具有较大安全性的摄入量。理论上成人摄入蛋白质不到30g/d就可达到氮平衡,但从安全性考虑,体重按千克计算以0.8g/(kg·d)为适宜值。我国以植物性食物为主,所以蛋白质摄入应提高到1.0~1.2g/(kg·d)。中国营养学会新修订的蛋白质RNIs,成年男、女轻体力活动分别为75g/d和65g/d;中体力活动分别为80g/d和70g/d;重体力活动分别为90g/d和80g/d。不同人群蛋白质推荐摄入量有所不同,一般占总能量的10%~15%,儿童、孕妇、乳母适当增加。

四、蛋白质的食物来源

膳食蛋白质可来源于动物性食物和植物性食物,动物性食物中蛋白质的营养价值高于植物性食物。动物性食物中,蛋类蛋白质含量为12%~14%,是优质蛋白质的重要来源;奶类蛋白质含量为1.5%~4.0%,是婴幼儿蛋白质的最佳来源;禽、畜肉类和鱼虾类的蛋白质含量为10%~22%,是人体蛋白质的主要来源。植物蛋白质中,谷类蛋白质含量不高,为6%~10%,但作为我国人们的主食,仍然是膳食蛋白质的主要来源;豆类及其制品含有丰富的蛋白质,其中大豆含量最高,达36%~40%,氨基酸组成也比较合理,在体内的利用率较高,是植物食物中非常好的蛋白质来源,大豆蛋白质可以降低心血管疾病的发生风险。在膳食中应保证有一定数量的优质蛋白质,一般要求动物性蛋白质和大豆蛋白质应占膳食蛋白质总量的30%~50%。由于不同食物中的蛋白质含必需氨基酸的种类和数量不同,故可以通过动、植物性食物搭配食用、蛋白质的互补作用来提高膳食蛋白质的营养价值。

五、蛋白质的代谢评价

蛋白质作为一种重要的营养素,如长期摄入不足会导致机体出现负氮平衡,引起组织细胞的分解、萎缩和凋亡，从而导致器官结构和功能受到影响。当膳食蛋白缺乏时，组织蛋白分解加快，合成减慢，引起一系列生化、病理改变和临床表现。其中肠黏膜和消化腺较早累及，临床表现为消化吸收不良、腹泻；肝脏不能维持正常结构与功能，出现脂肪浸润；由于肌肉蛋白合成不足而逐渐出现肌肉萎缩；因抗体合成减少，对传染病的抵抗力下降；对生长发育期的儿童影响表现为生长发育迟缓，身高、体重低于正常儿童，甚至影响智力的正常发育，严重时可出现营养不良性水肿、伤口愈合缓慢、免疫功能低下等。

　　蛋白质尤其是动物性蛋白摄入过多会对人体产生危害。蛋白质大量分解产生的氨基酸可引起氨基酸中毒；代谢产物中的含硫氨基酸过多，会加速骨骼中钙的丢失，易产生骨质疏松；酸性代谢产物会增加肝、肾的负担，造成肝、肾肥大。大量的蛋白质堆积会导致机体脱水、脱钙、痛风，对水和无机盐代谢不利而引起泌尿系统结石和便秘。

　　评价机体蛋白质的营养状况、需要量的方法为氮平衡法。在一定时间内机体摄入氮量和排出氮量（通过粪便、尿液和皮肤等途径）基本相等，表示机体处于氮平衡状态；摄入氮大于排出氮则为正氮平衡；摄入氮小于排出氮则为负氮平衡。

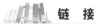

链　接

摄入蛋白质的营养学建议

1. 增加含优质蛋白较多的食物摄入。
2. 食物多样，通过蛋白质互补作用提高蛋白质的利用率。
3. 根据自身需要保持蛋白质摄入平衡。

案例 2-2

　　哥伦比亚一女性由于长期饮食过量，体重达 220kg。由于体重过高，脂肪堆积，该女性已失去自主活动能力，因此长期卧床。某日她突然生病，由于体重过高，无法正常从房门走出，最后来帮忙的消防人员最后不得不使用电锯将房门扩大后才将其抬出。

问题：膳食中脂类物质摄入过多对机体的危害有哪些？

第二节　脂　　类

　　脂类(lipids)是脂肪(fat)和类脂(lipoids)的总称，是由碳、氢、氧等元素组成的小分子有机化合物。它们的共同特点是难溶于水，易溶于有机溶剂，可以溶解脂溶性维生素等脂溶性物质。

　　脂肪是由一分子甘油(glycerin)和三分子脂肪酸(fatty acids,FA)组成的甘油三酯(triglycerides)，又称为中性脂肪，大部分构成食物的脂肪都以甘油三酯的形式存在，占脂类的 95%。食物中的脂肪酸分为饱和脂肪酸(saturated fatty acid,SFA)和不饱和脂肪酸(unsaturated fatty acid,UFA)，不饱和脂肪酸是指在碳链上相邻的两个碳原子间含有不饱和的双键。含一个不饱和双键的为单不饱和脂肪酸(monounsaturated fatty acid,MUFA)，含两个及以上不饱和双键的为多不饱和脂肪酸(polyunsaturated fatty acid,PUFA)。大部分植物脂肪中因含不饱和脂肪酸高而呈液态，而大部分动物脂肪因含饱和脂肪酸高而常呈固态。不饱和脂肪酸对预防心血管系统疾病有重要意义，但其不饱和键容易被氧化，产生对机体不利的过氧化物。

　　类脂包括磷脂(phospholipids)、固醇类(sterols)以及它们的衍生物糖脂(glycolipid)和脂蛋白(lipoprotein)等。磷脂也称磷脂类、磷脂质，是指含有磷酸的脂类，最重要的磷脂是卵磷脂，其次还有脑磷脂、鞘磷脂、神经磷脂等。磷脂主要存在于组织、血浆中，并有少量存在于体脂储存库中,是构成细胞膜结构的重要物质,并与细胞内外物质交换有密切关系。固醇又称甾醇,是一类含有多个环状结构的化合物,固醇类物质广泛分布于自然界中,主要包括动物固醇和植物固醇,其中最重要的固醇是胆固醇。胆固醇是高等动物细胞的重要组分,它与长链脂肪酸形成的胆固醇酯,是血浆脂蛋白及细胞膜的重要组分。植物细胞膜含有植物固醇如豆固醇及谷固醇,真菌和酵母则含有菌固醇。胆固醇是合成机体内其他固醇类化合物如胆汁、性激素、肾上腺皮质激素、维生素 D_3 等的前体物质。

正常人脂肪占体重的 14%~19%,肥胖者可达 32%,重度肥胖者可高达 60%。人体内的脂肪最高可达 99% 以甘油三酯形式储存于脂肪组织内,主要存在于皮下、腹腔等处,称为储存脂肪。这部分脂肪可随营养状况和机体活动而增减,称为动脂或可变脂。磷脂和固醇类等类脂,约占体内总脂的 5%,比较稳定、不易受营养和机体活动状况的影响,称为定脂。

一、脂类的营养学意义

(一) 构成机体的重要成分

脂肪广泛存在于人体内,多分布于皮下、腹腔大网膜、肠系膜和肌纤维间。脂类也是人体细胞的重要组成成分,对维持细胞结构和功能有重要作用。脂肪具有内分泌作用,参与构成某些内分泌激素。磷脂是细胞膜、线粒体膜等所有生物膜的重要组成成分,也是神经组织的重要组成成分。卵磷脂能预防脂肪肝的形成,参与胆固醇的溶解和排泄。胆固醇也是细胞膜和细胞器膜的重要组成成分,是机体合成胆酸、维生素 D_3 和类固醇类的必需物质。

考点: 脂类的营养学意义

(二) 为机体提供能量

脂肪是三大产热营养素中产能最高的营养素,在供给机体能量方面起着重要作用,1g 脂肪在体内彻底氧化可产生 37.7kJ(9kcal)热量。当人体摄入的能量不能及时被利用时就转化为脂肪储存起来,当机体需要能量时,这类脂肪释放出甘油和脂肪酸进入血液循环,与食物中被吸收的脂肪一起被分解释放能量以满足机体的需要。研究表明,安静状态下空腹的成年人维持机体所需能量的 25% 由游离脂肪酸提供,15% 来自葡萄糖代谢,其余则由内源性脂肪提供。

(三) 具有维持体温和保护体内脏器等生理功能

人体体温必须维持在 37℃ 左右,体温过高或过低都会造成新陈代谢的紊乱,影响人体正常的生理功能。脂肪传导热的能力非常弱,因此皮下脂肪还可以起到隔热保温的作用,从而维持人体体温正常和恒定。

机体深处储存脂肪的熔点较高,常处于半固体状态,同时包绕在体内重要脏器周围,能够保护内脏免受外界冲击。皮下和内脏器官周围都存在大量脂肪,这些脂肪成为内脏和外界的天然屏障,能缓解外界冲击。同时脂肪还可以起到固定内脏器官,防止其下垂的作用。

(四) 提供必需脂肪酸

1. **必需脂肪酸的概念** 必需脂肪酸(essential fat acid,EFA)是指人体不能合成,必须由食物供给的多不饱和脂肪酸。

2. **必需脂肪酸的种类** 包括亚油酸($C_{18:2}$,ω-6)和 α-亚麻酸($C_{18:3}$,ω-3)。亚油酸是维持人体健康所必须的脂肪酸,可以衍生出多种 ω-6 系列如花生四烯酸等多不饱和脂肪酸,亚麻酸可以衍生出一系列 ω-3 多不饱和脂肪酸,包括二十碳五烯酸(EPA)和二十二碳六烯酸(DHA,俗称脑黄金)。

3. **必需脂肪酸的功能** 必需脂肪酸及其衍生物具有非常重要的生理功能。主要包括:①参与线粒体和细胞膜磷脂的合成,维持细胞膜和细胞器膜的结构;②参与胆固醇代谢,预防动脉粥样硬化斑块的形成;③参与精子的形成、合成前列腺素;④EPA 和 DHA 对维持视觉功能、促进大脑发育、提高儿童的学习功能有重要作用。如果人体缺乏必需脂肪酸,可引起生长迟缓、生殖障碍、皮肤受损等,还可引起肝脏、肾脏、神经和视觉功能障碍。

(五)促进脂溶性维生素的吸收

脂肪可以促进脂溶性维生素 A、维生素 D、维生素 E、维生素 K 及胡萝卜素在肠道内的吸收,因此脂肪消化吸收障碍的人群如肠梗阻患者,容易发生脂溶性维生素的缺乏。

(六)改善食物的感官性状、促进食欲及增加饱腹感

脂肪作为食品烹调加工的重要原料,可以改善食物色、香、味、形和口感,促进食欲;同时,脂肪进入十二指肠后,刺激肠抑胃素,使肠蠕动受到抑制和胃的排空延迟,增加饱腹感。

二、膳食脂类的营养价值评价

考点:膳食脂类的营养价值的评价指标

膳食脂类的营养价值主要取决于其消化吸收的程度、所含有必需脂肪酸的种类和数量及脂溶性维生素的含量等。

(一)脂肪的消化率

脂肪的消化率越高,其营养价值也越高。食物脂肪的消化率与其熔点密切相关,而熔点主要取决于脂肪酸碳链长度和饱和程度。含不饱和脂肪酸和短链脂肪酸越多的脂肪,熔点越低,越容易消化。熔点低于体温的脂肪消化率可高达 97%~98%,高于体温的脂肪消化率约为90%,熔点高于 50℃的脂肪不易被消化,一般植物脂肪的消化率要高于动物脂肪。动物性油脂常温下呈固态,熔点在 40~55℃,消化率为 80%~90%;植物性油脂常温下呈液态,消化率在98% 左右。

(二)必需脂肪酸的含量

脂肪中的必需脂肪酸含量越高,其营养价值也越高。植物油脂中的必需脂肪酸含量高于动物脂肪。常见食物油脂中含必需脂肪酸的情况见表 2-3。

表 2-3　几种常见食物油脂中脂肪酸的含量(%)

食用油脂	饱和脂肪酸	不饱和脂肪酸			其他脂肪酸
		油酸($C_{18:1}$)	亚油酸($C_{18:2}$)	亚麻酸($C_{18:3}$)	
可可油	93	6	1		
椰子油	92	0	6	2	
橄榄油	10	83	7		
菜子油	13	20	16	9	42
花生油	19	41	38	0.4	1
茶油	10	79	10	1	1
葵花籽油	14	19	63	5	
豆油	16	22	52	7	3
棉籽油	24	25	44	0.4	3
大麻油	15	39	45	0.5	1
芝麻油	15	38	46	0.3	1
玉米油	15	27	56	0.6	1

续表

食用油脂	饱和脂肪酸	不饱和脂肪酸			其他脂肪酸
		油酸($C_{18:1}$)	亚油酸($C_{18:2}$)	亚麻酸($C_{18:3}$)	
棕榈油	42	44	12		
米糠油	20	43	33	3	
猪油	43	44	9		3
牛油	62	29	2	1	7
羊油	57	33	3	2	3
黄油	56	32	4	1.3	4
鸡油	31	48			

摘自:孙秀发. 2010. 临床营养学. 北京:科学出版社

(三) 膳食脂肪提供的各种脂肪酸的比例

机体对饱和脂肪酸、单不饱和脂肪酸和多不饱和脂肪酸的需要不仅要有一定的数量,而且各种脂肪酸之间还要有适当的比例。目前推荐的比值为 1∶1∶1,ω-3 与 ω-6 脂肪酸摄入比为 1∶(4~6)。一般植物油中不饱和脂肪酸的含量高于动物脂肪。

(四) 脂溶性维生素的含量

食物脂肪是各类脂溶性维生素 A、维生素 D、维生素 E、维生素 K 的食物来源,一般脂溶性维生素含量高的脂肪营养价值也高。如鱼肝油和奶油富含维生素 A、维生素 D,许多植物油富含维生素 E,特别是谷类种子的胚芽(如麦胚油)中维生素 E 的含量很高。脂肪还能促进这些脂溶性维生素在肠道中的吸收。

三、脂类的推荐摄入量

我国营养学会推荐的脂肪摄入量为:脂肪提供的能量占每日摄入总能量的 20%~ 30%;初生至 6 个月龄婴儿脂肪提供的能量占每日摄入总能量的 45%~50%;7~12 个月龄婴儿为 35%~40%;幼儿为 30%~35%;儿童及青少年为 25%~30%。不同年龄人群脂肪推荐摄入量见表 2-4。

四、脂类的食物来源

膳食脂类的食物来源主要包括两部分:动物性来源和植物性来源;动物性食物主要来自畜、禽和鱼类等的动物脂肪、内脏、骨髓、奶脂、蛋类及其制品;植物性食物主要来自各种植物油和坚果,如花生油、菜籽油、大豆油、玉米油、芝麻油、葵花籽油及其种子、核桃、杏仁等食物。

表 2-4　不同年龄人群脂肪提供的能量占每日摄入总能量的比例

年龄	脂肪提供的能量占每日摄入总能量的比例
≤6 个月婴儿	45%~50%
7~12 月龄婴儿	35%~40%
幼儿	30%~35%
青少年	25%~30%
成人	20%~30%

摘自:中国营养学会. 2000. 中国居民膳食营养素参考摄入量. 北京:中国轻工业出版社

五、脂类的代谢评价

膳食脂肪是人类重要的营养物质,既提供人体必需的脂肪酸,也是机体的主要能量来源。

但脂肪摄入过多,会对机体产生许多不良影响。随着经济的发展和食物种类的丰富多样,高脂肪食物的消费量不断上升,由此引发的健康问题不容忽视。脂肪摄入增多主要引起肥胖、冠心病、高血压、动脉粥样硬化、糖尿病和某些肿瘤的发生。

由于构成脂肪的脂肪酸的多样性,从而导致脂肪结构复杂,功能也存在较大差异,因此对不同的脂肪应该区别对待。对于饱和脂肪酸,一般认为能够升高低密度脂蛋白(LDL),容易引发动脉粥样硬化,应严格控制膳食中的摄入量,但由于其不含不饱和键,在体内不易被氧化生成有害的过氧化物和氧化物;对于不饱和脂肪酸,如 DHA、EPA 有降低血脂,保护机体避免发生心脑血管疾病的作用。但不饱和脂肪酸,尤其是多不饱和脂肪酸含有较多的不饱和键,容易在体内氧化产生过氧化物和氧化物,对机体产生不利影响。

　链　接

血脂、胆固醇过高及超重、肥胖的预防控制措施

1. 减少含饱和脂肪酸较多的食物摄入。
2. 增加含单不饱和、多不饱和脂肪酸较高的食物摄入。
3. 控制三类脂肪酸摄入的比例。

案例 2-3

据调查发现美国居民碳水化合物摄入量仅占总能量的 50% 以下,其中精制糖占碳水化合物总量的 50% 以上,这样的膳食结果导致出现很多肥胖患者,并且儿童龋齿的发病率也很高。
问题:这样的膳食有什么不合理的地方、该如何改进?

第三节　碳水化合物

碳水化合物(carbohydrate)是由碳、氢、氧三种元素构成的一类有机化合物,其中的氢、氧两种元素的比例多为 2:1,与水分子构成相同,故称为碳水化合物。又因其大多有甜味,故又称为糖或糖类。它是人体重要的营养素之一。

一、碳水化合物的分类和性质

综合化学、生理学和营养学的考虑,碳水化合物一般分为单糖、双糖、寡糖和多糖四类。

(一)单糖

单糖是分子结构最简单的糖,一般不能再被水解为分子结构更小的糖,是构成其他碳水化合物的基本结构单位,每分子中含有 3~6 个碳原子。常根据其含碳原子的多少,将单糖分为丙糖、丁糖、戊糖、己糖、庚糖、辛糖和壬糖,其中己糖最常见。单糖有甜味,易溶于水,具有结晶性和旋光性。

1. 葡萄糖　葡萄糖是食物中各种碳水化合物的最基本构成单位,是人体血液中主要的糖,也是人体最易吸收利用的糖,一般以游离状态存在于各种水果中。葡萄糖可直接食用,也可通过静脉直接进入人体,达到迅速供能的作用。

2. 果糖　果糖是天然糖中最甜的糖,特别冷时更甜,蜂蜜中含量丰富。果糖不易被人体直接利用,需要在肝脏中转换成葡萄糖才能被利用。果糖在体内的代谢过程不受胰岛素的影响,因此可用于糖尿病人的食品中。一次食用果糖过多,可导致肠内渗透压升高而引起腹泻,故轻度便秘者可口服蜂蜜进行食疗。

3. 半乳糖　半乳糖是构成乳糖和棉籽糖的基本成分,在天然食物中几乎全部以结合形式存在,极少以单糖形式存在,母乳中的半乳糖是人体重新合成的。半乳糖在人体中要先转换成葡萄糖后才能被利用。

(二) 双糖

双糖是由 2 个分子的单糖通过脱水缩合而成。天然食物中常见的双糖有蔗糖、麦芽糖、乳糖等。

1. 蔗糖　是由 1 分子葡萄糖和 1 分子果糖缩合而成,俗称食糖,在甘蔗、甜菜和蜂蜜中含量丰富。蔗糖是食品工业中常用的甜味剂,多食可转换成脂肪导致肥胖,如果不注意口腔卫生可引起龋齿。

2. 麦芽糖　是由 2 分子葡萄糖构成,是植物性食物中淀粉的分解产物,大量存在于发芽的谷粒中,尤其麦芽中含量丰富。

3. 乳糖　是由 1 分子葡萄糖和 1 分子半乳糖相连而成。乳糖只存在与各种哺乳动物的乳汁中,其浓度约为 5% ,占奶类总能量的 30%~50%。乳糖甜味较低,能促进钙的吸收,有利于肠道有益菌的生长,故有利于婴儿营养,是婴儿的主要食用糖。

链　接

乳糖不耐受

乳糖虽然是婴儿的主要食用糖,但随着年龄的增长,人体分解乳糖的酶活性会逐渐降低,甚至出现缺乏。因此,成年人食用牛奶可出现恶心、腹胀、腹泻及其他消化不良症状,称为乳糖不耐受。乳糖不被酵母分解,但可被乳酸菌发酵成乳酸。我国成人乳糖酶缺失比例约达 60% ,故建议我国成人多食酸奶。

(三) 寡糖

寡糖是由 3~9 个单糖通过糖苷键构成的一类小分子聚合物。常见的寡糖有三糖棉籽糖和四糖水苏糖。前者多见于蜂蜜中,后者多见于豆类中,也是豆类低聚糖的主要成分之一。寡糖的化学键不能被人体消化酶所分解,难以被人体消化吸收,但可被大肠双歧杆菌分解利用,是双歧杆菌的增殖因子。如大量摄入易产生胀气引起肠道不适。

(四) 多糖

多糖是由 10 个及以上的单糖通过脱水缩合而成的高分子聚合物。多糖在性质上与单糖及低聚糖不同,一般不溶于水,无甜味,不形成结晶,无还原性。营养学上有重要意义的多糖有淀粉、糖原和膳食纤维。

1. 淀粉　是人类最主要的食物来源,以颗粒形式储存于植物的种子及根茎中。因聚合方式不同,淀粉可分为直链淀粉和支链淀粉。前者在天然食物的淀粉中含量低,占 19%~35% ;后者不仅在天然食物的淀粉含量高,而且与食物的品质有关,含支链淀粉越多,糯性越大,口感越好。

2. 糖原　因其结构与支链淀粉相似,故称为动物淀粉,在肝脏和肌肉中合成并储存。在肝脏中的糖原称为肝糖原,发挥平衡血糖和解毒的作用;在肌肉中的糖原称为肌糖原,提供机体运动所需能量,尤其是高强度和持久运动所需能量。食物中糖原含量很少,所以在营养学上无意义。

3. 膳食纤维　详见本章第四节。

二、碳水化合物的营养学意义

考点：碳水
化合物的营
养学意义

（一）构成机体的重要成分

碳水化合物是构成组织细胞的重要成分,参与多种生理活动。细胞膜的糖蛋白、结缔组织中的黏蛋白、神经组织中的糖脂等,其中的构成都有碳水化合物;遗传物质核糖和脱氧核糖也是由碳水化合物参与构成的。

（二）为机体提供能量

膳食碳水化合物是人类获取能量的最主要、最经济的来源,尤其是心脏、脑、神经组织和红细胞必不可少的能量来源。人体所需的能量有 60% 左右是由碳水化合物提供的,为机体供给能量是碳水化合物最主要的营养学意义。碳水化合物在体内能迅速氧化给机体提供能量,1g 葡萄糖在体内氧化可以产生 16.7kJ（4kcal）的能量,其氧化分解的最终产物是二氧化碳和水。作为能量来源的碳水化合物主要是葡萄糖和糖原。葡萄糖是碳水化合物在体内的运输形式;糖原是碳水化合物在体内的储存形式,在肝脏和肌肉中含量最高。

（三）有调节血糖、节约蛋白质和抗生酮作用

膳食中的碳水化合物被机体消化吸收后,有的直接被组织利用,有的以糖原形式储存。当机体饥饿时血糖降低,糖原分解为葡萄糖,调节血糖在正常范围内。

当碳水化合物供给不足时,为了满足对能量的需要,机体会通过糖原异生作用产生葡萄糖。由于脂肪一般不能转化成葡萄糖,所以主要动用体内蛋白质,甚至动用心、肝、肾及肌肉等器官中的蛋白质,给机体和各器官造成损害。即使不动用机体蛋白质,而只是动用食物中的蛋白质,也同样是有害的。节食减肥的危害与此有关。充足的碳水化合物供给,可有效地防止蛋白质转化为葡萄糖。

脂肪在体内的分解代谢需要碳水化合物的协调作用。脂肪在体内代谢产生的乙酰基需要与草酰乙酸结合进入三羧酸循环才能被彻底氧化,而草酰乙酸是由葡萄糖代谢产生。若碳水化合物不足,脂肪代谢不完全,就会产生大量酮体,破坏机体酸碱平衡,引起酮血症。为防止酮血症,人体每天需要 50~100g 碳水化合物。

（四）提供膳食纤维和增强肠道功能

膳食纤维具有重要的营养学意义,具体内容详见本章第四节。

（五）具有维持神经组织功能和保肝解毒作用

碳水化合物能较快的释放能量,是大脑神经系统的主要能源,对维持其生理功能有着非常重要的作用。中枢神经系统只能利用葡萄糖提供能量,对胎儿和婴儿,葡萄糖缺乏会影响脑细胞的生长发育。肝脏中的葡萄糖醛酸可以与进入人体的毒物相结合,降低其毒性并促进其排出,起到保肝解毒作用。

（六）改善食物的感官性状

利用碳水化合物的各种特性可改善食物的色、香、味、形,从而提高食欲。如面包的金黄色和特殊香气就是利用糖和氨基酸发生美拉德反应产生的。

三、碳水化合物的营养价值评价

碳水化合物的营养价值主要从碳水化合物的血糖应答即血糖生成指数（GI）进行评价。

GI = 食用含 50g 碳水化合物的某食物 2h 后血糖曲线下面积÷食用等量标准食物（葡萄糖

或馒头)2h后血糖曲线下面积。

　　GI越接近1,说明升高血糖能力越强,反之越弱。营养学上提倡进食的主食为低GI的食物,其能缓慢升高血糖,不至于使血糖波动太快,尤其对于糖尿病患者、老年人、孕妇等。一般认为GI>0.70为高GI食物,GI在0.55~0.70为中等GI食物,GI<0.55为低GI食物。

　　混合膳食会影响食物消化的速度,从而降低食物升高血糖的能力,即混合膳食会降低食物的GI值,因此建议多种不同类食物搭配食用以降低食物GI。混合膳食中,有些食物GI并不高,但其消费量大,也可能影响血糖的高低,因此提出了血糖负荷(GL)的概念。

　　　　　　GL=食物GI×摄入该食物的实际可利用碳水化合物含量(g)

　　混合膳食的GL=∑(GI×该食物碳水化合物重量百分比[%])×一餐碳水化合物总量(g)

　　GL>20为高血糖负荷;GL在11~19为中等血糖负荷;GL<10为低血糖负荷。

　　【混合膳食血糖负荷的计算】某人的早餐:一杯牛奶(200ml)、半个馒头(50g)、一碗面条(150g)。牛奶、馒头和面条的碳水化合物含量分别为3.4%、47.0%和24.3%,即早餐共摄入碳水化合物6.8g+23.5g+36.5g=66.8g。牛奶提供6.8g,占早餐总碳水化合物的6.8/66.8(10.2%),同理馒头占35.2%,面条占54.6%。牛奶、馒头和面条的GI分别为27.6、88和37。

　　∑[GI×该食物碳水化合物重量百分比(%)]=27.6×10.2%+88×35.2%+37×54.6%=54%

　　GL=∑[GI×该食物碳水化合物重量百分比(%)]×一餐碳水化合物总量(g)=54%×66.8=36.1,GL=36.1>20,说明该早餐为高血糖负荷早餐。

四、碳水化合物的推荐摄入量

　　碳水化合物的摄入量取决于机体对能量的需要,人体对碳水化合物的需要量常以可提供能量的百分比来表示。已有研究证明,摄入的碳水化合物占总能量的比例大于80%或小于40%都对健康不利。根据目前我国膳食碳水化合物的实际摄入量,和FAO/WHO的建议推荐量,碳水化合物的适宜摄入量(AI)应提供总能量的55%~65%(<2岁婴幼儿除外)。这些碳水化合物应来自不同来源,包括复合碳水化合物淀粉、不消化的抗性淀粉、非淀粉多糖和低聚糖类等,限制纯热能食物的摄入,食糖提供的能量不超过总能量的10%。

五、碳水化合物的食物来源

　　碳水化合物主要来源于谷类、薯类、根茎类、豆类等植物性食物,这类食物的主要成分是淀粉。在谷类中淀粉含量约为70%~80%、新鲜根茎类中含量为15%~25%、豆类中含量约为21%~60%。其他植物性食物也含有一定的碳水化合物,但含量差异较大。动物性食物只有乳类可提供一定的碳水化合物。食糖也可以提供一定的碳水化合物。根据流行病学调查,过多摄入食糖(如每日摄入100g以上)与冠心病及某些肿瘤有一定关系。

案例 2-4

　　根据我国营养学会调查发现,随着社会、经济的发展,我国居民的膳食结构发生很大变化,其主要体现在:食物越来越精细,蔬菜和豆类的摄入量明显减少。同时,我国居民的肥胖、糖尿病等慢性非传染性疾病的发病率在不断增高。

问题:造成这样现象的主要原因是什么?该如何应对?

第四节　膳食纤维

一、概　　述

长期以来膳食纤维(dietary fiber,DF)一直被人们所忽视,甚至被看作是食物中的杂质而应该被去除掉。1970年前营养学中没有"膳食纤维"这一概念,而只有"粗纤维"。粗纤维曾被认为是对人体起不到营养作用的一种非营养成分。当时的营养学家认为粗纤维吃多了会影响人体对食物中的营养素,尤其是微量元素的吸收。然而通过近几十年来的调查与研究,发现并认识到这种"非营养素"与人体健康密切相关,它在预防人体的某些疾病方面起着重要作用,同时也认识到"粗纤维"的概念已不适用,因而将"粗纤维"一词废弃,改为"膳食纤维",并被称为"第七大营养素"。

膳食纤维是指植物性食物中不能被人体消化酶所消化、且不被人体吸收的多糖和木质素。在营养学上,常根据溶解性将其分为可溶性膳食纤维和不可溶性膳食纤维两大类。前者包括果胶、树胶、豆胶、阿拉伯胶及魔芋多糖等;后者包括纤维素、半纤维素及木质素等。就营养学意义而言,前者大于后者。

二、膳食纤维的营养学意义

(一) 增强胃肠道功能,预防肠道疾病

考点:膳食纤维的营养学意义

膳食纤维能抑制厌氧菌的活动,促进嗜氧菌的生长。它能吸水膨胀,增加粪便体积和重量,刺激肠道蠕动,促进排便,缩短粪便在肠道停留时间,可有效地预防便秘、痔、结肠癌等。目前认为高纤维膳食是预防与治疗便秘的最好方法。

(二) 降低血浆胆固醇,预防冠心病和胆石症

一切膳食纤维都能抑制或延缓胆固醇和甘油三酯的吸收。这是因为膳食纤维能缩短食糜在小肠内滞留,吸附胆汁酸,降低对脂类的乳化和消化速度,阻碍脂质分子向小肠壁移动来实现的。每天摄入3g可溶性纤维就能起到降血脂的作用,可有效地预防心脑血管疾病和胆石症的发生。

(三) 降低餐后血糖,预防控制糖尿病

膳食纤维可减少小肠对糖的吸收,使血糖不会因进食而快速升高,从而减少体内胰岛素的释放,有利于预防和治疗糖尿病。

(四) 控制体重,预防肥胖

膳食纤维吸收膨胀,增加饱腹感,延缓胃排空时间,从而减少能量的摄入,达到控制体重和预防肥胖的效果。

(五) 减少致癌物,预防癌症

大量的研究认为,高膳食纤维能降低大肠癌、乳腺癌、胰腺癌发病的危险性。

膳食纤维可以稀释或吸收粪便中的致癌物,加快食物残渣在肠道的通过时间,从而减少肠黏膜对食物中致癌物的暴露。同时膳食纤维还可通过改变胆酸的代谢,降低结肠的pH,并增加短链脂肪酸的产生,从而起到对结肠癌的保护作用。膳食纤维可与肠道有害物质结合,减少有害物质的吸收并促进排出。

(六) 改善口腔功能,降低龋齿和牙周病的发生

高纤维膳食能增加咀嚼,增强口腔肌肉功能,促进唾液分泌,缓冲酸碱作用,改善口腔卫生状况。

三、膳食纤维的推荐摄入量

各国在评价膳食纤维的摄入量时,采用了各自选择的方法。WHO 建议成人膳食纤维摄入量标准为每天 27~40g。美国推荐标准是成人每天 20~35g。亚洲营养工作者建议亚洲居民膳食纤维摄入量以 24g/d 为宜。我国营养学会建议我国成人每天摄入量为 25~35g。

四、膳食纤维的食物来源

膳食纤维主要来源于谷类、薯类、豆类、水果和新鲜蔬菜等天然植物性食物。食物成熟度越高,其膳食纤维含量就越高。一般绿叶蔬菜要比根茎类食物含量高;水果的果皮、谷类和豆类的种子皮含量很高,所以谷类加工越精细,膳食纤维丢失就越多。

链　接

关于膳食纤维的几个认识误区

误区一:口感粗糙的食物中才有膳食纤维。口感粗糙是富含不可溶性膳食纤维,而富含可溶性膳食纤维的食物较为细腻,如豆类、胡萝卜、柑橘、燕麦等。

误区二:膳食纤维可以排出废物、留住营养。膳食纤维不仅能吸附有害物质,也会影响人体对食物中蛋白质、无机盐和某些微量元素的吸收,特别是对于生长发育阶段的青少年儿童,过多的膳食纤维,很可能会造成其营养不良。

误区三:肠胃不好的人要多补充膳食纤维。膳食纤维虽然可以缓解便秘,但它也会引起胀气和腹痛。胃肠功能差者多食膳食纤维反而会对肠胃道造成刺激。

案例 2-5

某高校一年级男生,年龄 19 岁,身高 172cm,体重 65kg,每天摄入碳水化合物 500g,脂肪 60g,蛋白质 80g。

问题:该男生每天摄入的总能量是多少? 是否能满足其需要?

第五节　能　　量

能量是维持生命活动的基础。自然界中的能量既不能创造也不能凭空消失,而是遵循能量守恒定律,从一种形式转变成另外一种形式。人体内的能量,一方面不断地释放出热量,维持体温恒定并不断地向环境中散发;另一方面作为能源可维持各种生命活动的正常进行。

能量的国际单位为焦或焦耳(joule,J),1J 是指用 1 牛顿力把 1kg 的物体移动 1m 所消耗的能量。营养学上常用千焦(kilo joule,kJ)或兆焦(mega joule,MJ)作为单位以方便进行计算。传统上习惯用卡(calorie,cal)或千卡(kilocalorie,kcal)作为单位,1 千卡(kcal)相当于 1kg 纯水从 15℃ 升高到 16℃ 所需的能量。其换算关系是:1kcal≈4.184kJ,1kJ≈0.239kcal。

一、能量的来源

膳食能量主要来源于食物中的碳水化合物、脂类和蛋白质,它们是植物吸收太阳能并转变为化学能储存下来的物质,这三大类营养素统称产能营养素。

在营养学上,每 1g 产能营养素在体内氧化产生的能量值称为热能系数或能量系数。由于食物中的产能营养素在人体中的消化率各不相同,也不能全部被吸收,也不一定完全被彻底氧化分解释放能量,特别是蛋白质在体内不能完全氧化,可产生如尿素、肌酐、尿酸等在体内不能继续被分解利用的含氮化合物。因此,各产能营养素在体外燃烧与在体内氧化分解产生的能量不完全相同。食物中的三大产能营养素在体外完全氧化的能量为:

1g 碳水化合物　　　　17.15kJ(4.10kcal)

1g 脂肪　　　　　　　39.54kJ(9.45kcal)

1g 蛋白质　　　　　　23.64kJ(5.65kcal)

正常人体对碳水化合物的吸收率为 98%、脂肪为 95%、蛋白质为 92%,每 1g 蛋白质分解产生的尿素、肌酐、尿酸等含氮物质如完全氧化,还可产生 5.44kJ(1.3kcal)的能量。因此,食物中的碳水化合物、脂肪、蛋白质的净能量系数为:

1g 碳水化合物　　　　17.15kJ×98% = 16.81kJ(4kcal)

1g 脂肪　　　　　　　39.54kJ×95% = 37.56kJ(9kcal)

1g 蛋白质　　　　　　(23.64kJ-5.44kJ)×92% = 16.74kJ(4kcal)

此外,乙醇也能提供较高的能量,其能量系数为 29.3kJ(7kcal)。

二、能量的推荐摄入量

能量平衡与否直接关系人体健康状态。若因饥饿或疾病等原因造成能量摄入不足,可使体力下降、工作效率降低,因脂肪储备不足,机体对环境的适应能力和抗病能力也会下降。另一方面,过多的能量摄入也会带来严重的健康问题,如肥胖、高血压、糖尿病、心脏病和某些癌症发病率明显增高等。

三大产能营养素在体内都有各自的特殊功能,但又彼此相互联系。如碳水化合物可转变为脂肪,且二者都具有对蛋白质的节约作用。因此,三大产能营养素在总能量供给中应有恰当比例。根据我国居民的饮食习惯和合理营养的要求,中国营养学会建议,三大产能营养素占总能量百分比分别为:蛋白质 10%~15%,脂肪 20%~30%,碳水化合物 55%~65%。一日三餐能量也要合理安排,一般早、中、晚餐的能量分别占 1 天总能量的 30%、40%、30%为宜。早餐有食欲者,早餐比例可适当增高。中国营养学会按照年龄、性别和体力活动强度分别制定了不同人群能量的 RNI,其中从事轻体力活动的健康成年人能量的 RNI:男性为 2400kcal/d,女性为 2100kcal/d;从事中等体力活动的健康成年人:男性为 2700kcal/d,女性为 2300kcal/d;从事重体力活动的健康成年人:男性为 3200kcal/d,女性为 2700kcal/d。儿童青少年按照年龄阶段不同 RNI 也不同,孕妇、乳母的 RNI 有所增加。

三、人体能量的支出途径

人体能量的支出主要用于基础代谢、体力活动和食物的热效应。对于一些特殊人群来说,还要增加额外的能量支出,如孕妇还要包括子宫、乳房、胎盘和胎儿等生长发育及母体体脂的储备所需能量;乳母应包括合成和分泌乳汁的能量需要;婴幼儿、儿童、青少年应包括生长发育的能量需要。

(一) 基础代谢

基础代谢(basal metabolism,BM)是维持生命的最低能量消耗。即人体在安静和恒温条件下(18~25℃)、静卧、空腹(进食后 12~14 小时)、思想放松而又清醒时维持最基本生命活动所需的能量。为了确定基础代谢的能量消耗,必须先测定基础代谢率(basal metabolic rate,BMR)。基础代谢率是指人体处于基础代谢状态下,每小时每平方米体表面积(或每千克体重)的能量消耗。同年龄、同性别的人在同一生理条件下基础代谢基本接近,故测定基础代谢率可了解一个人能量代谢是否正常。人体基础代谢率见表 2-5。

表 2-5　人体每小时基础代谢率

年龄	男 kJ(kcal)/m²	女 kJ(kcal)/m²	年龄	男 kJ(kcal)/m²	女 kJ(kcal)/m²
1	221.8(53.0)	221.8(53.0)	30	154.0(36.8)	146.9(35.1)
3	214.6(51.3)	214.2(51.2)	35	152.7(36.5)	146.4(35.0)
5	206.3(49.3)	202.5(48.4)	40	151.9(36.3)	146.0(34.9)
7	197.9(47.3)	200.0(47.8)	45	151.5(36.2)	144.3(34.5)
9	189.1(45.2)	179.1(42.8)	50	149.8(35.8)	139.7(33.9)
11	179.9(43.0)	175.7(42.0)	55	148.1(35.4)	139.3(33.4)
13	177.0(42.3)	168.6(40.3)	60	146.0(34.9)	136.8(32.7)
15	174.9(41.8)	158.8(38.0)	65	143.9(34.4)	134.7(32.2)
17	170.7(40.8)	151.9(36.3)	70	141.4(33.8)	132.6(31.7)
19	164.0(39.2)	148.5(35.5)	75	138.9(33.2)	131.0(31.3)
20	161.5(38.6)	147.7(35.3)	80	138.1(33.0)	129.3(30.9)
25	156.9(37.5)	147.3(35.2)			

摘自:李胜利.2007.营养与膳食.北京:科学出版社

1984 年,我国学者赵松山提出了一个相对适合我国居民的体表面积的计算公式:体表面积(m²)= 0.00659×身高(cm)+0.0126×体重(kg)-0.1603

由上述公式算出体表面积后,再按年龄和性别从表 2-5 查出相应的 BMR,即可算出 24 小时基础代谢的能量消耗量。

(二) 体力活动

除基础代谢外,体力活动是人体能量支出的最主要方面。各种体力活动所消耗的能量一般占人体总能量的 15%~30%,并与人体活动时间、活动强度密切相关。这是人体能量支出变化最大的部分,也是控制能量支出、保持能量平衡、维持健康最重要的部分。我国居民的活动强度由五级调整为三级,见表 2-6。

表 2-6　建议中国成人活动水平分级

活动水平	职业工作时间分配	工作内容举例	PAL 男	PAL 女
轻	75%时间坐或站立 25%时间站着活动	办公室工作、修理电器钟表、售货员酒店服务员、化学实验操作、讲课等	1.55	1.56
中	25%时间坐或站立 75%时间特殊职业活动	学生日常活动、机动车驾驶、电工安装、车床操作、金工切削等	1.78	1.64
重	40%时间坐或站立 60%时间特殊职业活动	非机械化农业劳动、炼钢、舞蹈、体育活动、装卸、采矿等	2.10	1.82

摘自:中国营养学会.2000.中国居民膳食营养素参考摄入量.北京:中国轻工业出版社
注:PAL 为体力活动系数,PAL=一项活动每分钟能量消耗量/每分钟基础代谢的能量消耗量

(三) 食物的热效应

食物的热效应(TEF)过去称为食物特殊动力作用(SDA),是指因摄食而引起能量的额外消耗的现象。

实验证明摄食可使能量消耗增加,但不同食物所产生的热效应各不相同。如摄入碳水化

合物时引起的能量消耗相当于碳水化合物本身供能的 5%~6% ,脂肪为 4%~5% ,蛋白质为 30% 。当成人进行一般混合性膳食时,食物的热效应所引起的能量额外消耗平均为 627.6kJ (150kcal)~836.8kJ(200kcal),约相当于基础代谢消耗能量的 10% 。目前对 TEF 形成原因尚不十分清楚,但吃得多、吃得快,其消耗的额外能量就越多。

（四）生长发育

处于生长发育时期的婴幼儿、儿童及青少年每增加 1g 体重约消耗 20kJ(4.78kcal)能量。

四、能量的代谢评价

合理评价各类人群或个人的能量代谢状况,对于指导人们改善膳食结构、维持能量平衡、提高健康水平是非常重要的。正常情况下,人体每天摄入的能量和消耗的能量应基本保持平衡,体重可维持在正常范围内,使机体保持健康。一旦能量的平衡被打破,就会带来一系列健康问题。因此按人体需要供给能量就非常关键。

（一）人体能量需要量的确定

1. 世界粮农组织按下式粗略计算人体每日能量的需要量。

男子:每日能量需要量=体重(kg)×192

女子:每日能量需要量=体重(kg)×16

计算出人体每日能量的需要量后,按劳动强度不同分别用不同系数进行调整,轻体力劳动、积极活动和剧烈活动的调整系数分别为 0.9、1.17 和 1.34。

2. 生活作业观察法　对调查对象进行 24 小时跟踪观察,详细记录其各项活动的持续时间(精确到秒),然后根据前面所说各种活动的能量消耗系数,再依据其体表面积就可推算出调查对象一天的能量消耗,进而确定其能量需要量。观察时间越长,其结果越准确。

3. 体重观察法　正常人的能量需要与其食欲往往相适应,其体重应保持相对稳定。如果能准确计算一定时期(≥15 天)摄入的能量,并观察体重变化,当体重保持不变时,就表示摄入能量与消耗能量相当;如果体重减轻,则表示能量摄入不足,反之,则表示能量摄入过剩。此方法可靠,且简便易行。

（二）能量平衡

正常成人能量代谢的最佳状态是摄入量与消耗量大致相同。这种能量平衡对机体保持健康和胜任社会经济活动十分必要。衡量能量营养状态的常用指标是体质指数(BMI),BMI =体重(kg)/[身高(m)]^2 。正常值为 18.5~25,大于 25 为超重,大于 28 为肥胖症。

 案例 2-6

众所周知,婴幼儿及儿童时期生长发育十分旺盛。即使是现在的生活水平提高了很多,但是现在佝偻病的发病率还是很高。据报道:在南方,1 岁以下婴幼儿佝偻病的发病率为 20%~30% ;在北方的发病率为 20%~45% 。

问题:引起佝偻病的主要原因是什么? 该如何有效地解决?

第六节　矿　物　质

一、概　　述

人类是自然长期进化的产物。人体和自然环境之间不断进行物质和能量的交换。人体组织中几乎含有自然界存在的各种元素,这也体现出人与环境物质的统一性。构成人体的各种元素中,除了碳、氢、氧、氮是以有机化合物和水(约占全重的95%)的形式存在外,其余元素都以无机物的形式存在,称为矿物质,也称为无机盐与微量元素。目前认为有20多种无机盐是构成人体组织、调节代谢、维持正常生理功能所必需的。

(一) 矿物质的分类

根据组成人体的无机盐与微量元素在人体中的含量和人体每天的需要量不同分为两大类。含量大于体重0.01%、每天需要量在100mg以上的,有钙、磷、钾、钠、硫、氯、镁7种,称为常量元素或宏量元素;其余含量低微的元素,统称微量元素。

1995年,FAO/IAEA/WHO 3个国际组织的专家委员会根据生物学的作用将微量元素分为3类:

1. 人体必需微量元素　有铁、锌、碘、硒、铜、钼、铬及钴8种。

2. 人体可能必需的微量元素　有锰、硅、硼、钒及镍5种。

3. 具有潜在毒性,但在低剂量具有人体必需功能的微量元素　有氟、铅、镉、汞、砷、铝及锡7种。

(二) 矿物质的特点

矿物质在体内有以下特点:

1. 无机盐在体内不能合成,也不会在代谢中消失,必需从食物和水中摄取。

2. 无机盐在人体分布极不均匀。如碘主要集中在甲状腺;钙、磷主要分布在骨骼和牙齿上等。

3. 无机盐相互之间存在协同或拮抗作用。如膳食中钙与磷比例适宜,可促进两者的吸收;过量的镁会干扰钙的代谢等。

4. 有一些微量元素人体需要量虽然很少,但其生理剂量与中毒剂量范围较窄,若摄入过多易产生毒性作用。如硒极易因摄入过量引起中毒,所以对硒的强化应注意不宜用量过大。

(三) 矿物质的营养学意义

1. 矿物质是构成细胞、组织的成分　如钙、磷、镁是组成骨骼和牙齿等硬组织的主要成分。

2. 矿物质是激素、维生素、蛋白质和多种酶的构成成分或活性因子　如甲状腺素含有碘、谷胱甘肽过氧化物酶含有硒和锌等。

考点: 矿物质的营养学意义

3. 调节细胞膜的通透性、维持正常渗透压及酸碱平衡　无机盐在细胞内外液中与蛋白质协同调节细胞膜的通透性、控制水分、调节酸碱平衡(酸性元素氯、硫及磷等,碱性元素钠、钾及镁等)。

4. 维持神经肌肉的兴奋性,参与神经活动和肌肉收缩　如钙是正常神经冲动传递所必需的元素等。

二、钙

钙在人体中含量仅次于碳、氢、氧、氮,排第5位,是人体内含量最丰富的无机盐,也是我国居民最容易缺乏的营养素。正常成人体内含有1000~1200g的钙,占体重的1.5%~2.0%。人体中的钙99%集中在骨骼牙齿上,主要以羟磷灰石$[Ca_{10}(PO_4)_6(OH)_2]$形式存在;其余的1%一半与柠檬酸螯合或与蛋白质结合,另外一半则以离子状态存在于软组织、细胞外液和血液中,称为混溶钙池。一般情况下,混溶钙池中的钙与骨骼中的钙保持动态平衡,是保持内环境稳定和维持正常生理状态所必需的。

(一) 钙的营养学意义

1. 钙是构成骨骼和牙齿的主要成分　骨骼和牙齿是人体中含钙最多的组织。正常情况

考点: 钙的营养学意义

下,骨中的钙不断从破骨细胞释放到混溶钙池中去;同时混溶钙池中的钙又不断地沉积于成骨细胞,从而使骨骼不断更新。幼儿的骨骼每 1~2 年更新一次,成年人则需 10~12 年更新一次。

2. 维持神经肌肉兴奋性　包括神经肌肉的兴奋性、神经冲动传导、心脏的搏动等都需要钙的参与。当血钙浓度低于 45~55mg/L 时,神经肌肉的兴奋性增强,可引起手足抽搐;当血钙浓度过高时,则可损害肌肉收缩功能,引起心脏和呼吸衰竭。

3. 促进体内某些酶的活动　钙离子是许多参与细胞代谢的酶激活剂。如腺苷酸环化酶、鸟苷酸环化酶、磷酸二脂酶等。

4. 其他　钙还参与血液凝固、激素分泌、维持体液酸碱平衡及调节细胞正常生理功能等。

(二) 钙的参考摄入量

根据我国居民钙的营养现状,中国营养学会针对不同人群分别制定了钙的每日适宜摄入量(AI):从出生到 0.5 岁婴幼儿为 300mg;0.5~1 岁为 400mg;1~3 岁为 600mg;4~10 岁为 800mg;11~18 岁为 1000mg;18 岁以上为 800mg;妊娠晚期与乳母为 1200mg;妊娠早期及 50 岁以上为 1000mg。

(三) 钙的食物来源

奶及奶制品不仅含钙丰富且吸收率高,是钙的最佳食物来源。发酵的酸奶更有利于钙的吸收。其次,虾皮、海带、蛋黄、豆类、油料种子及蔬菜等含钙也很丰富。在儿童和青少年膳食中加入骨粉,蛋壳粉也是补充膳食钙的有效措施。钙的食物来源除考虑钙的含量外,还应考虑吸收利用率,维生素 D 的营养状况、脂肪消化不良、过多的膳食纤维、服用制酸剂等均可影响钙的吸收。

(四) 钙的代谢评价

考点:钙的代谢评价

1. 钙缺乏　在我国人群中钙的代谢缺乏比较普遍,钙的供给量仅为推荐摄入量的 50%。钙在人体中的吸收及利用受到许多因素的影响,不同人群钙的吸收率差别很大。如在我国膳食中钙的吸收率只有 20%~30%,在西方膳食中钙的吸收率为 30%~60%。影响钙吸收利用的主要因素有:

(1) 年龄、性别与生理状态:钙的吸收一般随着年龄的增长而下降,如母乳喂养婴儿的钙吸收率达 60%~70%,儿童约为 40%,成年人为 20%,老年人仅为 15% 左右。

(2) 有利于钙吸收的因素:①维生素 D 能促进钙的吸收;②凡是能降低肠道 pH 或增加钙溶解度的物质,均可以促进钙吸收,如乳糖可与钙结合成小分子可溶物而促进其吸收、赖氨酸、色氨酸、精氨酸等氨基酸与钙形成可溶性盐而促进其吸收;③适宜的钙磷比,有利于钙吸收,如成年人膳食中钙磷之比为 1:(1~1.5) 时,钙的吸收效果最好;④体育锻炼可促进钙吸收。

(3) 不利于钙吸收的因素:①凡是在肠道中能与钙形成不可溶性复合物的物质,都可以影响钙的吸收,如谷类食物中的植酸、蔬菜中的草酸、某些食物中的碱性磷酸盐、膳食纤维中的糖醛酸残基及未被消化的脂肪酸等都能与钙形成难溶复合物,从而降低钙吸收率;②某些碱性药物,如苏打、黄连素、四环素及肝素等可使肠道 pH 升高,使钙吸收降低。

长期钙的代谢缺乏可影响婴幼儿的骨骼和牙齿发育,严重可导致佝偻病。成年人则可能出现骨质疏松症和骨质软化症;近年来有研究表示,缺钙可能与高血压、结肠癌、男性不育和精子质量降低有关。

2. 钙过量　值得注意的是,持续大量高钙膳食会增加肾结石的危险性、影响铁的吸收及降低锌的生物利用等;可引起高血钙征、碱中毒和肾功能障碍等奶碱综合征。

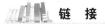**链 接**

钙制剂与补钙

面对我国居民普遍缺钙的现象,补钙已成为国人关注的社会问题。当前,市场上的钙剂品种繁多,主要分为两大类:无机钙和有机钙。无机钙以碳酸钙为代表,其特点是:含钙量高、价格便宜、吸收率较高,但易引起嗳气、便秘等不良反应;有机钙以葡萄糖酸钙、乳酸钙为代表,前者刺激性小,但溶解缓慢;后者易溶解,但含钙量低。好的钙剂应符合以下标准:①溶解度大;②吸收率高;③生物利用度高;④重金属含量低;⑤价格便宜。

案例 2-7

某男,31 岁。头晕、乏力近 2 年,伴有痔疮。体检:黏膜苍白,毛发稀疏无光泽,指甲脆裂呈匙状;体温 36.5℃,脉搏 81 次/分,呼吸 18 次/分,血压 95/70mmHg;实验室检查:血红蛋白 45g/L、红细胞 $2.4×10^{12}$/L、白细胞 $9.5×10^9$/L,血清铁 6.0μmol/L;骨髓检查:红系增生活跃,骨髓铁染色阴性。诊断为缺铁性贫血。

问题:对该男性患者应进行如何处理?

三、铁

铁是人体必需微量元素中含量最多的一种,成人体内总含量为 4～5g,其中 60%～75% 存在于血红蛋白中,3% 存在于肌红蛋白,1% 存在于含铁酶类,其余约 30% 为储存形式的铁,以铁蛋白和含铁血黄素储存在肝、脾和骨髓中。铁在体内的含量随年龄、性别、营养状况和健康状况而有很大的个体差异。

考点:铁的营养学意义

(一)铁的营养学意义

1. 铁是组成血红蛋白和肌红蛋白的成分,参与氧和二氧化碳的运输。铁是合成血红蛋白的原料。血浆中转运的铁到达骨髓组织时,铁即进入幼红细胞内,被线粒体摄取后与卟啉结合形成正铁血红素,后者再与珠蛋白合成血红蛋白。其中的二价铁可逆性与氧分子结合,在肺内与氧结合,在组织中与二氧化碳结合,血红蛋白的这种特性决定了氧气可以从肺泡毛细血管转运至周围组织。

肌红蛋白是由一个血红素和一个球蛋白链组成,为单链血红素蛋白,仅存在于肌肉组织中,基本功能是在肌肉中转运和储存氧。

2. 铁是构成细胞色素酶、过氧化氢酶、过氧化物酶等的重要成分,参与组织呼吸,促进生物氧化还原反应。线粒体内的三磷酸腺苷(ATP)的氧化生成包含许多血红素和非血红素的含铁酶。在呼吸链中经过铁的氧化和还原的交替($Fe^{2+}\longleftrightarrow Fe^{3+}$)而具有输送电子和储存能量的功能。

细胞色素家族为一系列血红素的化合物,应用卟啉环结构中的铁参与反应,与其他酶类共同参与到电子转运的过程中,对呼吸和能量代谢有非常重要的影响,如细胞色素 a、细胞色素 b、细胞色素 c 是细胞通过氧化磷酸化作用产生能量所必需的。

其他含铁酶中的铁可以为非血红素铁,例如参与能量代谢的 NADH 脱氢酶和琥珀酸脱氢酶;也可以为血红素铁,例如对氧代谢副产物分子起反应的氢过氧化酶。

3. 铁对于维持免疫系统的正常功能具有一定的作用。足够的铁的摄入是维持免疫系统正常功能所必需的,缺铁会影响体液和免疫细胞。研究表明健康老年人接受补充铁后,免疫反应有明显改善。

另外,铁结合蛋白中的转铁蛋白和乳铁蛋白通过截留微生物增殖所需的铁而防止感染。

4. 对于维持中枢神经系统的正常功能具有一定的作用。铁对于所有年龄的正常脑功能至关重要。研究证明,缺铁鼠和人脑细胞中的生化改变,可能是行为改变的物质基础。另外,缺铁鼠脑中羟醛氧化酶活性降低,神经介质血清素降解障碍,从而含量增高,铁治疗后能恢复正常。

此外,铁还具有促进 β-胡萝卜素转化为维生素 A、参与嘌呤和胶原的合成、抗体的产生等方面的功能。

(二) 铁的参考摄入量

1. 不同人群铁的生理需要量　每日机体铁的基本丢失量大约为 $14\mu g/kg$,主要由于皮肤、呼吸道、胃肠道、泌尿系统黏膜细胞新陈代谢,通过死亡的细胞脱落所致;另外在尿液、胆汁和汗液中含有微量的铁。由月经引起的铁丢失容易被忽视,这是一个必须认识到的重要的营养问题;因生理性月经失血而丢失的铁量变异很大。孕期铁的需要量会增加许多,除满足孕妇自身的消耗外,尚需储备相当数量的铁,以补偿分娩时由于失血造成的铁损失。乳母每日经哺乳丢失的铁量约为 1.1mg,加上月经恢复后损失的铁量,乳母每日需要的铁量为 2.0mg。足月新生儿体内红细胞分解的铁和母乳中的铁能满足 4~6 个月婴儿的生长所需,12 个月时每天需要 0.7~0.8mg,断乳期婴儿铁的需要约为 1.0mg。青春期少年铁的需要量很高,尤其是生长加速期,因生长速度的个体差异很大而需要量不同。

2. 铁的膳食参考摄入量　将铁的生理需要量转换为 DRIs 时,必须考虑各种膳食中铁的生物利用率。铁的生物利用率影响因素:一是受膳食中铁的形式、含量、影响铁吸收的各种因子的影响,二是受机体的铁营养状态的影响。根据中国营养学会编著出版的《中国居民营养素参考摄入量》,铁的 DRIs 建议制定适宜摄入量(AI),而不是 RNI;同时,由于铁可用于食品强化,还应制定可耐受最高摄入量(UL)。

(三) 食物来源

富含铁的食品有黑木耳、海带、动物的肝脏和血制品,畜禽肉类和鱼类含铁较高;大众食品中的蔬菜水果中含一定的铁,但吸收利用都不高;粮谷类及薯类、豆类及其制品和纯热能食物含铁量低;奶类是一种贫铁食物,且吸收率不高。每种食物的铁含量可查食物成分表(附录2)。

链　接

机体铁营养状况的评价指标,见表2-7。

表 2-7　机体铁营养状况的主要评价指标

指标	参考值		意义
	成年男性	成年女性	
血清铁蛋白(sf)	15~200μg/L	12~150μg/L	反映机体储铁水平
血清转铁蛋白受体(sTfR)	IRMA:251μg/L	IRMA:256μg/L	反映组织缺铁程度
	ELISA:8.2mg/L	ELISA:8.2mg/L	
sTfR 与 SF 浓度比值 (sTfR/SF,均为单位 μg/L)	<100:储铁充足 >500:储铁耗竭 >2000:严重的组织缺铁		反映机体内铁的状况
血清铁(SI)	11~30μmol/L	9~27μmol/L	
血清总铁结合力(TIBC)	40~70μmol/L	54~77μmol/L	反映缺铁性贫血的情况
血红蛋白(Hb)	120~160g/L	110~150g/L	
红细胞平均值参数	MCV:80~94fl;MCH:26~32pg;MCHC:31%~35%		反映血红蛋白合成情况

考点:铁的
代谢评价

（四）铁的代谢评价

1. 铁缺乏　铁的代谢主要为摄入不足,表现为铁缺乏和缺铁性贫血,这是全球尤其是发展中国家最主要的营养问题,也是当前危害我国婴幼儿、青少年、育龄妇女、老年人的主要营养缺乏病。据 WHO 报告,在发展中国家约有二分之一的妇女和儿童缺铁,发达国家妇女和儿童的铁缺乏率为 7%~12%。铁缺乏除可造成缺铁性贫血外,还可损害身体的行为和做功能力、损害智力发育、影响机体免疫和抗感染能力、影响体温调节能力、影响妊娠结局及增加铅吸收等。

（1）铁缺乏的原因:铁缺乏的原因:一是摄入不足,二是丢失过多。摄入不足主要为:①摄入膳食中铁不足:营养不良、偏食。②需要量增加:生长较快的婴幼儿、青春期少女、妊娠期和哺乳期妇女。③吸收障碍:胃炎、胃酸缺乏、胃大部切除、慢性腹泻、化学药物影响。④丢失过多:主要为:A. 月经过多、妊娠失血;B. 出现血尿、血红蛋白尿等泌尿系统失血;C. 各种出血性疾病的失血。⑤溃疡病、钩虫感染、痔疮、胃肠肿瘤及子宫肌瘤出血等疾病的影响。

（2）铁缺乏的发展阶段:一般可分为 3 个阶段。第 1 阶段为铁减少期,仅有铁储存减少,表现为血清铁蛋白浓度降低。第 2 阶段为红细胞生成缺铁期,因缺乏足够的铁而影响血红蛋白和其他必需铁化合物生存的生化改变,但尚未贫血,故常称为无贫血的铁缺乏期。第 3 阶段为缺铁性贫血期,该阶段的血红蛋白和红细胞压积(MCV)低于同一年龄、性别的正常参考值范围。其严重性取决于血红蛋白水平的下降程度。

链　接

铁缺乏及缺铁性贫血的控制措施

1. 改善膳食习惯和生活方式,以增加铁的摄入和生物利用率,足量摄入参与红细胞生成的营养素,如:Vit A、Vit B_2、叶酸、Vit B_{12} 等。
2. 摄入铁强化食品。
3. 补充铁剂。
4. 补铁疗法。
5. 环境卫生和感染的控制。
6. 营养和健康的教育、交流。

2. 铁过量　经膳食摄入的铁一般不会引起铁中毒。机体铁过量和中毒常见于误服铁剂、慢性酒精中毒、门脉性高压等非膳食因素。铁过量主要损伤肝脏,可导致肝脏纤维化、硬化等;铁过量也可引起动脉粥样硬化、肿瘤。

四、锌

锌是我国明代科学家宋应星最早发现,并在其所著《天工开物》提到了锌的制法。1963年,伊朗和埃及首次发现了人类因缺锌导致侏儒症,并开始将锌列为人体必需微量元素。正常成人体内含有 2.0~2.5g 锌。锌是除铁外,含量第二高的微量元素。锌分布于人体所有组织器官中,其中以肝、肾、骨骼肌、皮肤、毛发、前列腺、视网膜中的含量较高。

（一）锌的营养学意义

1. 锌是构成酶的成分或酶的激活剂　人体内有 200 多种酶含有锌,遍及人体六大酶系,无论是在组织呼吸,还是在能量代谢及抗氧化过程中都起着十分重要的作用。

考点: 锌的营养学意义

2. 促进生长发育和组织再生　锌是 DNA 聚合酶的必需组成成分,对蛋白质和核酸的合成、细胞生长、分裂和分化等均起着重要作用,能促进生长发育,还有利于伤口愈合。

3. 促进性器官和性功能的正常发育　锌对器官和性功能发育及组织再生有重要的调节作用,缺锌使性成熟推迟、性器官发育不全、精子减少、第二性征发育受阻、月经不正常或停止。

4. 增强食欲和提高免疫功能　锌参与涎蛋白的构成,从而影响味觉及食欲;锌能够促进淋巴细胞有丝分裂,增加 T 细胞的数量和活力,有利于提高机体免疫功能。

5. 维护正常视力　锌参与维生素 A 还原酶和视黄醇结合蛋白的合成,直接影响维生素 A 的代谢和正常功能的发挥,从而有利于维持正常的暗适应能力。

6. 其他作用　锌对维护皮肤和毛发的健康及细胞膜的完整性也起着重要的作用。

(二) 锌的参考摄入量

中国营养学会根据我国居民膳食特点,建议成年人膳食锌的 RNIs 为:男性为 15mg/d,女性为 11.5mg/d,孕妇与乳母为 20mg/d。

(三) 锌的食物来源

锌广泛存在于各种食物中,但不同食物中锌的含量和吸收利用率差别很大。总地来说,动物性食物要优于植物性食物,前者的生物利用率为 35%~40%,后者生物利用率仅为 1%~20%;海贝类产品,红肉及动物内脏都是锌的良好食物来源,尤其牡蛎中含量最为丰富。

考点: 锌的
代谢评价

(四) 锌的代谢评价

1. 锌缺乏　锌的缺乏主要发生在以植物性食物为主、动物性食物为辅的国家和地区,尤其在经济不发达地区的儿童中更为常见。长期膳食锌的缺乏可出现味觉减退、食欲不振、甚至出现异食癖;儿童生长发育减缓、甚至停滞导致侏儒症;性成熟迟缓、性器官发育不良、第二性征不全、性幼稚;抵抗力下降、易感染、伤口愈合缓慢;皮肤粗糙、头发色素减少、指甲白斑症;严重缺乏者会出现暗适应能力下降;孕妇锌缺乏还能导致胎儿畸形。

锌的缺乏除了与不良膳食习惯(挑食、偏食等)、生理需要量增高及疾病因素有关外,还有膳食中存在一些不利于锌吸收的因素有关,如植物性食物中的植酸、鞣酸和纤维素等不利于锌吸收;铁、铜、钙、镉等无机盐也能抑制锌吸收。

2. 锌过量　过量补锌、食用锌污染的食品可导致锌过量或锌中毒。锌过量可干扰铁、铜等微量元素的吸收和利用,影响巨噬细胞和中性粒细胞活力,损害免疫功能;成人一次摄入 2g 以上的锌可发生锌中毒,引起恶心、呕吐、腹痛、腹泻等症状。

五、硒

硒是地壳中含量极少的稀有元素,于 1817 年首次发现,1957 年我国学者首先提出克山病与缺硒有关,并在大规模的克山病防治过程中得到进一步的验证,确定硒是人体必需的微量元素。硒在人体的含量为 14~21mg,分布于所有组织器官与细胞中,以指甲中含量最高,其次是肝、胰、肾、心、脾等。

考点: 硒的
营养学意义

(一) 硒的营养学意义

1. 抗氧化作用　硒是谷胱甘肽过氧化物酶(GPX)的重要组成成分,GPX 具有清除自由基和过氧化氢的作用;GPX 还能与维生素 E 协同发挥抗氧化作用,后者主要阻止不饱和脂肪酸被氧化成氢过氧化物,前者则是将产生的氢过氧化物分解为醇和水,能减轻视网膜的氧化损坏,改善糖尿病视网膜病变。

2. 拮抗体内重金属的毒性作用　硒在体内与金属有较强的亲和力,并与金属结合成金属-硒-蛋白质复合物,从而起到解毒并促进金属的排出。硒是人体拮抗金属毒性的天然解毒剂。

3. 维护心血管和心肌的健康　流行病学调查发现缺硒可引起以心肌损害为特征的克山病;缺硒还会导致脂质过氧化反应增强,引起心肌纤维坏死、心肌小动脉和毛细血管损伤。研究显示高硒地区人群中的心血管病发病率较低。

4. 其他　硒几乎存在于所有免疫细胞中,适量补硒可以提高机体免疫力。硒在体内的代谢产物(特别是甲基硒化物)可抑制癌细胞生长。

(二) 硒的参考摄入量

2000 年中国营养学会建议各类人群硒的 RNI 为:1 ~ 3 岁为 $20\mu g$;4 ~ 6 岁为 $25\mu g$;7 ~ 10 岁为 $35\mu g$;11 ~ 13 岁为 $45\mu g$;14 岁至成人为 $50\mu g$。成人硒的最高摄入量(UL)为 400mg/d。

(三) 硒的食物来源

食物中硒的含量变化很大,海产品和内脏是硒的良好食物来源,如鱼子酱、牡蛎、肝、肾等。植物性食物中硒的含量主要取决于生长土壤中硒的含量及可被吸收程度,即使是同一种食物含量差别极大。

(四) 硒的代谢评价

考点: 硒的代谢评价

1. 硒缺乏　目前有与硒缺乏的相关疾病报道,如克山病和大骨节病报道。我国最早证实缺硒是克山病的重要原因。克山病是一种以心肌坏死为主要病变的地方性心肌病,它具有地区性分布、季节性高发和人群多发三大流行病学特征。在大骨节病的防治过程中,补硒可以缓解大骨节病的一些症状并能防止恶化,目前认为硒是大骨节病的环境因素之一。

2. 硒过量　我国大多数地区膳食中硒的含量是足够而安全的。过量补硒、接触大量的硒可导致硒急性、慢性中毒,出现脱发和脱甲、消化系统和神经系统及呼吸系统非特异性症状。

六、磷

磷是人体中含量仅次于钙的无机盐,成人体内含量为 600 ~ 900g,占体重的 1% 左右。人体中85%的磷主要以无定形的磷酸钙 $[Ca_3(PO_4)_2]$ 和结晶的强磷灰石 $[Ca_{10}(PO_4)(OH)_2]$ 形式存在于骨骼上;其余部分以有机结合形式分布于软组织和体液中。人体血磷浓度与血钙浓度关系密切。

(一) 磷的营养学意义

1. 磷是构成细胞、组织的重要组成成分　磷是骨骼和牙齿的重要组成成分,骨在形成过程中 2g 钙需要 1g 磷;磷也是核酸、脱氧核糖核酸及细胞膜等重要生命物质的组成成分,磷也参与酶的辅酶或辅基的构成,如硫胺素焦磷酸酯(TPP)等。

考点: 磷的营养学意义

2. 参与能量代谢　碳水化合物(如葡萄糖等)是以磷酰化化合物的形式被小肠黏膜吸收;葡萄糖的代谢要首先转变为葡萄糖-6-磷酸后,才能继续进行下去;磷酸化合物如三磷酸腺苷(ATP)是能量储存、转移及释放的物质。

3. 调节体内酸碱平衡　体内的磷以不同形式的磷酸盐从尿中排出,从而起到调节体液酸碱平衡的作用。

(二) 磷的参考摄入量

中国营养学会建议正常成人的膳食磷的 AI 为 700mg/d。

(三) 磷的食物来源

动物性食物和植物性食物都含有丰富的磷,瘦肉、禽、蛋、鱼、豆类、海带、紫菜等都是磷的良好食物来源。谷类食物中的磷主要以植酸磷形式存在,其易与钙结合而难以吸收。

(四) 磷的代谢评价

1. 磷缺乏 由于磷广泛存在于各种食物中,正常人只要膳食中蛋白质与能量供给充足就不会出现磷缺乏。临床所见磷缺乏的病人多为长期大量服用抗酸药或禁食者,主要表现为厌食、感觉异常、肌无力、骨质软化及佝偻病等。

2. 磷过量 机体摄入过量磷会出现高磷血症,对人体产生伤害;当磷的摄入量高于钙的摄入量时会干扰钙的吸收;过量的磷酸盐能引起低血钙症,增强神经兴奋性,导致手足抽搐和惊厥。

七、镁

镁在 1934 年被证实是人体必需的无机盐。正常成人体内含有 20～30g 镁,约占体重的 0.05%,是人体含量最少的常量元素。人体 60% 的镁以磷酸盐和碳酸盐的形式存在于骨骼和牙齿中,其余部分绝大多数存在于软组织和体液中,肝脏和肌肉是镁浓度最高的软组织。

(一) 镁的营养学意义

1. 参与骨骼和牙齿的构成 虽然镁、钙和磷都是骨骼与牙齿的组成成分,但镁与钙之间关系复杂,它们既有协同作用,也有拮抗作用,当钙摄入不足时,适量的镁可代替钙;当镁摄入过多时,反而会抑制骨的正常钙化。

2. 镁是酶的激活剂 镁是人体一些高能磷酸键转移酶等的激活剂(如乙酰辅酶 A 等),参与 300 多种酶促反应,在能量和物质代谢中起着重要的作用。

3. 维护心血管的健康 镁是腺苷酸环化酶的激活剂,能增加细胞第二信使——环磷酸腺苷(cAMP)的生成,促进周围血管的扩张,有利于心血管的健康,是心血管系统的保护因子。流行病学调查证实,长期饮用硬水地区居民的心血管病发病率要明显低于饮用软水地区居民,这与硬水中的镁含量高有关。

4. 调节酸碱平衡和神经肌肉的兴奋性 镁与钙、钠、钾一起与相应的负离子协同维持酸碱平衡和神经肌肉的兴奋性。

5. 其他 镁在肠道中吸收缓慢,能促使水分滞留,从而起着导泻作用;镁还能松弛 Oddi 括约肌,促进胆囊排空,起着利胆作用。

(二) 镁的参考摄入量

中国营养学会建议正常成人膳食镁的 AI 为 350mg/d,孕妇乳母为 400mg/d。

(三) 镁的膳食来源

镁广泛存在于各种食物中。由于叶绿素是镁卟啉的螯合物,因此绿色食物是镁的良好食物来源。粗粮、豆类、坚果类食物含镁也较多,饮水也可以获得少量镁。但精制谷类食物含镁就很少。

(四) 镁的代谢评价

1. 镁缺乏 因镁的食物来源广泛,一般不会引起镁的代谢缺乏。但遇到特殊情况,如酒精中毒、严重肾脏疾病、急性腹泻及严重营养不良的患者可发生镁缺乏。镁缺乏可引起肌肉痉挛、震颤和心动过速,食欲减退、恶心、呕吐,甚至精神错乱、幻觉、定向力失常。

2. 镁过量 过量的镁能引起中毒。主要见于严重肾功能不全的病人,表现为低血压、恶心、呕吐、心动过缓和尿潴留等。

八、碘

碘是所有无机盐中最早被确认为是人体必需的元素。早在 19 世纪初,英国医生 Prout 就开始用碘酸钾治疗甲状腺肿。时至今日,碘缺乏症是世界四大营养素缺乏之一,全世界有 10 多亿人口受到碘缺乏的影响。

正常成人体内含有 20~50mg 碘,70%~80% 存在于甲状腺供合成甲状腺激素之用。人体内的碘 80%~90% 来自食物,10%~20% 来自饮水,少量碘也可以通过空气获得。

(一) 碘的营养学意义

迄今为止,尚未发现碘的独立作用,其营养学意义是通过甲状腺激素来完成的。

1. 调节能量代谢　甲状腺激素参与蛋白质、脂肪和糖的代谢,增加氧耗量,产生能量。糖和脂肪在甲状腺功能亢进时增强,减退时减弱。

2. 促进体格发育　甲状腺激素对处于生长发育时期儿童的身高、体重、骨骼、肌肉和性功能发育起着重要作用。

3. 促进脑发育　在脑发育的临界期,神经系统的发育,特别是树突、树突棘、突触及神经联系的建立都需要甲状腺激素的参与。若缺乏,则可造成不可逆性的脑发育障碍。

4. 其他　甲状腺激素还能调节水盐代谢,可防止组织内水盐潴留。它还能促进维生素的吸收等。

(二) 碘的参考摄入量

中国营养学会对我国各类人群每日碘的 RNI 为:婴幼儿为 50μg;4~7 岁为 90μg;11~14 岁为 120μg;14 岁至成人为 150μg;孕妇、乳母为 200μg。

(三) 碘的食物来源

海产品含碘丰富,如海带、紫菜、海参及海盐等都是碘的良好食物来源。其他食物中碘的含量主要取决于土壤和水中碘的含量,差别很大。

(四) 碘的代谢评价

1. 碘缺乏　因碘及其化合物极易溶于水,所以环境中的碘极易随着水流走,导致食物和饮水缺碘,以至机体缺碘。长期缺碘所引起的以甲状腺肿和克汀病为典型代表的一系列疾病,都统称为碘缺乏病(IDD)。碘缺乏病是世界上流行最为广泛的地方性疾病。我国是碘缺乏病的重灾区,病区人口 4.25 亿,占全世界的 40% 以上。其中地方性甲状腺肿患者 660 多万,地方性克汀病 25 万,智力残疾人 80% 都是因缺碘造成的。为控制和预防碘缺乏病,我国从 1996 年起全国实行食盐加碘的措施。

考点:碘的代谢评价

(1) 甲状腺肿:成人缺碘引起甲状腺肿,其主要症状是甲状腺肿大。引起甲状腺肿的原因除了缺碘外,还可能包括以下因素:①高碘膳食,其可能是摄入过多的碘而导致络氨酸被氧化的机会减少,导致甲状腺激素合成受到抑制所引起的;②致甲状腺肿物质,是某些食物中所含的硫代葡萄糖苷(如萝卜、甘蓝及花菜等)及硫氰酸盐(如杏仁、木薯、黄豆及核桃等),其可干扰甲状腺对碘的浓集作用、从甲状腺中驱除碘及抑制碘与络氨酸的结合,导致甲状腺激素合成不足;③膳食营养素缺乏,如蛋白质、能量及维生素摄入不足等。

(2) 克汀病:是胎儿及婴幼儿缺碘所引起的、最为严重的碘缺乏病。其主要临床表现可概括为:呆、小、聋、哑、瘫。

除了采取食盐加碘的措施以外,还可以采取口服或肌注碘油来预防与控制碘缺乏病。

2. 碘过量　常发生于长期摄入含碘高的食物、治疗甲状腺肿时使用过量的碘剂,可引起碘性甲状腺功能亢进、高碘性甲状腺肿等。

九、铜

铜是人体中含量位居第三的微量元素,成人含 100~150mg,其中 50%~70% 存在于肌肉和骨骼,20% 在肝脏,10% 在血液。

(一) 铜的营养学意义

铜在体内主要以含铜酶的形式体现其营养学意义,如铜蓝蛋白、赖氨酰氧化酶、细胞色素等。

1. 维持正常的造血功能　铜蓝蛋白可促进 Fe^{2+} 氧化成 Fe^{3+},从而有利于体内储存铁的动用和膳食铁的吸收;同时,它还能促进血红素和血红蛋白的合成。缺铜可引起缺铁性贫血。

2. 维护神经系统的完整性　神经髓鞘的重要成分——磷脂及神经递质儿茶酚胺的生物合成均需要含铜的细胞色素 c 氧化酶、多巴胺-β-羟化酶及络氨酸酶的参与。

3. 铜是弹性组织与结缔组织的组成成分　含铜的赖氨酰氧化酶可促进骨骼、皮肤和血管的胶原蛋白与弹性蛋白的交联,维护胶原的正常结构。如铜缺乏,可导致骨骼生成障碍、骨质疏松,血管和皮肤弹性降低等。

4. 其他　至少有 3 种以上的含铜酶具有抗氧化作用,如铜蓝蛋白是自由基的清除剂,能有效保护易被羟基氧化和破坏的不饱和脂肪酸;含铜络氨酸酶能促进黑色素的形成;铜还参与胆固醇的代谢。

(二) 铜的参考摄入量

因与铜的人体需要量有关的研究资料不足,我国尚未制定铜的 RNI。参考 WHO 的建议,结合我国居民膳食铜的摄入量,成人每日铜摄入量为 2~3mg;婴儿和儿童每日摄入量为每千克体重 0.08mg;值得注意的是,早产儿的铜储备量低,故建议每日摄入量为每千克体重 100μg。

(三) 铜的食物来源

铜广泛存在于各种食物中,以牡蛎含量最高,贝类与坚果类食物是铜的良好食物来源,其次是动物肝、肾及豆类等。牛奶含铜量要比人奶低,婴儿应提倡母乳喂养,并关注长期用牛奶喂养婴儿铜的营养状况。

(四) 铜的代谢评价

1. 铜缺乏　1964 年第一次出现有关蛋白质和营养不良的婴儿在恢复期时发生铜代谢缺乏的报告。因铜在食物中广泛存在,所以临床上铜代谢缺乏症很少见,主要发生于早产儿、长期腹泻、长期完全肠外营养及铜代谢障碍等情况。机体缺铜可出现:低血色素小细胞贫血、脑组织萎缩、神经元减少、神经发育障碍、嗜睡、骨骼脆性增加、皮肤毛发脱色等。

2. 铜过量　见于误服铜盐和食用与铜容器长时间接触的食物,可引起急性铜中毒,主要表现为恶心、呕吐、腹泻、头痛等,严重时可致昏迷。

链　接

膳食补充微量元素时应注意的问题

1. 微量元素的生物学效应及其化学形式　微量元素的化学形式不同其产生的生物学效应不同。如三价铬是葡萄糖耐量因子的活性成分,但六价铬却对人体有害。

2. 微量元素的摄入量与食物的加工、烹调密切相关　食物中的微量元素含量除了与食物品种、部位及生长环境有关外,与加工处理方式也有很大关系。如食物加工越精细,损失就越多;烹调加热会导致食物中的挥发性微量元素(如碘等)丢失;用铁锅炒菜,可增加铁的供给;豆类发芽可去除植酸,有利于锌的吸收。

3. 微量元素的相互影响 微量元素之间既有协同作用,也有拮抗作用,从而影响它们的吸收、利用及生物学效应。如摄入过量的锌可抑制铜和铁的吸收;镁和钙在消化道相互竞争,影响吸收;鸡蛋中铁和磷结合会形成不溶性的复合磷酸铁,降低吸收率。

 案例 2-8

患者,女,8 岁。因皮肤干燥,角化增生、脱屑 3 个月,来院就诊。查体:体温 37.1℃,脉搏 83 次/分,呼吸 27 次/分,血压 105/65 mmHg。四肢伸侧皮肤出现砂纸样粗糙外观,可见分散的、针头大、尖顶、毛囊性丘疹,中心有角质栓,为正常肤色。辅助检查:血浆维生素 A 含量测定 156μg/L;血浆视黄醛结合蛋白(RBP)测定 19.1mg/L;Goldman-Weekers 暗适应计检查显示暗适应能力减退,瞳孔对光反应迟缓;生理盲点扩大。

问题:1. 根据以上症状和检查结果,可诊断该患者为哪种营养素缺乏?

2. 该种营养素缺乏的分析判定要点是什么?

第七节 维 生 素

一、概   述

维生素(vitamin)是维持机体生命活动过程所必需的一类低分子有机化合物。最早是 1912 年由波兰生物化学家卡西米尔·芬克提出并一直沿用至今。维生素具有以下共同特点:①人体需要量很少,每天只需要从食物中获得几百微克到几十毫克就能满足生理需要;②大多数的维生素在机体内不能合成和大量储存,一般是以本体形式或以能被机体利用的前体形式存在于天然食物中;③既不是构成各种组织的主要原料,也不是体内能量的来源;④常以辅酶或辅基形式参与酶的功能调节物质代谢,在机体物质和能量代谢、生长、发育等过程中发挥着重要的作用,是预防营养缺乏症、某些常见病发生及提高临床疗效等所必需的重要营养素。

维生素没有统一的命名方式,一是按发现的顺序,以英文字母顺序命名,如维生素 A、维生素 B、维生素 C、维生素 D 等;二是按其生理功能命名,如抗坏血酸因子、抗干眼病因子、抗脚气病因子等;三是按其化学结构命名,如硫胺素、视黄醇和核黄素等。

(一) 维生素的分类

维生素的种类很多,化学结构不同,生理功能各异,营养学上按其溶解性分为脂溶性维生素和水溶性维生素两大类。

1. 脂溶性维生素 脂溶性维生素是指不溶于水而溶于脂肪及有机溶剂的维生素,包括维生素 A、维生素 D、维生素 E、维生素 K。在食物中它们常与脂类共存,其吸收与肠道中的脂类密切相关,易储存于体内(主要在肝脏),摄入过多可引起中毒,摄入过少可缓慢出现缺乏症状。

2. 水溶性维生素 水溶性维生素是指可溶于水而不溶于脂肪及有机溶剂的维生素,包括 B 族维生素(维生素 B₁、维生素 B₂、维生素 PP、维生素 B₆、维生素 B₁₂、叶酸等)和维生素 C。在体内没有非功能性的单纯储存形式,吸收进入人体内的水溶性维生素满足机体组织需要后,多余的从尿中排出;水溶性维生素一般无毒性,但摄入过量时可能出现毒性;当摄入过少时,可较快地出现缺乏症状。

（二）维生素缺乏的原因与分类

1. 维生素缺乏的原因　造成机体组织维生素缺乏或不足的常见原因有：

（1）供给不足：食物缺乏或选择食物不当；食物收获、运输、加工、烹调、储存不当使维生素遭受破坏或丢失。

（2）人体吸收利用降低：消化系统吸收功能障碍，如长期腹泻、消化道或胆管梗阻、胆汁分泌受限、胃酸分泌减少等，可致机体对维生素吸收利用降低；食物成分改变时，如膳食中脂肪含量低，可影响脂溶性维生素的吸收；食物中抗维生素化合物的存在，可使部分维生素吸收利用率降低。

（3）机体需要量相对增高：机体对维生素的需要量增加或丢失增加，如妊娠和哺育期妇女、生长发育期儿童、特殊工作环境、疾病恢复期患者等，使体内维生素需要量相对增高，如没有及时补充，可致机体缺乏。

2. 维生素缺乏的分类　按缺乏的原因可分为原发性缺乏和继发性缺乏两种。原发性维生素缺乏是由于食物中维生素供给不足或其利用率过低引起；继发性维生素缺乏是由于生理或病理原因妨碍了维生素的消化、吸收、利用，或因需要量增加、排泄或破坏增多而引起的条件性缺乏。

按缺乏的程度可分为亚临床缺乏和临床缺乏两种。亚临床维生素缺乏又称维生素边缘缺乏，是指机体轻度缺乏常不出现临床症状，一般可降低劳动效率及对疾病的抵抗力。维生素临床缺乏是指机体长期缺乏时，生化指标和生理功能出现异常，并出现临床体征。机体维生素缺乏是一个渐进的过程，亚临床缺乏是营养缺乏的一个主要问题，而临床缺乏类疾病已不多见。

二、脂溶性维生素

（一）维生素 A

1. 概述　维生素 A 又名视黄醇，是指含有视黄醇结构并具有其生物活性的一大类物质，包括维生素 A、维生素 A 原及其代谢产物。维生素 A 有两个来源，一是动物性食物来源的维生素 A_1、维生素 A_2，另一个是植物性食物来源的β-胡萝卜素，是维生素 A 的前体，人体吸收后在肝脏可转化成维生素 A。

维生素 A 和胡萝卜素均为脂溶性化合物，不溶于水，一般加工和烹调过程中不易被破坏，但易被氧化和被紫外线破坏，脂肪酸败会引起严重破坏。食物中的磷脂、维生素 E、维生素 C 和其他抗氧化性物质，有提高维生素 A 稳定性的作用。胡萝卜素在烹调过程中比较稳定，且加工、加热有利于胡萝卜素释出，可以提高其吸收率。

食物中的维生素 A 和胡萝卜素摄入人体后，在小肠中与胆汁、脂肪消化产物一起被乳化，由肠黏膜吸收，通过淋巴液进入肝脏，以棕榈酸视黄酯的形式储存于肝脏和其他组织器官。

2. 营养学意义

（1）参与眼球视网膜内视紫质的合成与再生，维持正常视觉功能：视网膜中的杆状细胞含有感光物质视紫红质，对暗视觉十分重要，而视紫红质的形成和功能的发挥均有赖于维生素 A。当体内储存足量维生素 A 时，可促进杆状细胞内视紫红质的合成与再生，以维持正常视觉功能。

（2）维持上皮组织细胞的正常形态和功能：维生素 A 可以保持黏膜上皮细胞中糖蛋白的合成，调节上皮组织细胞的生长，从而维持上皮组织细胞的正常形态与功能。

（3）促进机体的正常生长发育：维生素 A 可以促进蛋白质的合成，调节机体多种组织细胞的增殖和分化,包括神经系统、心血管系统、四肢和上皮组织等,从而维持机体的正常生长发育。

(4)提高机体的免疫功能:维生素 A 通过增强巨噬细胞和自然杀伤细胞的活力以及改变淋巴细胞的生长和分化以提高机体免疫功能,故又称"抗感染"维生素。

(5)抗氧化功能和抑制肿瘤作用:类胡萝卜素能捕获自由基、淬灭单线态氧,提高抗氧化防御能力。维生素 A 还可以通过调节细胞的分化、增殖和凋亡等,起到抑制肿瘤的作用。

3. 参考摄入量 膳食或食物中全部具有视黄醇活性的物质常用视黄醇当量(RE)来表示,包括已形成的维生素 A 和维生素 A 原的总量(μg)。它们常用的换算关系是:

1IU 维生素 A = 0.3μg 视黄醇 = 1μg 视黄醇当量(RE)

1μg β-胡萝卜素 = 0.167μg 视黄醇,1μg 其他维生素 A 原 = 0.084μg 视黄醇

膳食中总视黄醇当量(μg RE)= 视黄醇(μg)+ β-胡萝卜素(μg)×0.167+其他维生素 A 原(μg)×0.084

根据中国营养学会的推荐,我国居民维生素 A 的 RNIs:成年男性为 800μgRE/d,女性为 700μgRE/d,孕中、后期妇女为 900μgRE/d,乳母为 1200μgRE/d。维生素 A 的 UL:成年为 3000μg RE/d,孕妇为 2400μgRE/d。

4. 食物来源 维生素 A 最好的来源是各种动物肝脏和鱼卵,全奶、奶油及禽蛋含量也较多。植物性食物只能提供胡萝卜素和各种类胡萝卜素,主要存在于深绿色、红黄色的蔬菜及水果中,含量较丰富的有西兰花、菠菜、空心菜、豌豆苗、红心甜薯、胡萝卜、南瓜、辣椒、芒果、杏、柿子等。除膳食来源外,鱼肝油、合成维生素 A 也可作为维生素补充来源。

5. 代谢评价

(1)缺乏:维生素 A 缺乏是许多发展中国家的主要公共卫生问题之一,婴幼儿和儿童的发生率远高于成年人。维生素 A 缺乏早期的症状是暗适应能力下降,严重时可导致夜盲症;维生素 A 缺乏可引起干眼病,进一步发展可导致失明;维生素 A 缺乏可引起不同组织上皮干燥、增生及角化,导致局部抵抗力下降,引起感染;维生素 A 缺乏还可引起嗅觉味觉减弱、食欲降低、免疫功能低下等。缺乏维生素 A 的儿童生长停滞,发育迟缓,骨骼发育不良;缺乏时间较长时,出现具有特征性的毕脱斑,对儿童维生素 A 缺乏的诊断有参考意义。

考点:维生素 A 的代谢评价

(2)过量:过量摄入维生素 A 可引起急性中毒、慢性中毒及致畸毒性。急性中毒产生于一次或多次连续摄入大量的维生素 A,可出现恶心、呕吐、头痛、眩晕、嗜睡等症状,但停止服用症状会消失。慢性中毒比较常见,主要临床表现为食欲降低、头痛、脱发、皮肤瘙痒、毛发稀疏、肝大、呕吐、昏迷等症状。动物实验证明,维生素 A 摄入过量,可导致胚胎吸收、流产、出生缺陷等。大量摄入胡萝卜素可出现高胡萝卜素血症,出现类似黄疸的肤色,但停止食用后症状可消失。

(二)维生素 D

1. 概述 维生素 D 又称抗佝偻病维生素,是指含有环戊氢烯菲环结构、并具有钙化醇生物活性的一大类物质,以维生素 D_2 和维生素 D_3 最为常见。维生素 D 是白色晶体,溶于脂肪和脂溶剂,其化学性质比较稳定,在中性或碱性溶液中耐热,不易被氧化,故通常的烹调加工不会引起维生素 D 的损失,但脂肪酸败可引起维生素 D 破坏。过量辐射照射时,可形成少量毒性化合物。

无论是食物中随胆汁在小肠吸收的维生素 D,还是在皮肤中产生、缓慢扩散入血液的维生素 D,均通过转运进入肝脏,绝大部分在肝细胞内质网上通过羟化作用形成 25-羟维生素 D,与球蛋白结合并转运至肾,再被羟化为 1,25-二羟维生素 D,而成为维生素 D 在体内的活性形式,由肾脏释放入血并运输至各个靶器官,发挥生物学效应。

2. 营养学意义

（1）促进小肠对钙的吸收：1,25-二羟维生素 D 可诱导一种特异的钙结合蛋白质的合成，促进小肠黏膜细胞对钙的吸收。

（2）促进肾小管对钙、磷的重吸收：1,25-二羟维生素 D 对肾脏也有直接作用，能促进肾小管对钙、磷的重吸收，并且促进磷重吸收的作用比促进钙重吸收的作用明显。

（3）对骨细胞呈现多种作用：维生素 D 通过调节血液中钙、磷的浓度，维持体内成骨作用和溶骨作用之间的平衡和稳定。

（4）参与机体多种功能的调节：维生素 D 具有激素的功能，通过维生素 D 受体调节生长发育、细胞分化、免疫功能、炎性反应等。

3. 参考摄入量　维生素 D 的需要量因年龄、生理状况的不同差异较大，其既可由膳食提供，又可由皮肤合成，且皮肤合成的量变化又较大，因而较难估计机体维生素 D 的需要量。维生素 D 的需要量还与钙、磷摄入量有关，当钙、磷摄入量合适时，每日摄入维生素 D100IU 即可预防佝偻病并促进生长发育，成人每日获得 300~400IU 维生素 D 即可满足生理需要。

根据中国营养学会的推荐，我国居民维生素 D 的 RNIs：婴儿~10 岁为 $10\mu g/d$，11~49 岁为 $5\mu g/d$，50 岁以上和孕妇、乳母为 $10\mu g/d$。

4. 食物来源　天然食物中的维生素 D 含量较低，只有含脂肪高的海水鱼、动物肝脏、蛋黄、奶油等相对较多。牛奶中维生素 D 含量随光照时间的不同变化很大，故许多国家在鲜奶和婴幼儿配方食品中强化维生素 D。

鱼肝油中维生素 D 含量极高，在防治佝偻病上有重要意义。坚持户外活动，经常接受充足阳光照射，是预防维生素 D 缺乏最安全和有效的方法。适当日光浴对婴儿、室内工作人员非常重要。

5. 代谢评价

（1）缺乏：膳食中缺乏维生素 D 或机体日光照射不足是维生素 D 缺乏的主要原因。维生素 D 缺乏可引起肠道吸收钙、磷减少，肾小管对钙、磷重吸收减少，影响骨骼钙化，导致骨质软化变形。婴幼儿缺乏维生素 D 可发生佝偻病；成年人尤其是孕妇、乳母和老年人，缺乏维生素 D 可使已成熟的骨骼脱钙而发生骨质软化症和骨质疏松症。

（2）过量：过量摄入维生素 D 可引起维生素 D 过多症，可表现为食欲不振、口渴、恶心、呕吐、皮肤瘙痒、尿频、烦渴、血清钙磷增加等，严重的可致死亡。发生维生素 D 过多症，应当立即停止服用，一般数周后即可恢复正常。

（三）维生素 E

1. 概述　维生素 E 又名生育酚，是指含有苯并二氢吡喃结构、具有 α-生育酚生物活性的一类物质，包括四种生育酚和四种生育三烯酚，其中以 α-生育酚的生物活性最高。维生素 E 溶于脂肪和脂溶剂，对热、酸稳定，对碱不稳定，对氧极为敏感，易被氧化破坏，特别在光照、热、碱、某些微量元素（如铁离子、铜离子）等存在的条件下，可加速其氧化破坏过程。食物维生素 E 在一般烹饪温度下损失不大，但高温和高热常使维生素 E 活性降低。脂肪酸败时，维生素 E 的活性会大量丧失。

维生素 E 在小肠中需要有胆汁和脂肪酸存在才能被吸收，吸收后的维生素 E 通过淋巴液进入血液循环，被运送至贮存器官和组织中。维生素 E 的吸收率一般为 20%~50%，最高可达80%，吸收取决于摄入量水平，随着摄入量增加吸收率反而降低。体内大部分维生素 E 以非酯化的形式储存于脂肪组织，少量储存于肝脏、肺、心脏、肌肉、肾上腺、垂体、睾丸及血小板中。

考点：维生素 D 的营养学意义

考点：维生素 D 缺乏的危害

考点：维生素 E 的理化性质

2. 营养学意义

（1）抗氧化作用：维生素 E 是一种很强的抗氧化剂，与其他抗氧化物质及抗氧化酶等一起构成体内抗氧化系统，保护生物膜及其他蛋白质免受有毒自由基的损害。这一功能与预防动脉粥样硬化、抗肿瘤、改善免疫系统功能及延缓衰老等密切相关。

考点：维生素 E 的营养学意义

（2）促进蛋白质更新合成：维生素 E 参与 DNA 生物合成过程，能促进蛋白质的更新合成，维持肌肉、心血管系统、中枢神经系统的正常结构和功能。

（3）预防和延缓衰老：维生素 E 可防止人体细胞膜上不饱和脂肪酸的氧化，减少脂褐质的形成，保护皮肤的弹性和正常生理功能；维生素 E 还可减轻性腺萎缩，使性激素分泌保持平衡，从而预防和延缓衰老。

（4）抑制血小板的聚集作用：维生素 E 可抑制磷酸酶 A_2 的活性，减少血小板血栓素 A_2 的形成，从而抑制血小板的聚集，降低心肌梗死及脑卒中的危险性。

（5）与动物的生殖生育有关：动物实验证实，维生素 E 缺乏时可出现睾丸萎缩和上皮细胞变性、孕育异常。临床上常用维生素 E 治疗不孕症、先兆流产和习惯性流产。

（6）增强机体免疫功能和抑制肿瘤发生：维生素 E 可维持 T 淋巴细胞的正常功能，增强机体体液免疫能力；在胃中可阻断致癌物亚硝胺的形成；维生素 E 还能保护细胞膜、细胞核和染色体不受化学性致癌物的伤害；维生素 E 还能抑制肿瘤细胞的生长和增殖。

3. 参考摄入量　根据中国营养学会的推荐，我国居民维生素 E 的 AI：成人为 14mg/d。

有专家建议，维生素 E 摄入量需要考虑膳食能量的摄入量、膳食多不饱和脂肪酸的摄入量，此类物质摄入越多，维生素 E 的需要量就越大，摄入量也应越多；此外，服用避孕药物、阿司匹林药物、饮酒、饮用酒精性饮料等需增加维生素 E 的摄入量。

4. 食物来源　维生素 E 含量丰富的食物有植物油、麦胚、坚果、各类种子、豆类及其他谷类；蛋、肉、鱼、奶、蛋、水果及蔬菜中维生素 E 含量较少。

5. 代谢评价

（1）缺乏：由于维生素 E 广泛存在于食物中，且在体内储存时间长，所以维生素 E 缺乏较为少见，但可出现在低体重的早产儿、血 β-脂蛋白缺乏症、脂肪吸收障碍的患者。维生素 E 缺乏时，可出现视网膜退变、蜡样质色素积聚、溶血性贫血、肌无力、神经退行性变、小脑共济失调等症状。

（2）过量：维生素 E 的毒性相对较小。但大剂量服用维生素 E（每日服用 800mg 以上）有可能出现中毒症状，表现为头疼、眩晕、恶心、视力模糊、肌无力等，甚至因血小板聚集而引起血栓性静脉炎与肺栓塞。

三、水溶性维生素

（一）维生素 B_1

1. 概述　维生素 B_1 又称硫胺素、抗神经炎因子、抗脚气病因子，是人类最早发现的维生素之一。维生素 B_1 为白色粉末状结晶，易溶于水；酸性环境下较稳定，加热 120℃ 仍不分解；中性和碱性环境中不稳定，易被氧化和受热破坏；二氧化硫、亚硫酸盐等在中性及碱性介质中可加速维生素 B_1 的分解破坏。

维生素 B_1 在空肠和回肠被吸收（高浓度时为被动扩散吸收，低浓度时主要是主动转运吸收），吸收后维生素 B_1 在空肠黏膜细胞进行磷酸化转变成焦磷酸硫胺素，通过门静脉输送到肝脏，然后经血液转运到组织中。成人体内维生素 B_1 的总量约为 25～30mg，主要分布在肌肉中，约占总量的 50%，其次为心脏、脑组织、肝脏和肾脏。通过尿液排出体外的多为游离维生

素 B_1,且排出量与摄入量有关,尿负荷试验可用于维生素 B_1 的营养水平评价。

2. 营养学意义

(1) 参与糖类的正常代谢:焦磷酸硫胺素是硫胺素的主要辅酶形式,是体内酮酸的氧化脱羧反应和磷酸戊糖途径的转酮醇的辅酶,在镁离子、ATP 及相应的硫胺素焦磷酸激酶的配合下,参与糖的代谢和能量的生成。

(2) 维持神经、肌肉的正常生理功能:硫胺素能有效调节心脏活动,并在维持正常食欲、胃肠蠕动和消化液的分泌方面起着重要作用。

(3) 协助氨基酸的分解代谢:硫胺素主要参与支链氨基酸(亮氨酸、异亮氨酸和氨酸)形成酮酸后的脱羧过程。

3. 参考摄入量　人体对维生素 B_1 的需要量与体内能量代谢密切相关,一般按照总热能需要量推算。根据中国营养学会的推荐,我国居民维生素 B_1 的 RNIs:成年男性为 1.4mg/d,成年女性为 1.3mg/d。

4. 食物来源　维生素 B_1 广泛存在于天然食物中,含量丰富的食物有谷类、豆类及干果、动物内脏、瘦肉、禽蛋中也较多。日常膳食中维生素 B_1 主要来自谷类食物,因它多存在于表皮和胚芽中,如米、面碾磨过于精细可造成维生素 B_1 大量丢失。由于维生素 B_1 易溶于水且在碱性条件下易受热分解,所以过分淘米或烹调中加碱也可导致维生素 B_1 大量损失。

考点:维生素 B_1 缺乏的原因

5. 代谢缺乏症

(1) 造成维生素 B_1 缺乏的主要原因:①摄入不足,长期食用加工比较精细的米面或者谷类食品加工方法不当,同时又缺乏其他富含维生素 B_1 的食物补充;②需用量增加,妇女在妊娠和哺乳期间、高温环境下工作、精神高度紧张以及代谢率增高的人,维生素 B_1 的需用量相对增加;③机体吸收或利用障碍,肝损害、酗酒、长期慢性腹泻、长期透析的肾病患者、完全胃肠外营养的患者以及长期慢性发热患者等可发生吸收障碍或利用障碍。

(2) 维生素 B_1 缺乏症:又称脚气病,主要损害神经-血管系统,多发生在以加工精细的米面为主食的人群。临床上根据年龄差异将脚气病分为成人脚气病和婴儿脚气病。

1) 成人脚气病:早期症状较轻,主要表现有乏力、淡漠、食欲差、恶心、抑郁、急躁、沮丧、腿麻木和心电图异常。症状特点和严重程度与维生素 B_1 缺乏程度、发病急缓有关,一般将其分成三型:①干性脚气病,以多发性周围神经炎症为主,出现上行性周围神经炎,表现为指(趾)麻木、肌肉酸痛、压痛、尤以腓肠肌为甚;②湿性脚气病:多以水肿和心脏症状为主,有心悸、气短、心动过速,如处理不及时,常致心力衰竭;③混合型脚气病:既有神经炎又有心力衰竭和水肿。

2) 婴儿脚气病:以心血管症状为主,多发生于 2~5 个月龄的婴儿,且多是维生素 B_1 缺乏的乳母所喂养的乳儿,发病突然,病情急。初期食欲减退、呕吐、兴奋、心跳快、呼吸急促和困难。晚期有发绀、水肿、心脏扩大、心力衰竭、强直性痉挛、昏迷甚至死亡。

(二) 维生素 B_2

考点:促进和干扰维生素 B_2 释放与吸收的因素

1. 概述　维生素 B_2 又称核黄素,为黄色针状结晶,微溶于水,在酸性及中性环境中对热稳定,在碱性环境中易被热分解破坏。游离核黄素对光敏感,容易发生光裂解,特别是紫外线。食物中大部分维生素 B_2 是以黄素单核苷酸(FMN)和黄素腺嘌呤二核苷酸(FAD)形式与蛋白质结合存在的,经消化酶作用水解释放出维生素 B_2,由小肠上段主动吸收。一般来说,动物性来源的维生素 B_2 比植物性来源的维生素 B_2 容易吸收。胃酸和胆盐可促进游离维生素 B_2 释放与吸收。干扰维生素 B_2 释放与吸收的物质主要有乙醇、咖啡因、茶碱、维生素C及某些金属离子(如锌离子、铜离子、铁离子)。

2. 营养学意义

（1）参与体内生物氧化与能量代谢：黄素单核苷酸和黄素腺嘌呤二核苷酸是黄素酶的辅基，通过呼吸链（电子传递系统）参与体内生物氧化与能量代谢。

（2）参与烟酸和维生素 B_6 的代谢：黄素单核苷酸和黄素腺嘌呤二核苷酸分别作为辅酶参与色氨酸转化为烟酸的反应及维生素 B_6 转变为磷酸吡哆醛的反应。

（3）其他作用：参与体内抗氧化防御系统，维持还原型谷胱甘肽的浓度；与细胞色素 P450 结合，参与药物代谢；与体内铁的吸收、储存、动员有关，在防止缺铁性贫血中有重要的作用。

3. 参考摄入量　维生素 B_2 的需要量与机体能量代谢及蛋白质的摄入量密切相关，所以能量需要量增加、生长加速和创伤修复期，维生素 B_2 的供给量应相应增加。根据中国营养学会的推荐，我国居民维生素 B_2 的 RNI：成年男性为 1.4mg/d，成年女性为 1.2mg/d，婴儿、儿童及孕妇、乳母适量增加。

4. 食物来源　维生素 B_2 广泛存在于食品中，动物性食品含量较植物性食品高。动物的肝脏、肾脏、心脏、乳类及蛋类含量尤为丰富，植物性食品以绿色蔬菜、大豆含量较高，而谷类含量较少。由于维生素 B_2 在碱性溶液中易分解和对光敏感，所以食品加工过程中加碱、储存和运输过程中日晒及不避光均可导致其损失。某些烹调方法如捞米饭、油炸、红烧等也可致维生素 B_2 损失。

5. 代谢缺乏症　维生素 B_2 缺乏的原因主要有摄入不足、食物储存和加工不当导致维生素 B_2 破坏和丢失、机体感染导致维生素 B_2 吸收和利用不良、排泄增加等。

维生素 B_2 缺乏主要的临床表现为眼、口腔和皮肤的炎性反应。

（1）眼：眼球结膜充血，角膜周围血管增生，角膜与结膜相连处有时发生水疱。表现为眼睑发炎、畏光、眼视物模糊、流泪等，严重时角膜下部发生溃疡。 **考点**：维生素 B_2 缺乏症的临床表现

（2）口腔：口角炎表现为口角湿白、裂隙、疼痛和溃疡；唇炎早期红肿，后出现干燥、皲裂及色素沉着；舌炎表现为舌疼痛、肿胀、红斑及舌乳头萎缩，典型者全舌呈紫红色或红紫色相间，出现中央红斑，边缘界限清楚的如地图样变化（地图舌）。

（3）皮肤：脂溢性皮炎，常见于皮脂分泌旺盛部位，如鼻唇沟、下颚、眉间、眼外及耳后、乳房下、腋下、腹股沟等处。

维生素 B_2 缺乏常伴有其他营养素的缺乏，如影响烟酸和维生素 B_6 的代谢，影响铁的吸收、储存及动员，造成缺铁性贫血。维生素 B_2 缺乏还会影响生长发育，妊娠期缺乏维生素 B_2，可导致胎儿骨骼畸形。

（三）烟酸

1. 概述　烟酸又称维生素 B_3、尼克酸、维生素 PP、抗赖皮病因子等。能溶于水和乙醇，对酸、碱、光、热稳定，一般加工烹调损失极小，在各种维生素中性质最稳定。膳食中的烟酸主要以辅酶Ⅰ（NAD）和辅酶Ⅱ（NADP）的形式存在，经消化后于胃及小肠吸收，转运入肝脏后再转化为辅酶Ⅰ和辅酶Ⅱ，广泛分布于机体各组织，但在体内储量极少。成年人体内的烟酸可由色氨酸转化而来。

2. 营养学意义

（1）参与体内物质和能量代谢：烟酸在体内以烟酰胺的形式构成辅酶Ⅰ和辅酶Ⅱ，在体内生物氧化过程中起着传递氢的作用。 **考点**：烟酸的营养学意义

（2）与核酸的合成有关：葡萄糖通过磷酸戊糖代谢途径可产生 5-磷酸核糖，这是体内产生核糖的主要途径，核糖是合成核酸的重要原料。烟酸构成的辅酶Ⅰ和辅酶Ⅱ，是磷酸戊糖代谢途径第一步生化反应中氢的传递者。

（3）降低血胆固醇水平：烟酸可干扰胆固醇或脂蛋白的合成，或者能促进脂蛋白酶的合成。

（4）烟酸是葡萄糖耐量因子的组成成分：葡萄糖耐量因子是由三价铬、烟酸、谷胱甘肽组成的一个复合体，可能是胰岛素的辅助因子，有增加葡萄糖的利用及促进葡萄糖转化为脂肪的作用。

3. 参考摄入量　烟酸除了从食物中直接摄取外，还可以在体内由色氨酸转化而来，大约60mg 色氨酸可转化为 1mg 烟酸。烟酸膳食参考摄入量应以烟酸当量（NE）表示：烟酸当量（mg NE）= 烟酸（mg）+1/60 色氨酸（mg）。

根据中国营养学会的推荐，我国居民烟酸的 RNI：成年男性为 14mgNE/d，成年女性为 13mgNE/d，UL 为 35mgNE/d。

4. 食物来源　烟酸广泛存在于动、植物食物中，动物性食物中存在的主要是烟酰胺，含量较高的食物有肝、肾、瘦肉、鱼等；乳和蛋中烟酸的含量不高，但色氨酸含量较高，在体内可转化成烟酸；植物性食物中存在的主要是烟酸，含量较高的食物有花生、茶叶、口蘑等；粮谷类中存在人体难以利用的结合型烟酸，用碱处理后可使烟酸释放出来。

5. 代谢评价

考点：烟酸缺乏症的临床表现

（1）缺乏：烟酸缺乏多发生于以玉米为主食的地区，因玉米中的烟酸为结合型，不易被人体吸收利用。结核病患者长期大量服用异烟肼影响色氨酸转变为烟酸，也可引起烟酸缺乏。烟酸缺乏常与维生素 B₁、维生素 B₂缺乏同时存在。烟酸缺乏症又称癞皮病，其典型症状是皮炎、腹泻和痴呆，即所谓"三 D"症状。

（2）过量：过量摄入烟酸的副作用主要表现为皮肤发红、眼部不适、恶心、呕吐、高尿酸血症和糖耐量异常等，长期大量摄入可对肝脏造成损害。

（四）叶酸

1. 概述　叶酸又称维生素 B₉、维生素 Bc和维生素 M，化学名称是蝶酰谷氨酸。叶酸为淡黄色结晶状粉末，不溶于冷水，稍溶于热水，其钠盐易溶于水。在水溶液中容易被光照破坏，在酸性溶液中对热不稳定，在中性或碱性溶液中对热稳定。食物中的叶酸被还原为四氢叶酸（THFA）才能被小肠吸收，吸收率约为 70%。人体内叶酸的储存量为 5～10mg，主要储存在肝内。

2. 营养学意义　天然存在的叶酸大多是还原形式的叶酸，即二氢叶酸和四氢叶酸，但只有四氢叶酸才具有营养学意义。它主要是携带"一碳基团"（甲酰基、亚甲基及甲基等）参与嘌呤和胸腺嘧啶核苷酸的合成，在细胞分裂和增殖中发挥作用；此外，可催化二碳氨基酸和三碳氨基酸相互转化，还可在某些甲基化反应中起重要作用。

3. 参考摄入量　中国营养学会推荐的我国居民叶酸的 RNIs：成人为 400μg/d，孕妇为 600μg/d，乳母每天 500μg/d。

4. 食物来源　叶酸广泛存在于动、植物食物中，含量丰富的食物有肝脏、肾脏、鸡蛋、牛肉、绿叶菜、酵母、菜花等，土豆中含量也很高。叶酸在食物储存和烹调过程中可损失 50%～70%，最高可达 90%。食物中维生素 C 含量较高时，叶酸的损失相对减少。

考点：引起叶酸缺乏症的原因及危害

5. 代谢缺乏症　叶酸缺乏的原因包括摄入不足、吸收利用不良、代谢障碍、机体需要量增加和丢失过多等。人体缺乏叶酸可产生巨幼红细胞性贫血、高同型半胱氨酸血症、舌炎及胃肠功能紊乱。孕早期叶酸缺乏会导致胎儿神经管畸形，主要表现为脊柱裂和无脑畸形等中枢神经系统发育异常。叶酸缺乏可使孕妇先兆子痫和胎盘早剥的发生率增高，胎盘发育不良导致自发性流产；叶酸缺乏尤其是患有巨幼红细胞贫血的孕妇，易出现胎儿宫内发育迟缓、早产儿和新生儿低体重。

（五）维生素 C

1. 概述　维生素 C 又称抗坏血酸，为无色无味的片状结晶，易溶于水，其水溶液很容易被氧化，遇空气、热、光、碱性物质、氧化酶及微量铜离子、铁离子，可促进其氧化破坏进程。

食物中维生素 C 有还原性和脱氢型两种形式存在，两者可通过氧化还原互相转变，均具有生物活性。维生素 C 通过扩散或主动转运形式由肠道吸收进入血液循环，其吸收率与其摄入量有关，摄入维生素 C 30～60mg 时吸收率为 100%，摄入量为 90mg 时吸收率为 80%，其吸收率随摄入量的增加而逐渐递减。维生素 C 可分布于各组织器官，其中垂体内维生素 C 浓度最高，其次是肾上腺、肾、脾、肝等，维生素 C 主要经尿液排出，汗液和粪便也可少量排出。

2. 营养学意义　维生素 C 是一种生物活性很强的物质，具有极高的营养学意义。

（1）抗氧化作用：维生素 C 是体内一种很强的抗氧化剂，可直接与氧化剂作用，使氧化型谷胱甘肽还原为还原型谷胱甘肽，从而发挥抗氧化作用。维生素 C 也可还原超氧化物、羟基次氯酸以及其他活性氧化剂，从而避免损伤 DNA、蛋白质或膜结构。

考点：维生素 C 的营养学意义

（2）作为羟化过程底物和酶的辅助因子：维生素 C 可使脯氨酸与赖氨酸通过羟化作用转化为羟脯氨酸与羟赖氨酸，后两者是胶原蛋白的重要成分。当维生素 C 不足时，影响胶原蛋白的合成，造成创伤愈合延缓，毛细血管壁脆弱增加，引起不同程度出血。

（3）改善钙、铁和叶酸的利用：维生素 C 可使三价铁还原为二价铁，促进铁的吸收和利用；维生素 C 可促进钙的吸收，在胃中形成一种酸性介质，防止不溶性钙络合物的生成及发生沉淀；维生素 C 可将叶酸还原成有生物活性的四氢叶酸，防止发生巨幼红细胞性贫血。

（4）促进类固醇的代谢：维生素 C 参与类固醇的羟基化反应，将胆固醇转化为胆酸，从而降低血清胆固醇含量，预防动脉粥样硬化的发生。

（5）清除自由基：维生素 C 是一种重要的自由基清除剂，它通过逐级供给电子而变成三脱氢抗坏血酸和脱氢抗坏血酸，以清除 $O_2 \cdot$ 和 $OH \cdot$ 等自由基，发挥抗衰老作用。

（6）参与合成神经介质：神经递质——去甲肾上腺素和 5-羟色胺由氨基酸合成时，需要通过羟化作用才能完成，羟化酶作用时需要维生素 C 参与。

（7）其他作用：维生素 C 能促进抗体形成，增强人体抵抗力；可以缓解有毒物质如汞、铅、砷、苯以及某些药物、细菌毒素的毒性；可阻断亚硝胺的合成，预防肿瘤。

3. 参考摄入量　根据中国营养学会的推荐，我国居民维生素 C 的 RNIs：婴儿为 40～50mg/d，儿童为 60～90mg/d，青少年与成人为 100mg/d。妇女孕早期为 100mg/d，孕晚期为 130mg/d，乳母期间为 130mg/d。

4. 食物来源　维生素 C 的主要食物来源为新鲜蔬菜与水果，一般叶菜类含量比根茎类高，酸味水果比无酸味水果含量高。含量较丰富的蔬菜有辣椒、西红柿、卷心菜、菠菜、菜花和芥菜等。含量丰富的水果有樱桃、石榴、柑橘、柚子、柠檬、草莓等。某些野菜野果中维生素 C 尤为丰富，如苋菜、苜蓿、刺梨、沙棘、猕猴桃、酸枣。动物性食品和奶类中维生素 C 含量不多。

5. 代谢缺乏症　膳食摄入减少或机体需要量增加又得不到及时补充时，可使体内维生素 C 贮存减少，引起缺乏。若体内贮存量低于 300mg，将出现缺乏症状，引起坏血病。临床表现如下：

（1）前驱症状：起病缓慢，一般 7 个月，患者多全身乏力、食欲减退。

（2）出血：全身点状出血，起初局限于毛囊周围及牙龈等处，进一步发展可由皮下组织、肌肉、关节和腱鞘等处的出血，甚至形成血肿或瘀斑。

（3）牙龈炎：牙龈可见出血、松肿，尤以牙龈尖端最为显著。

（4）骨质疏松：胶原蛋白合成障碍，骨有机质形成不良而导致骨质疏松。

第八节 水

水是维持人体生命的所必需的重要物质,它既是构成人体的主要成分之一,而且还具有重要的调节人体生理功能的作用。每个人必须重视饮水与健康的关系,增强科学饮水意识,以确保身体健康。

一、营养学意义

(一)作为构成机体的主要成分

考点:水的营养学意义

水是人体中含量最多的成分,可因年龄、性别、体型的胖瘦等而存在明显个体差异。新生儿水分最多,约占体重的80%,婴幼儿次之,约占体重的70%,成年男子约占体重的60%左右,女子为50%~55%,40岁以后随肌肉组织含量的减少,水分的含量也逐渐减少。人体各组织器官的含水量相差很大,各组织器官的水分含量见表2-8。

表2-8 各组织器官水分含量表

组织器官	水分(%)	组织器官	水分(%)
血液	83.0	脑	74.8
肾	82.7	肠	74.5
心	79.2	皮肤	72.0
肺	79.0	肝	68.3
脾	75.8	骨骼	22.0
肌肉	75.6	脂肪组织	10.0

摘自:王翠玲,高玉峰. 2010. 营养与膳食. 北京:科学出版社

(二)参与人体内的物质代谢

水的溶解力很强,并有较大的电解能力,可使水溶物质以溶解状态和离子状态存在;水具有较大的流动性,关系到营养物质的消化、吸收、运输,关系到代谢废物的排出等所有物质代谢过程。

(三)调节体温

水的导热性强,虽然机体内个组织代谢强度不同,产热量不等,但可以通过水的良好导热作用,来保持各组织、各器官的温度基本一致。同时,水具有很高的蒸发热,蒸发少量的汗即可散发大量的热。因此,水在调节体温方面效率很高,对作为恒温动物的人具有十分重要的作用。

(四)润滑作用

在关节、胸腔、腹腔和胃肠道等部位,都存在一定量的水分,对组织、器官、关节、肌肉等起到缓冲、润滑和保护的作用,有助于保持其正常功能。

二、水的种类

饮用水的分类方法很多,我们这里按照是否经过净水器处理来分,一类是以天然水源为来源,没有经过净化器净化处理的饮用水,另一类是经过净水器净化处理的饮用水。

(一)第1大类

以天然水源为来源,没有经过净化器净化处理的饮用水,主要包括:

1. 饮用天然矿泉水　是指从地下深处自然涌出的或经钻井采集的，含有一定量的矿物质、微量元素或其他成分，在一定区域未受污染并采取预防措施避免污染的水；在通常情况下，其他化学成分、流量、水温等动态指标在天然周期波动范围内相对稳定。

2. 饮用天然泉水　是指采用从地下自然涌出的泉水或经钻井采集的、未受污染的地下泉水且未经过公共供水系统的水源制成的制品。这一类水在市场上较其他水种来说，并不常见。

3. 其他天然饮用水　是指采用未受污染的水井、水库、湖泊、高山冰川等且未经公共供水系统净化处理过的水源水所制成的制品。由于水源直接暴露于地表上，受环境影响较大，一般必须更严格地控制周围的环境，以避免受到偶发性的污染。

（二）第 2 大类

经过净水器等适当净化处理的饮用水，主要包括：

1. 普通饮用水　即来自来水，是河流、湖泊、泉水或者地下水，经过过滤、净化、消毒后通过管道输送到住户家中的水。

2. 饮用纯净水　是指以符合《生活饮用水水质标准》的水作为原水，再经过现代的高科技方法做进一步深加工处理的水。由此生产出来的水质量较高，可以确保饮用安全；但它的处理工艺主要是通过电渗析法、反渗析法、蒸馏法及其他适当的加工方法，由于去除了水中所有的微量矿物成分，口感较为寡淡、单调。

3. 饮用矿物质水　饮用矿物质水是以符合《生活饮用水卫生标准 GB5749—2006》的水为水源，采用安全的生产工艺，有目的加入一定量的矿物质而生产的饮用水。

4. 除了以上 3 种常见的饮用水之外，还有一些在饮用水的基础上，适度调整其口感或增加功能诉求，但仍以补充水分为目的的包装饮用水，如苏打水、高氧水、薄荷水等。

三、水的代谢评价

（一）水缺乏

水摄入不足或因腹泻、呕吐、发热、排汗过量等造成机体水丢失增加，均可导致机体发生水缺乏，重者可导致脱水。

根据水与电解质丢失的比例不同，可将脱水分为 3 种类型：

1. 高渗性脱水　其特点是以水丢失为主，电解质丢失相对较少。当失水量占体重 2%~ **考点**：脱水 4% 时为轻度脱水，表现为口渴、尿少、尿比重增加及工作效率降低；当失水量占体重 4%~8% 的类型 时为中度脱水，除上述症状外，可出现皮肤干燥、口舌干裂、声音嘶哑及全身软弱无力等；如果失水量超过体重的 8%，为重度脱水，可出现皮肤黏膜干燥、高热、烦躁、精神恍惚等；若失水量超过体重的 10% 以上，可引起循环衰竭而危及生命。

2. 低渗性脱水　其特点是以电解质丢失为主，水丢失相对较少。该类型脱水表现为循环血量下降、血浆蛋白质浓度增高，细胞外液低渗，可引起脑细胞水肿，肌肉细胞内水过多导致肌肉痉挛。早期表现为多尿，晚期少尿甚至无尿。

3. 等渗性脱水　其特点是水和电解质按比列丢失，体液渗透压不变，临床上较为常见。该类型脱水表现为细胞外液减少，细胞内液不减少，血浆钠离子浓度正常，临床表现兼有上述两种类型脱水的特点，有口渴和尿少表现。

（二）水过量

大量饮水而电解质摄入不足或者水在体内异常潴留和分布，可导致体内水过多和引起水中毒，临床上多见于肝疾病、肾疾病和充血性心力衰竭等患者。

四、水的需要量

水的需要量主要受代谢情况、年龄、体力活动、温度、膳食、疾病和损伤等多方面因素的影响。一般情况下,人体对水的最低需要量是1500ml/d,水供给量按能量计是每天0.24~0.36ml/kJ或1.0~1.5ml/kcal。随着年龄增长,水的相对需要量(即每千克体重的需水量)下降。人体所需要的水主要来源于三个方面:饮用水及各种饮料、固体食物中的水分和代谢水。

目 标 检 测

一、名词解释

1. 必需氨基酸 2. 蛋白质互补作用 3. 必需脂肪酸 4. 膳食纤维 5. 食物的热效应 6. 无机盐 7. 能量系数 8. 维生素

二、填空题

1. 人体三大产热营养素是_____、_____、_____,产热量最高的为_____。

2. 蛋白质的质量评价主要从_____、_____、_____、_____4个方面进行评价。

3. 能量的主要支出途径有_____,_____,_____,_____。

4. 碳水化合物有_____,_____,_____,_____。

5. 三大产能营养素的热能系数分别是蛋白质_____,碳水化合物_____,脂肪_____。

6. 铁缺乏一般可分为_____、_____、_____3个发展阶段。

7. 造成机体组织维生素缺乏或不足的常见原因有_____和_____。

8. 烟酸缺乏症的"三D"症状是_____、_____和_____。

9. 人体所需要的水主要来源包括_____、_____和_____。

10. 维生素C的主要食物来源是_____和_____。

三、选择题

(一) 单项选择题

1. 以下为人体非必需氨基酸的是( )。
   A. 色氨酸　　　　　B. 苏氨酸
   C. 蛋氨酸　　　　　D. 精氨酸
   E. 赖氨酸

2. 蛋白质生物学价值的高低主要取决于( )。
   A. 各种氨基酸的含量与比值
   B. 各种必需与非必需氨基酸的含量与比值
   C. 各种必需氨基酸的含量与比值

   D. 各种非必需氨基酸的含量与比值
   E. 限制氨基酸的含量与比值

3. 评价蛋白质营养价值高低的主要指标是( )。
   A. 蛋白质的含量
   B. 蛋白质的消化吸收
   C. 蛋白质的利用
   D. 氨基酸模式
   E. 蛋白质含量、氨基酸组成及机体消化吸收利用的程度

4. 食物中限制氨基酸的存在使机体( )。
   A. 蛋白质的吸收受到限制
   B. 蛋白质供应热能受限
   C. 合成组织蛋白质受限
   D. 蛋白质分解代谢受限
   E. 机体氮平衡受限

5. 为安全可靠,摄入氮需大于排出氮多少,才能考虑机体处于氮平衡状况( )。
   A. 30%　　　　　　B. 10%
   C. 8%　　　　　　 D. 5%
   E. 3%

6. 下列人群中不需要维持正氮平衡的是( )。
   A. 乳母　　　　　　B. 青少年
   C. 成年男子　　　　D. 婴幼儿
   E. 孕妇

7. 植物蛋白质的消化率低于动物蛋白质,是因为( )。
   A. 蛋白质含量低
   B. 蛋白质被纤维包裹,不易与消化酶接触
   C. 蛋白质含量高
   D. 与脂肪含量有关
   E. 蛋白质分子结构不同

8. 粮谷类食品中存在的第一限制性氨基酸是( )。
   A. 谷氨酸　　　　　B. 组氨酸
   C. 蛋氨酸　　　　　D. 赖氨酸

E. 色氨酸

9. 人体氮的唯一来源是(　　)。
   A. 蛋白质　　　　　　B. 脂肪
   C. 碳水化合物　　　　D. 矿物质
   E. 维生素

10. 目前最常见的必需脂肪酸是(　　)。
    A. 亚麻酸和花生四烯酸
    B. 亚油酸
    C. 亚油酸和 α 亚麻酸
    D. α 亚麻酸
    E. 花生四烯酸

11. 一般认为 ω-3 与 ω-6 脂肪酸摄入比以(　　)
    最为适宜。
    A. 1：(4~6)　　　　B. 1：1
    C. 1：2　　　　　　D. 1：8
    E. 1：10

12. 中国居民膳食指南推荐成人每日脂肪提供的
    能量占摄入总能量的(　　)。
    A. 45%~50%　　　B. 20%~30%
    C. 30%~35%　　　D. 35%~40%
    E. 15%~20%

13. 1g 脂肪在体内彻底氧化可产生(　　)热量。
    A. 4kcal　　　　　B. 5kcal
    C. 7kcal　　　　　D. 9kcal
    E. 10kcal

14. 营养不良的最初症状是(　　)。
    A. 消瘦　　　　　　B. 乏力
    C. 纳差　　　　　　D. 体重不增或减轻
    E. 皮下脂肪减少

15. EPA、DHA 的良好食物来源是(　　)。
    A. 海水鱼　　　　　B. 花生油
    C. 牛肉　　　　　　D. 杏仁等硬果类
    E. 豆腐

16. 食物脂肪的吸收率一般在(　　)。
    A. 95%以上　　　　B. 85%以上
    C. 70%以上　　　　D. 80%以上
    E. 60%以上

17. 能被人体直接吸收和利用的碳水化合物是
    (　　)。
    A. 果糖　　　　　　B. 葡萄糖
    C. 半乳糖　　　　　D. 淀粉
    E. 寡糖

18. 我国成人每天需要蛋白质供给的能量为(　　)。
    A. 5%~10%　　　　B. 10%~15%
    C. 20%~30%　　　　D. 30%~40%

E. 55%~65%

19. 我国成人每天需要碳水化合物供给的能量为
    (　　)。
    A. 5%~10%　　　　B. 10%~15%
    C. 20%~30%　　　　D. 30%~40%
    E. 55%~65%

20. 我国营养学会建议每日纯糖供给的能量不超
    过总能量的(　　)。
    A. 5%　　　　　　B. 10%
    C. 15%　　　　　　D. 20%
    E. 30%

21. 我国营养学会建议成年人每天膳食纤维摄入
    量为(　　)。
    A. 5~10g　　　　　B. 10~15g
    C. 20~25g　　　　　D. 25~35g
    E. 30~40g

22. 钙的理想来源是(　　)。
    A. 牛肉　　　　　　B. 鱼肉
    C. 动物内脏　　　　D. 牛奶
    E. 谷类食物

23. 下列食物中缺铁的是(　　)。
    A. 动物肝　　　　　B. 动物血
    C. 牛奶　　　　　　D. 黑木耳
    E. 海带

24. 下列含锌最丰富的食物是(　　)。
    A. 瘦肉　　　　　　B. 蔬菜
    C. 蛋类　　　　　　D. 牡蛎
    E. 豆类

25. 参与一碳单位代谢的维生素是(　　)。
    A. 维生素 B_1　　　B. 维生素 B_6
    C. 维生素 PP　　　　D. 叶酸
    E. 泛酸

26. 长期以精米为主食而副食又单调的人容易患
    脚气病,是因为缺少(　　)。
    A. 维生素 A　　　　B. 维生素 B_1
    C. 维生素 B_2　　　D. 维生素 C
    E. 叶酸

27. 下列哪项不是维生素 A 的功能(　　)。
    A. 维持正常视觉
    B. 保护上皮细胞的正常形态
    C. 抗氧化功能
    D. 参与机体能量的代谢
    E. 增强机体抗病能力

28. 调节体内钙磷代谢的维生素是(　　)。
    A. 维生素 A　　　　B. 维生素 B_1

C. 维生素 B_2 　　　　D. 维生素 C

E. 维生素 D

29. 维生素 B_2 所致疾病是(　　　)。

A. 夜盲症　　　　　　B. 眼干燥症

C. 口角炎　　　　　　D. 脚气病

E. 癞皮病

30. 具有较强抗氧化功能的维生素是(　　　)。

A. 维生素 B_1 　　　　B. 维生素 B_2

C. 维生素 C　　　　　D. 维生素 D

E. 维生素 E

(二) 多项选择题

1. 有关蛋白质互补作用的理解,正确的是(　　　)。

A. 蛋白质互补作用专指谷类与豆类的混合食用

B. 蛋白质互补作用是在饮食中提倡食物多样化,将多种食物混合食用的结果

C. 蛋白质互补作用是必需氨基酸相互补充

D. 蛋白质互补作用可以提高蛋白质的营养价值

E. 蛋白质互补作用对人体有促进作用,只是人体的生理反应,这种现象称为"蛋白质互补作用"

2. 关于蛋白质营养价值评价,正确的是(　　　)。

A. 生物学价值的高低取决于食物中必需氨基酸的含量和比值

B. 蛋白质表观消化率小于真消化率,所以用前者更安全

C. 谷类的第一限制氨基酸是氮氨酸,豆类为赖氨酸,两者混合使用可提高食物的生物学价值

D. 食物中蛋白的含量以肉类最高,大豆其次

E. 一般而言,动物蛋白质的消化率、生物学价值都高于植物蛋白质

3. 有关氮平衡,正确的说法是(　　　)。

A. 氮平衡时,蛋白质的摄入量大于排出量

B. 氮平衡可用于评价人体的蛋白质营养状况

C. 负氮平衡常见于老年人和妊娠妇女

D. 健康成年人最好出现正氮平衡

E. 负氮平衡可见于烧伤病人

4. ω-3 多不饱和脂肪酸包括(　　　)。

A. 油酸　　　　　　　B. 亚油酸

C. α-亚麻酸　　　　　D. DHA

E. EPA

5. 中性脂肪是(　　　)。

A. 是由 1 个分子的甘油和 3 个分子脂肪酸组成的酯

B. 动、植物细胞储脂的主要形式

C. 又称脂肪

D. 学名甘油三酯

E. 在常温下(25℃)呈固态

四、简答题

1. 简述膳食蛋白质的营养学意义及蛋白质缺乏的临床表现。

2. 简述必需脂肪酸的功能。

3. 阐述膳食纤维的营养学意义。

4. 简述影响钙吸收的因素。

5. 简述铁缺乏和缺铁性贫血的原因。

6. 维生素 C 的营养学意义。

7. 水的营养学意义。

(张玉领　贺　生　张卫东　刘俊须)

第三章　各类食物的营养价值

案例 3-1

某 11 岁儿童,其父母认为鸡蛋营养价值高,蔬菜没有什么营养价值,给该儿童每天吃鸡蛋 5 个,几乎不吃蔬菜。同时喜欢吃甜食、油炸食品,主食几乎被零食所取代。

问题:该儿童饮食习惯、膳食结构存在哪些问题? 如何纠正?

食物是人类获得能量和各种营养素的基本来源,机体为了生存和进行各种活动,必须从外界环境中摄取食物。食物的存在形式千差万别、种类繁多,一种食物可含有多种营养素,而一种营养素也可存在于多种食物之中。不同食物所含的营养素种类和数量不相同,其营养价值也不相同。因此,了解食物的种类和各类食物的营养成分、营养价值,对合理选择和搭配食物,实现合理营养与平衡膳食、促进人体健康具有十分重要的意义。

第一节　概　　述

一、营养价值的概念

(一) 营养价值

营养价值(nutritional value)是指某种食物所含营养素和能量满足人体需要的程度。食物营养价值的高低取决于该食物所含营养素种类、数量及其相互比例,含营养素种类齐全、数量充足、比例恰当且易被机体消化吸收利用的食物营养价值高;含营养素种类不全、数量不足、比例不当,或不易被机体消化吸收利用的食物则营养价值低。

考点:营养价值和营养质量指数的概念

(二) 食物营养价值的评价

在天然的食物中,除了母乳能满足 4 月龄以内婴儿的需要即全价食物外,没有一种食物能够提供人体所需的各种营养素和能量。食物营养价值的评价是一个综合性指标,由于单一食物所提供的营养素不能完全满足人体需要,因此评价某种食物的营养价值只能从所提供的某类或某几类营养素来进行。如奶制品是蛋白质和钙的良好来源,其蛋白质和钙的营养价值高。谷类因含有丰富的碳水化合物、矿物质、B 族维生素及膳食纤维,因而从提供碳水化合物、钙、镁、维生素 B_1 等角度来说,它的营养价值高;但因缺乏赖氨酸而蛋白质营养价值不高。肉类因蛋白质含量相对较高且氨基酸模式接近人体的需要而蛋白质的营养价值较高;但其饱和脂肪酸也相对较高,对血脂异常、患有心脑血管系统疾病的人而言较为不利,且亦缺乏碳水化合物、水溶性维生素等。因此,各类食物营养价值各有特点。膳食多样化和多种食物搭配食用,才能全面的提供各类营养素,满足机体对各种营养素的需要,这也是提倡混合膳食的主要目的。食物所含营养素的种类和数量因食物的种类、品系、部位、产地和成熟程度的不同而存在差异。

评价食物营养价值的方法很多,有感官的、化学的、物理的甚至包括动物实验或人体实验方法。最基本的判断就是从营养素的种类、含量、质量(消化吸收利用率)、是否满足人体需要的程度等方面进行综合评价,植物性食物营养价值还需要考虑功效性植物化学物。因蛋白质是最重要的营养素而我国以往的膳食结构易缺乏,故传统食物的营养价值评价更偏重于对蛋白质的质量进行评价。

1. 营养素种类及含量　评价一种食物的营养价值时,首先应确定其营养素的种类和含量。食物中所含营养素的种类和相对含量越接近人体需要,其营养价值越高;反之,则越低。

2. 营养素质量　在评价某种食物营养价值时,营养素的质量同样重要。体现在营养素被人体消化吸收以及利用的程度,消化吸收和利用率越高,其营养价值就越高;反之,则越低。

3. 营养质量指数(index of nutrition quality,INQ)　是指食物中营养素能满足人体营养需要的程度(营养素密度)与该食物能满足人体能量需要的程度(能量密度)的比值。它是在营养素密度的基础上提出来的,是常用的评价食物营养价值的指标。计算公式如下:

$$INQ = \frac{食物中某营养素密度}{该食物能量密度}$$

$$营养素密度 = \frac{食物中某营养素含量}{该营养素人体参考摄入量(某营养素\,RNIs)}$$

$$能量密度 = \frac{食物所产生的能量}{人体能量参考摄入量(能量\,RNIs)}$$

INQ 计算的举例:某成年男子轻体力活动的相应能量 RNIs 为 2400kcal,100g 鸡蛋、100g 大米和 100g 大豆分别能提供能量 144kcal、347kcal 和 359kcal,则鸡蛋、大米和大豆的能量密度分别为 144/2400(0.06)、347/2400(0.1446)和 359/2400(0.1496)。而该男子蛋白质 RNI 为 75g,100g 的鸡蛋、大米和大豆分别能提供蛋白质 13.3g、8.0g 和 35.0g,则鸡蛋、大米和大豆的蛋白质营养密度分别为 13.3/75(0.1773)、8.0/75(0.1067)和 35.0/75(0.4667)。那么鸡蛋、大米和大豆的蛋白质营养质量指数则为 0.1773/0.06(2.96)、0.1067/0.1446(0.74)和 0.4667/0.1496(3.12)。同理,可以算出其他营养素的 INQ 值,见表 3-1。

表 3-1　成年轻体力活动男子摄入鸡蛋、大米和大豆的 INQ 值

	能量(kcal)	蛋白质(g)	维生素 A(μgRE)	维生素 B_1(mg)	维生素 B_2(mg)
成年轻体力活动男子参考摄入量(RNIs)	2400	75	800	1.4	1.4
鸡蛋(100g)	144	13.3	234	0.11	0.27
INQ		2.96	4.88	1.31	3.21
大米(100g)	347	8.0	—	0.22	0.05
INQ		0.74	—	1.09	0.25
大豆(100g)	359	35.0	37	0.41	0.20
INQ		3.12	0.31	1.96	0.96

摘自:杨月欣.2012. 公共营养师三级技能教材. 北京:中国劳动社会保障出版社

INQ=1,说明该食物营养素与能量供给能力平衡;INQ>1,说明该食物营养素供给能力大于能量供给能力,该食物富含该营养素,是营养价值高的食物;INQ<1,说明该食物营养素供给能力低于能量供给能力,该食物缺乏此营养素,长期摄入可能导致该营养素的不足。一般认为 INQ≥1 的食物营养价值高,反之 INQ<1 的食物营养价值低。

由于 INQ 值在计算时使用 RNI 值,不同人群 RNI 值不同,因此同一种食物对不同的人来说,其营养价值是不一样的。

在传统的食物营养价值的评价中,通常将每相当于 4184kJ(1000kcal)能量提供的营养素就能满足机体所需的食品称为优质食品;4184kJ(1000kcal)~8368kJ(2000kcal)的称为良质食

品;大于8368kJ(2000kcal)的称为一般食品。

食物中3大产热营养素的营养价值评价详见第二章。

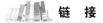 **链　接**

食物的酸碱性

食物按照进入人体后代谢终产物的pH,可分为酸性食物和碱性食物两大类。其代谢终产物呈酸性即为酸性食物,反之即为碱性食物。通常将食物被机体吸收氧化后所蕴含的化学元素作为鉴别食物酸碱性的依据,含氮、硫、磷等非金属元素较多的则为酸性食物;而含钠、钾、钙、镁等金属元素较多的乃是碱性食物。

二、食物的分类

食物的分类方法很多,在不同领域内食物的划分方法也有所不同。通常按照食物来源和性质、营养价值、食品加工情况进行分类。

(一) 食物来源

按照食物来源和性质可将食物分为植物性食物、动物性食物和动植物食物制品3大类。植物性食物包括谷类、薯类、豆类、蔬菜和水果等。动物性食物包括蛋类、禽畜肉类、奶类及其制品、鱼类及其他水产品等。动植物食物制品是以动植物作为原材料进行加工制成的成品或半成品等,如食用油脂,酱油、食醋、味精等调味品,酒类和罐头食品等。

(二) 营养价值

从营养学角度,根据所含营养素的情况将营养价值相当的食物归为同一类。《中国居民膳食指南》将食物分为以下5类:第1类谷类及薯类;第2类动物性食物(肉蛋类);第3类豆类、奶类及其制品;第4类蔬菜水果类;第5类纯热能食物。

1. 谷类及薯类　谷类包括米、面、杂粮,薯类包括马铃薯、红薯等。主要提供碳水化合物、蛋白质、膳食纤维及B族维生素。

2. 动物性食物　包括肉、禽、鱼、奶、蛋等。主要提供蛋白质、脂肪、矿物质、维生素(维生素A和B族维生素。

3. 豆类及其制品　包括大豆、其他干豆类及其制品。主要提供蛋白质、脂肪、膳食纤维、矿物质和B族维生素。

4. 蔬菜水果类　蔬菜包括鲜豆、根茎、叶菜、瓜茄等,水果包括仁果、核果、浆果等。主要提供膳食纤维,矿物质,维生素C和胡萝卜素。

5. 纯热能食物　包括动植物油、食用糖和酒类。主要提供能量;植物油还可提供维生素E和必需脂肪酸。

(三) 食品加工情况

食品按种类进行划分,可分为28类,即粮食加工品、食用油、油脂及其制品、调味品、肉制品、乳制品、饮料、方便食品、饼干、罐头、冷冻饮品、速冻食品、薯类和膨化食品、糖果制品、茶叶及相关制品、酒类、蔬菜制品、蜜饯及水果制品、炒货食品及坚果制品、蛋制品、可可及焙炒咖啡制品、食糖、水产制品、淀粉及相关制品、糕点、豆制品、蜂产品、特殊膳食食品、其他食品。

另外,食品加工行业也将食品按其加工程度分为加工食品和非加工食品,如米饭属于非加工食品,而饼干、肉松、冰淇淋等属于加工食品。

📚 链　接

我国农产品的分类

　　依据农产品质量特点和对生产过程控制要求不同,将农产品分为一般农产品、认证农产品和标识农产品。认证农产品包括无公害农产品、绿色农产品和有机农产品。无公害农产品是指产地环境、生产过程、产品质量符合国家有关标准和规范的要求,经认证合格获得认证证书,并允许使用无公害农产品标志的直接用作食品的农产品或初加工的农产品;绿色食品在中国是对具有无污染的安全、优质、营养类食品的总称,是指按特定生产方式生产,并经国家有关的专门机构认定,准许使用绿色食品标志的无污染、无公害、安全、优质、营养型的食品。有机食品是指来自于有机农业生产体系,根据国际有机农业生产要求和相应的标准生产加工,并通过独立的有机食品认证机构认证的一切农副产品。

第二节　植物性食物

　　植物性食物主要包括谷类、薯类、豆类、蔬菜类、水果类、坚果及种子类等。主要提供能量、碳水化合物、蛋白质、水溶性维生素和多种矿物质,部分植物性食物还含有丰富的植物化学物,这类植物化学物具有特殊的生理功能,如降血脂、减少血小板凝集、抗癌、抗氧化等作用。植物性食物是人类获得能量、营养素和植物化学物的主要来源。因品种、生长地区、环境条件等不同,各类植物性食物所含营养素的含量和质量也有所不同。

一、谷　　类

　　自古以来,谷类就是我国居民最传统的食物。它包括大米、小麦、玉米、小米、高粱、荞麦、莜麦等。它是我国居民膳食能量和碳水化合物的重要来源,膳食能量约有 66% 来源于谷类;也是膳食蛋白质的主要来源,约 58% 的蛋白质来源于谷类。

(一) 谷类的营养学特点

考点:谷类所含营养素的特点

　　1. 蛋白质　谷类蛋白质含量因品种、地区、气候及加工方法不同差异较大,一般在 7.5%~15.0%。主要由谷蛋白、白蛋白、醇溶蛋白和球蛋白组成。面粉中蛋白质含量高于大米,小麦胚粉可达 36%。谷类蛋白质的氨基酸模式不合理,赖氨酸含量少,苏氨酸、色氨酸、苯丙氨酸、蛋氨酸偏低,因此谷类蛋白质营养价值低于动物性蛋白质。为了提高谷类蛋白质的生物价,可以将谷类蛋白质和豆类蛋白或动物性蛋白一起食用,充分发挥蛋白质互补作用。谷类蛋白质的生物价:大米 77、小麦 67、小米 57、玉米 60。

　　2. 脂类　谷类脂肪含量不高,玉米和小米可达 4%,大米、小麦为 1%~2%,主要存在于胚芽和胚轴部分。谷类富含必需脂肪酸(EFA),多为不饱和脂肪酸(MUFA 和 PUFA),质量较好,玉米和小麦的胚芽提取的胚芽油,80% 为不饱和脂肪酸,其中油酸($C_{18:1}$,十八碳一烯酸)占 60%,非常接近于橄榄油和茶油,具有降低血清胆固醇,防治动脉粥样硬化(AS)的作用。

　　3. 碳水化合物　谷类含丰富的淀粉和膳食纤维,淀粉主要分布在胚乳中,膳食纤维则分布于谷皮。一般而言,淀粉在大米中含量较高,面粉次之,玉米较低。所含淀粉以直链淀粉为主,部分谷类食物(如糯米)也含有丰富的支链淀粉。支链淀粉含量越高、升高血糖的能力越强,其血糖生成指数(GI)也就越高;而小米、玉米、荞麦、杂豆等粗粮所含直链淀粉高、支链淀粉低,其 GI 值也低,适合老年人、糖尿病患者等。提倡主食粗细搭配,也是为了降低食物的 GI 值,以降低罹患慢性病风险。目前各国都在通过基因工程(即转基因)改变谷类淀粉的结构,培育高直链淀粉的谷类品种,以增加抗性淀粉(RS 相当于葡萄糖缓释剂,缓慢释放血糖,其 GI 也较低)和膳食纤维的含量,降低谷类食物的 GI 值。膳食纤维的含量受加工方式和加工程度影响较大,加工越精,损失就越大。

4. 矿物质　谷类矿物质含量为 1.5%~3.0%,包括钙、磷、镁、钾、钠等,小麦胚粉中除铁含量较低外,其他矿物质都较高,谷类中矿物质也主要存在于谷皮和糊粉层,同时这些矿物质大都以植酸盐的形式存在,吸收率较低。谷类中矿物质的含量受加工方式和加工程度影响较大,加工越精细,损失就越大。

5. 维生素　谷类所含维生素以 B 族维生素为主,如维生素 B_1、维生素 B_2、烟酸等,其中维生素 B_1 和烟酸含量较多,是我国居民维生素 B_1 和烟酸的主要来源,在黄色的谷类(如玉米、小米等)中还含有丰富的类胡萝卜素,胚芽和胚轴中还含有丰富的维生素 E。维生素主要分布在糊粉层和谷胚中。同时玉米中所含烟酸为结合型烟酸,不易被吸收和利用,以玉米为主食的地区居民可发生烟酸缺乏症,即癞皮病(湖北省某些土家族聚居的农村地区部分居民以玉米为主食,因此偶有癞皮病发生),结合型烟酸遇碱可以变成游离型烟酸,增加吸收和利用率,但碱也会破坏谷类中的 B 族维生素。维生素的含量受加工方式和加工程度影响较大,加工越精细,损失就越大。

(二) 谷类的营养价值

谷类除提供膳食能量、碳水化合物、蛋白质以外,还提供较多的 B 族维生素和钙、镁等矿物质。但所含蛋白质的量少质低,同时需要提供超过 8368kJ 能量的各营养素才能满足机体所需,因而被评定为一般食品。

(三) 谷类的合理利用

1. 合理加工　加工有利于谷类的食用和消化吸收,但由于蛋白质、脂类、矿物质、维生素等主要存在于谷粒表层和谷胚中,因此加工程度越高,营养素损失就越多,受影响最大的是维生素和矿物质,为了保留更多营养素,又要保证消化吸收,因此要求合理的加工。我国对于谷类加工有明确的要求,可将大米分为粳米、糙米、胚芽米;也可将面粉按加工标准分为标准粉、富强粉等。

2. 合理烹调　烹调过程也可能导致营养素的丢失,如淘洗大米的过程可能导致维生素 B_1 损失 30%~60%,维生素 B_2 和烟酸损失 20%~25%,矿物质损失 70%。一般认为:淘洗次数越多、浸泡时间越长、水温越高,损失的营养素越多。有的烹调方式也会加速维生素的损失,如沥米(甑子饭)、加碱煮稀饭、高温油炸等。

3. 合理储存　谷类的储存时间较长,其变质主要是霉变,霉变的主要诱因是水分,因此谷类储存过程中一定要保证干燥。谷类霉变可能受到霉菌以及毒素污染,其中尤以黄曲霉毒素 B_1(AF B_1)最危险,它可能污染花生、玉米、大米等,在南方潮湿地区尤为严重,AF B_1 可导致肝损害,如急性中毒性肝炎或原发性肝癌。因此谷类食物应在避光、通风、阴凉和干燥环境中保存。

4. 合理搭配　谷类食物蛋白质的赖氨酸含量低,单一食用时其营养价值低,适合与豆类或动物性食物搭配食用,以提高谷类蛋白质的营养价值。

(四) 谷类的卫生问题

谷类的主要卫生问题为农药残留、霉菌及真菌的污染、污水灌溉的污染、混杂有害植物种子和其他杂物等。

二、豆类及豆制品

豆类按传统分类可分为大豆类和杂豆类。大豆类按种皮的颜色分为黄豆、青豆、黑豆、褐豆和双色豆等五种,杂豆类主要指蚕豆(胡豆)、豌豆、绿豆、红豆等。豆制品是由大豆等制作考点：
所含营养素
的特点

的半成品食物,包括豆浆、豆腐、豆腐乳、豆腐干、豆筋、豆皮等。

(一) 豆类的营养学特点

1. 蛋白质　豆类蛋白质含量较高,含量为20%~36%,尤其是大豆类,通常在30%以上,杂豆类蛋白质含量略低,在20%~25%,豆制品蛋白质含量差异较大,主要取决于其水分含量,一般水分含量较高的豆浆、豆腐脑等蛋白质含量仅2%左右,水分相对较低的豆腐干、素鸡等可达16%~20%,某些豆类干货如豆筋、豆腐皮、腐竹等蛋白质含量可超过25%。豆类蛋白的氨基酸模式较为合理,赖氨酸含量较多,但是蛋氨酸稍缺乏,是豆类蛋白的限制氨基酸。总的来说,豆类蛋白的营养价值较高,属于优质蛋白,是植物性食物中蛋白质质量最高的食物之一。

2. 脂类　豆类脂肪含量以大豆类最高,可达15%以上;杂豆类较低,在1%左右,其中绿豆、扁豆、红豆在1%以下。豆制品的脂肪含量差异较大,豆腐和豆腐干相对较高。大豆脂肪以不饱和脂肪酸为主,其中油酸占32%~36%,必需脂肪酸中的亚油酸占51%~57%,还有约1.6%的磷脂(主要是大豆卵磷脂),对预防心脑血管系统疾病有重要作用,是高血压、动脉粥样硬化等疾病患者的理想食物。

3. 碳水化合物　大豆中碳水化合物占34%左右,杂豆类碳水化合物含量远高于大豆类,豆制品碳水化合物含量较低。大豆碳水化合物组成较为复杂,富含难消化的纤维素和棉子糖等低聚糖。由于人体内缺乏消化这些糖类的酶,在小肠内不能被消化而到达大肠,大肠的益生菌把这些糖类分解并产生大量气体,因而也被称为"胀气因子",但这个过程促进了肠道益生菌的繁殖,有利于肠道健康。杂豆类所含碳水化合物主要为淀粉,绿豆、红豆、蚕豆等碳水化合物含量可达60%以上。少数豆类含有少量小分子糖类,因此有一定的甜味。

4. 矿物质　豆类矿物质含量为2%~4%,包括钾、钠、钙、镁、铁、锌等。大豆类所含矿物质高于杂豆类,约4%,相对而言,大豆类所含矿物质主要以钙、铁、钾较高。

5. 维生素　豆类含有多种维生素,如胡萝卜素、维生素 B_1、维生素 B_2、烟酸、维生素 E 等。相对于谷类而言,豆类的胡萝卜素和维生素 E 含量较高,但维生素 B_1 较低。颜色较深的豆类(黑豆、黄豆、青豆等)胡萝卜素含量较高,青豆中胡萝卜素可达 $790\mu g/100g$。干豆中一般不含维生素 C,而豆芽是豆类中唯一含有维生素 C 的物质。

6. 其他活性成分　大豆中含有多种活性成分,如大豆低聚糖、大豆多肽、植物固醇、大豆卵磷脂、大豆异黄酮、皂苷等,这些活性成分由于独特的生理功能受到了极大的关注。

7. 抗营养因子　豆类食物营养丰富,但也含有较多抗营养因子,如植酸、植物红细胞凝集素、胀气因子、蛋白酶抑制剂(PI)等,一般可通过加热减少或去除,因此豆制品食用前都应彻底加热。

(二) 豆类的营养价值

豆类及其制品富含优质蛋白质、脂肪、淀粉和低聚糖、矿物质等营养素,是我国居民优质蛋白的重要来源。因蛋白质的量多质高,不饱和脂肪酸与矿物质含量高而被评定为优质食品。此外,还含有丰富的植物化学物,尤其是多肽、卵磷脂、异黄酮、低聚糖、皂苷、植物固醇等。多肽是大豆蛋白的水解产物,有降脂、降血糖等作用;大豆卵磷脂有降脂、抗衰老等作用;大豆异黄酮属于黄酮类化合物,有抗癌、抗衰老、拟雌激素活性等作用;大豆低聚糖可改善肠道功能,促进肠道益生菌繁殖;皂苷具有抗疲劳、抗脂质过氧化及免疫调节等作用;植物固醇有降低血液胆固醇、防治前列腺肥大、抑制肿瘤、抑制乳腺增生和调节免疫等作用。豆类制品的食用在我国已有上千年历史,其价格便宜,营养丰富,深得我国居民喜爱,我国已于1996年提出"大豆行动计划",重点针对中小学生,以改善儿童和青少年营养状况。

（三）豆类的合理利用

不同的加工和烹调方法对大豆蛋白质的消化率有明显影响，如大豆的蛋白质消化率仅65%左右，加工成豆浆后可达85%，加工成豆腐后可高达95%。由于大豆中含有蛋白酶抑制剂，为了提高豆类蛋白质的消化率，豆制品应彻底加热。豆类蛋白富含赖氨酸但缺乏蛋氨酸，因此适合与谷类食物搭配食用，以提高其营养价值。豆类表皮富含膳食纤维，可降低血清胆固醇，对冠心病、糖尿病及肠道癌症也有一定的预防作用。国外已用豆皮磨成粉，添加到其他缺乏膳食纤维的食品中去。

（四）豆类的卫生问题

豆类的主要卫生问题与谷类相同，豆制品因富含水份和蛋白质易受微生物的污染、繁殖而腐败变质。因此，在加工、储存、运输、销售过程中应注意防尘防蝇。

三、蔬　菜　类

蔬菜种类繁多，通常按其结构和可食部的不同，分为叶菜类、根茎类、瓜茄类、菌藻类和鲜豆类等。蔬菜类食物所含营养成分与蔬菜种类有关，且含量差异大。

（一）蔬菜的营养学特点

1. 叶菜类　叶菜类种类较多，包括白菜、菠菜、油菜、韭菜、青菜、莴笋、生菜等。这类蔬菜蛋白质含量较低，一般为1%~2%，脂肪含量更低，少于1%，碳水化合物含量一般为2%~4%，膳食纤维约含1.5%。因此叶菜类所含能量较少，一般认为500g叶菜类仅能提供能量约90kcal，是可控制体重的低能量密度食品。叶菜类通常富含维生素，主要富含类胡萝卜素、维生素C、维生素B_2等。类胡萝卜素主要存在于红色、黄色、深绿色蔬菜中；维生素C和叶绿素平行分布，主要存在于深绿色蔬菜中，一般叶菜类维生素C能达到35mg/100g左右。通常有色蔬菜维生素含量高于无色蔬菜，深色蔬菜高于浅色蔬菜。叶菜类含矿物质约1%，主要含钾、钠、钙、镁、铁、锌、铜等，是膳食矿物质的主要来源。

考点： 蔬菜所含营养素的特点

2. 根茎类　根茎类主要指萝卜、胡萝卜、藕、山药、芋头、土豆、蒜、竹笋等。这类蔬菜蛋白质含量为1%~2%；脂肪含量低于0.5%；碳水化合物因种类相差较大：竹笋、萝卜等约含3%，芋头、土豆、山药等高达20%；膳食纤维比叶菜类略低，约含1%。除胡萝卜富含胡萝卜素外（100g胡萝卜含胡萝卜素可达4130μg，相当于约600μgRE的维生素A），其他根茎类蔬菜含维生素都较低。矿物质含量较少，其中以大蒜、芋头、洋葱等含硒量较高。同时大蒜、洋葱等蔬菜中还含有丰富的植物化学物如大蒜素，具有降脂、抗癌、抑菌等重要的生理作用。

3. 瓜茄类　瓜茄类包括冬瓜、南瓜、丝瓜、苦瓜、黄瓜、西葫芦、茄子、番茄、辣椒等。这类蔬菜水分含量高，因此其他营养素含量相对较低。蛋白质含量约为0.4%~1.3%，脂肪很少，碳水化合物含量为0.5%~9.0%，膳食纤维含量为1%左右。维生素含量差别较大，胡萝卜素以黄瓜、南瓜、番茄、辣椒等红黄色蔬菜较高；维生素C含量以苦瓜、辣椒等相对较高；番茄富含维生素C且被有机酸保护，是人体维生素C的良好来源，同时也含有番茄红素，有抗氧化等功能，但需要脂肪才能促进其吸收。就矿物质而言，辣椒中含丰富的硒、铁、锌等，是一种营养价值较高的食物。

4. 菌藻类　菌藻类是食用菌和藻类的统称。食用菌是指供人类食用的真菌，有数百个品种，常见的有平菇、香菇、金针菇、猴头菇、牛肝菌、木耳、银耳等。藻类是以孢子进行繁殖的低等植物，常吸附在某些岩石等上面，海水中适合生长，以海带、紫菜、发菜等为代表。菌藻类食物营养价值高，富含蛋白质、膳食纤维、碳水化合物、维生素和多种矿物质。平菇、香菇、发菜等蛋白质含量可达20%以上，且氨基酸组成合理，必需氨基酸含量高，因此营养价值丰富。其在烹调过程中会转化成游离氨基酸或小分子多肽,有鲜美的味道。脂肪含量较低,但碳水化合物含量差别较大,干品含量在 50% 以上,如蘑菇、香菇、木耳、银耳等,鲜品较低,如金针菇、海带含量不足 7%。维生素主要含 B 族维生素和胡萝卜素,但差别较大,一般有色菌藻类如海带、紫菜、香菇、木耳等含量相对较高。微量元素含量丰富,尤其是铁、锌和硒,如木耳、香菇等,海产植物如海带、紫菜等还含有丰富的碘。海藻类食物还可以作为不饱和脂肪酸(如 DHA,$C_{22,6}$,二十二碳六烯酸)的重要来源,提取的 DHA 海藻油可用于保健功能,如促进婴儿大脑发育、视神经发育等。

5. 鲜豆类　主要指大豆及杂豆类食物的新鲜品或未成熟品种。包括毛豆(大豆鲜品)、豇豆、四季豆、扁豆、豌豆角等,这类食物营养素含量相对较高。蛋白质含量 2%~14% 不等,毛豆含量最高可达 12% 以上。脂肪含量均较低,一般在 0.5% 以下,碳水化合物在 4% 左右,膳食纤维含量为 1%~3%。维生素以胡萝卜素为主,含量较高,约为 200μg/100g,也含有一定量的维生素 B_2。矿物质含量较丰富,以钾、钙、铁、锌、硒为主。

(二) 蔬菜的营养价值

蔬菜含多种维生素、矿物质、丰富的膳食纤维,也含有少量淀粉等,大多蔬菜因蛋白质、脂肪的含量极低且质量较差而被评定为一般食品。但富含的膳食纤维对刺激胃肠道蠕动、促进消化液分泌、促进食欲、调节体内酸碱平衡(因均是碱性食物)有很大作用。

(三) 蔬菜的合理利用

1. 合理选择　蔬菜含丰富的维生素,以胡萝卜素和维生素 C 为代表。但不同种类蔬菜的含量差别较大,如维生素 C 一般存在于深绿色蔬菜中;胡萝卜素主要存在于红色、黄色、绿色蔬菜中。同时矿物质含量差异也较大,海产植物中一般含丰富的碘;深色蔬菜中一般铁含量比浅色蔬菜高。从口感来说,菌藻类富含蛋白质,因此烹调过程中往往会有鲜味,能促进食欲。

2. 合理加工烹调　水溶性维生素和矿物质都易溶于水,所以一般应先洗后切以减少损失。切好、洗好的蔬菜不宜存放时间过长,因为维生素可能发生氧化而降低营养价值。新鲜的蔬菜或吃剩的蔬菜不宜存放过久,以免产生亚硝酸盐,对健康不利。为了减少水溶性维生素的损失,烹调时建议急火快炒,也可以采用上浆挂糊等方式。

3. 菌藻类的特殊功能　菌藻类食物除了富含蛋白质,有鲜美的味道外,还具有特殊的保健作用。如香菇、银耳等含有多糖类物质,有提高机体免疫能力、抗癌等功效。香菇能降血脂,黑木耳能减少血小板凝集,防止动脉粥样硬化等。

(四) 蔬菜的卫生问题

蔬菜的主要卫生问题为:农药污染与残留、肠道致病菌和寄生虫的污染、污水灌溉的污染、腐烂变质与亚硝酸盐等问题。

四、水 果 类

水果按果树种类分为仁果、核果、浆果、柑橘类、瓜果、热带水果等,仁果主要指果心有小型种子的水果,如苹果、梨、山楂。核果指内核含有木质化的硬核,如桃、李、杏、樱桃等。浆果指多汁、种子小而多、散布在果肉中,如葡萄、草莓、桑葚、无花果、石榴等。柑橘类较多也常见,如橘子、柚子、甜橙、皇帝柑等。瓜果如西瓜、哈密瓜、木瓜、甜瓜等。热带水果主要是产地不同,如香蕉、菠萝、芒果、椰子等。也可分为鲜果和干果。

考点:水果
所含营养素
的特点

(一) 水果的营养学特点

1. 水分　新鲜水果都含有大量的水分,一般都在 70%~90%。水果中水的存在形式有 3

种,即游离水、胶体结合水和化合水。

2. 碳水化合物　水果的主要营养素之一,也是水果能量的主要来源,主要含葡萄糖、果糖、蔗糖及淀粉,水果也含丰富的膳食纤维,主要包括纤维素、果胶、低聚糖及多聚糖等。仁果类、浆果类主要含果糖和葡萄糖;核果类主要含蔗糖、葡萄糖和果糖;柑橘类主要含蔗糖;香蕉、苹果等主要含淀粉,含淀粉较高的水果会在储存过程中发生分解产生葡萄糖,因此储存后口味会变甜。水果富含纤维素和果胶等膳食纤维,山楂、柑橘、苹果等含果胶丰富,有利于肠道健康。

3. 矿物质　水果中含钙、磷、镁、铁、钾、钠、铜等矿物质,大多数以硫酸盐、磷酸盐、碳酸盐和有机酸盐存在,鲜果的矿物质含量一般为 0.2%~3.0%。

4. 维生素　水果富含维生素,是人体维生素的重要来源。维生素的含量、种类与水果的种类密切相关。红色、黄色水果中富含胡萝卜素,如芒果、杏、枇杷等。维生素 C 主要存在于鲜枣、草莓、猕猴桃、柑橘等。

5. 其他成分　水果风味与其所含有机酸有关。有机酸主要有柠檬酸、苹果酸、酒石酸等,有机酸不仅能增加水果的风味,还能促进食欲、提高消化吸收率等。水果中含有丰富的植物化学物——单宁是水果涩味的主要原因之一,它在未成熟的水果中含量较多。随着水果逐渐成熟,其含有的单宁逐渐减少,水果的涩味也逐渐消退。单宁具有抗氧化、降脂等重要功能,葡萄中含量较高,它也是葡萄酒质量的一个重要指标。水果中含有丰富的多酚类化合物和糖苷类,浆果类多酚类化合物含量较多,是其涩味的主要来源,如橄榄中多酚类化合物含量较多。糖苷一般使水果具有苦味,如橘子皮、杏仁等。水果还含有色素类,如花青素、叶绿素、类胡萝卜素等,也具有重要的生理功能。

(二) 水果的营养价值

水果和蔬菜均属于低能量密度食物,主要提供膳食纤维、维生素和矿物质。水果因不含蛋白质、脂肪而被评定为一般食品。

(三) 水果的合理利用

鲜果因水分和糖分高,易腐烂,因此适合冷藏。水果含糖丰富,在储存过程中可能会发酵,因而存放太久的水果有的会有酒味,如苹果等。水果也可制成干果、罐头等,其营养价值略有下降,尤其容易损失维生素 C。水果中的有机酸可与其他营养素相结合,从而降低其他营养素的吸收率,因此建议膳食水果与膳食正餐之间要相隔一定时间,以减少营养素之间的相互干扰。

(四) 水果的卫生问题

水果的主要卫生问题与蔬菜相同,为农药污染与残留、肠道致病菌和寄生虫的污染、污水灌溉的污染和腐烂变质等问题。

第三节　动物性食物

动物性食物指来源于动物的可食部,主要包括禽肉类、奶类、蛋类、鱼虾贝水产类等。含丰富的优质蛋白质、脂类、脂溶性维生素、B 族维生素、矿物质等。动物性食物是人类膳食的重要组成部分。由于动物性食物含蛋白质和脂肪较多,而具有鲜味和香味、口感良好,因此,通常把动物性食物加工成各种制品和菜肴,使其具有独特的风味和口感。随着我国居民膳食结构的变化,这类食物的摄入量正逐渐增加。

一、肉　类

肉类可根据来源分为畜肉、禽肉和鱼肉类，畜肉主要指猪、牛、羊、马等牲畜的肌肉、内脏及其制品，禽肉主要指鸡、鸭、鹅等的肌肉、内脏及其制品。禽畜肉主要提供丰富的蛋白质、脂类、矿物质和维生素等，其营养素含量因动物种类、年龄、肥瘦程度及部位有较大的区别。

（一）畜禽肉的营养学特点

考点：畜禽肉所含营养素的特点

1. **蛋白质**　畜禽肉的蛋白质含量一般为 10%~20%，是天然的优质蛋白。主要存在于动物的肌肉组织中，因动物的种类、年龄、肥瘦程度及部位不同而蛋白质含量差异较大，如猪肉的平均蛋白质含量约为 13.2%，猪里脊的蛋白质含量可达 20.2%；牛肉和鸡肉一般较瘦，其蛋白质含量在 20% 左右；鸭肉约为 16%；动物肝脏、心、肾等内脏一般蛋白质含量较高，而脂肪含量相对较少；皮肤和筋腱主要为结缔组织，主要含胶原蛋白和弹性蛋白，由于缺乏色氨酸和蛋氨酸等必需氨基酸而蛋白质利用率低、营养价值较低，是典型的不完全蛋白质。畜禽肉中含有能溶于水的小分子含氮浸出物，如肌肽、肌酐、肌酸、嘌呤、游离氨基酸等，可使肉汤具有鲜美的味道，一般成年动物含氮浸出物含量高于幼年动物，禽肉的肉质细嫩且含氮浸出物较多，因此禽肉炖汤更为鲜美，如鸡汤、老鸭汤等。

2. **脂肪**　禽畜肉所含脂肪受种类、肥瘦程度、部位等影响非常大，含量低者仅为 2%，高者可达 90% 以上，如肥猪肉脂肪含量可达 90%、猪前肘含 31.5%、猪里脊含 7.9%、牛五花肉含 5.4%、牛瘦肉仅含 2.3%。畜肉中以猪肉脂肪含量最高，其次为羊肉，牛肉、兔肉等则较低；禽肉中以鸭肉和鹅肉脂肪含量较高，鸡和鸽子次之；畜禽的内脏以脑组织的脂肪含量最高，约为 10%，其次为肝、肾、心，为 5%~8%，其他内脏在 4% 以下。畜禽肉所含脂肪通常以饱和脂肪酸为主，主要成分为甘油三酯（TG），还含有少量的卵磷脂、胆固醇等。畜禽肉必需脂肪酸含量低于植物性油脂，因此营养价值低于植物油，禽肉的必需脂肪酸含量略高于畜肉。动物内脏含有丰富的胆固醇，以猪脑最高，约 2571mg/100g，猪肾含 354mg/100g，猪肝含 288mg/100g，其他禽畜内脏所含胆固醇分布与此相似。对于人体而言，正常成人每日胆固醇参考摄入量≤300mg，因此应尽量少吃动物内脏。

3. **碳水化合物**　畜禽肉碳水化合物含量较少，为 0.3%~9.0%，主要以糖原的形式存在于肌肉和肝脏中。动物屠宰后随着存放时间的延长，糖原含量会下降，乳酸会增多；经历僵直、后熟、自溶和腐败的过程，这也和酶作用下的糖原含量下降有关。

4. **矿物质**　禽畜肉矿物质含量为 0.8%~1.2%，瘦肉高于肥肉，内脏高于瘦肉。禽畜瘦肉、肝脏及血富含铁，且以容易吸收利用的血红素铁为主，生物利用度高，是膳食铁的最合理来源。畜禽肉还含有锌和硒，牛肾和猪肾的硒含量是其他食物的数十倍，此外禽畜肉还含有较多的磷、镁、钾、钠、铜、硫等。

5. **维生素**　畜禽肉可提供多种维生素，以 B 族维生素和维生素 A 为主。肝脏是动物组织含维生素最丰富的器官，其中维生素 A 以牛肝和羊肝含量最高，维生素 B_2 以猪肝含量最高。禽肉中也含有不饱和脂肪酸（如亚油酸）和一定量的维生素 E。

（二）畜禽肉的营养价值

畜禽肉类因蛋白质的含量较高且质量较好而被评定为良质食品。

（三）畜禽肉的合理利用

畜禽肉的蛋白质含量较高且富含赖氨酸，为优质蛋白。适合与谷类食物搭配食用，能充分发挥蛋白质互补作用，提高食物的营养价值。因此，最好每餐中都摄入动物性食物。由于畜肉的脂肪含量高，且主要为饱和脂肪酸，同时含有较高的胆固醇，可能导致肥胖、心脑血管疾病,因此不宜过多食用。禽肉脂肪含量和种类都优于畜肉,因此老年人和心血管疾病患者宜选用禽肉,内脏虽然胆固醇较高,但含丰富的维生素、铁、锌、硒等,也可以适当食用。

(四) 畜禽肉的卫生问题

畜禽肉的主要卫生问题为:因富含蛋白质受非致病菌污染而易发生腐败变质;畜禽感染病原微生物易患炭疽、鼻疽、口蹄疫、结核、水疱病、猪瘟、布氏杆菌等人畜共患传染病;易感染绦虫、旋毛虫等患囊虫病、旋毛虫等人畜共患寄生虫病。

二、奶　　类

奶类指动物的奶汁,经常食用的有牛奶、羊奶和马奶等。奶类是一种营养素齐全、容易消化吸收的食品,基本能满足婴幼儿生长发育的全部需要,也是各年龄组健康人群及孕妇、老年人等特殊人群的理想食品。奶汁可以经过浓缩、发酵等生产工艺加工成奶粉、酸奶、炼乳等奶制品。奶制品含丰富的优质蛋白、乳脂、维生素、矿物质等,有很高的营养价值。

奶类按加工方式可分为生乳、巴氏灭菌乳、灭菌乳、调制乳、发酵乳、炼乳、乳粉、奶油、奶酪及婴幼儿配方乳品等。

(一) 奶类的营养学特点

奶类除维生素 C 含量较低外,几乎含有其他所有营养素。鲜奶主要含水、蛋白质、脂类等,这些成分的高低决定了奶的密度,奶的密度是鲜奶质量高低的简易指标。加工方式对奶类营养成分影响较大。

考点: 奶类及其制品所含营养素的特点

1. 蛋白质　液态牛奶水分含量在 90% 左右,蛋白质含量约 3%;羊奶蛋白质含量约 1.5%;人奶约为 1.3%。牛奶蛋白质通常分为酪蛋白和乳清蛋白两类,酪蛋白约占 80%,乳清蛋白约占 20%;酪蛋白分子量较大,不易消化吸收,乳清蛋白分为 α-乳清蛋白和 β-乳清蛋白两种。乳类蛋白质为优质蛋白,生物价为 85,容易被人体消化吸收。人奶蛋白质构成酪蛋白与乳清蛋白之比约为 40∶60,更适合婴幼儿需要,因此婴幼儿配方奶粉构成均模拟母乳蛋白质构成。

2. 脂类　牛奶含脂肪 2.8%~5.0%,脂肪含量因奶的成熟程度有所不同。乳脂以微粒形式分布在奶中,容易消化吸收,其吸收率高达 97%。乳脂组成复杂,除饱和脂肪酸外,也含有丰富的油酸(30%)、亚油酸(5.3%)和亚麻酸(2.1%),因此适合于婴幼儿食用。奶中磷脂含量为(20~50)mg/100ml,胆固醇含量约 13mg/100ml。

3. 碳水化合物　奶中碳水化合物含量为 3.4%~7.4%,主要形式为乳糖。人奶乳糖含量最高,羊奶次之,牛奶最低。乳糖的消化需要独特的酶类——乳糖酶,人体在幼年时期乳糖酶活性较高,随着年龄增长其活性下降,因此部分人群大量饮奶后可能出现腹胀、腹痛、腹泻等乳糖不耐受(lactose intolerance,LI)症状。乳糖还具有调节胃酸、促进肠道蠕动、促进钙吸收及促进肠道正常菌群繁殖等作用,对肠道健康有积极作用。

4. 矿物质　奶中矿物质主要包括钾、钠、钙、镁等,主要以有机酸盐的形式存在。因奶类富含碱性元素,所以奶类多呈弱碱性。牛奶中钙的含量高于其他奶类,且易于消化吸收,是钙的良好食物来源,其含量高达 104mg/100ml,而母乳含量约为 34mg/100ml。奶类是贫铁食品,含铁量极低,通常只有 0.3mg/100ml 左右。

5. 维生素　牛奶中维生素含量有一定的季节性。维生素 A 含量较高,尤其是奶油;维生素 B$_2$ 含量较丰富,维生素 D 含量一般,维生素 C 含量较低。

6. 其他特殊成分　奶中还含有其他特殊成分,如酶类、有机酸、免疫活性物质、细胞成分等。奶中含多种酶类,包括蛋白质、脂肪、淀粉水解酶等,能促进营养物质的消化,还含有溶菌酶和过氧化物酶,有抑菌作用。奶中还含有重要的生物活性肽、乳铁蛋白(lactoferrin,Lf)、免疫球蛋白等,有增强免疫力的作用,这类成分与奶牛产奶时期有一定关系。人奶中这类免疫活性物质含量较丰富,尤其是初乳,因此母乳喂养有利于提高婴儿抵抗能力。

(二) 其他奶制品

奶制品因加工工艺不同,营养成分相差较大。下面以酸奶、奶粉和炼乳为例阐述其营养成分的差异。

1. 酸奶　酸奶为发酵乳,是消毒鲜奶或奶粉在接种嗜热链球菌或乳酸杆菌后,在一定条件下发酵而成的。牛奶发酵后游离氨基酸和肽类增加,分子量减小,更易于消化吸收;乳糖减少,对乳糖酶活性较低的成人来说,更利于防止乳糖不耐受的发生;大部分维生素与鲜奶相当,但叶酸含量增加了1倍,胆碱含量也明显增加;酸奶的酸度增加,有利于保护某些维生素如维生素 C、B 族维生素等;同时补充了肠道益生菌,有利于人体健康。酸奶在发酵前或发酵后都可添加谷物、果蔬、营养强化剂等特殊成分以改变其风味,能促进食欲,提高营养价值。

2. 炼乳　炼乳是浓缩奶的一种,分为淡炼乳和甜炼乳。淡炼乳是鲜奶失水再经过灭菌而成,维生素受到一定程度的破坏。甜炼乳是在鲜奶中添加 15% 左右的蔗糖并按上述工艺制成,含糖量可达 45% 左右;利用渗透压的作用而抑制了微生物的繁殖,营养成分相对下降。

3. 奶粉　奶粉是以生牛乳为主要原料,添加或不添加其他成分,经脱水而成的粉状产品。可通过调整营养成分而制成调制乳粉,以满足不同人群的需要,如婴幼儿配方奶粉、女士高铁高钙奶粉等。一般鲜牛奶加工成奶粉后营养成分有所损失,奶粉也可按 1∶7(即 10g 奶粉加70ml 水冲调)的比例用温水冲调成与鲜奶相当成分的乳品。

(三) 奶类及其制品的营养价值

奶类及其制品因蛋白质的相对含量高质量高且易于人体消化吸收而被评定为优质食品。

(四) 奶类的合理利用

由于鲜奶营养丰富、水分含量高,利于微生物的生长繁殖。因此,应严格消毒灭菌后方可食用。气温较高时,开封后的灭菌乳应尽快饮完,否则也容易发生腐败变质。常用的消毒方法有巴氏消毒法、直接煮沸法、超高温瞬时灭菌法(ultra high temperature,UHT)等,不同消毒方法对营养素的损失略有不同。奶中的维生素因畏光,在光照环境下容易损失,所以奶制品应避光保存。

(五) 奶类的卫生问题

奶类及其制品的主要卫生问题为因蛋白质含量高易受非致病菌的污染而发生腐败变质和致病菌对奶的污染。

三、蛋　　类

蛋类主要包括鸡蛋、鸭蛋、鹅蛋、鹌鹑蛋、鸽子蛋等,也包括其加工品,如咸蛋、皮蛋等。蛋类一般由蛋壳、蛋清和蛋黄构成,其成分差别大,蛋壳主要成分是碳酸钙,且有颜色之分,从白色到棕色不等,但蛋壳的颜色与蛋类的营养价值无关;蛋清为白色半透明黏液状物质;蛋黄为浓稠的不透明物质,蛋黄的颜色深浅与禽类喂养的饲料有关,富含胡萝卜素的饲料喂养禽类,可使蛋黄出现黄色至橙色的鲜艳颜色。

(一) 蛋类的营养学特点

考点:蛋类所含营养素的特点

蛋类的微量营养素受禽类品种、饲料、季节、喂养方式等多因素的影响,但宏量营养素相对稳定。

1. 蛋白质　蛋类的蛋白质含量在13%左右,鸡蛋粉可高达32%~42%。蛋黄中的蛋白质主要是与脂类结合的脂蛋白和磷蛋白,均有良好的乳化性质。氨基酸组成与人体组织蛋白质最为接近,生物价最高达94。蛋类蛋白质中富含半胱氨酸,加热过度会产生硫化氢,与蛋黄中的铁结合可形成黑色的硫化铁,煮蛋时蛋黄表面的青黑色就是硫化铁。

2. 脂类　脂类含量为1%~15%。主要集中在蛋黄,以甘油三酯、卵磷脂和胆固醇为主。蛋类所含的脂类吸收率极高,蛋黄中的脂肪酸约50%为单不饱和脂肪酸(MUFA),也含约10%的亚油酸;蛋黄中胆固醇含量极高,鹅蛋黄为1696mg/100g,鸡蛋黄为1510mg/100g,全蛋胆固醇平均含量为500~700mg/100g,即每个鸡蛋胆固醇含量约为400mg。

3. 碳水化合物　蛋类的碳水化合物含量为1%~3%,以与蛋白质结合和游离态两种形式存在,加工成咸蛋或皮蛋后含量略有上升。

4. 矿物质　蛋类含钙、磷、铁、钾、镁、钠和硅等,约为1.5%。蛋黄含量高于蛋清,蛋黄含铁丰富,但其与卵黄磷蛋白结合后,严重影响铁的吸收,其吸收率仅为3%。蛋类的矿物质含量受饲料影响很大,可通过在饲料中添加某些矿物质而得到富硒蛋、富碘蛋等。经加工的咸蛋,矿物质的含量明显提高,其中钠的含量比未加工的鲜蛋高出20倍。

5. 维生素　蛋类所含维生素种类较完全,包括所有B族维生素、维生素A、维生素D、维生素E、维生素K和维生素C等,主要集中在蛋黄内,且以维生素A、维生素D和维生素B_2含量较高,鹅蛋黄的维生素A含量可达1500μgRE/100g以上。蛋中维生素含量也受禽类品种、季节和饲料等因素的影响。

(二) 蛋类的营养价值

蛋类因蛋白质含量高且生物利用度极高而被评定为优质食品,是天然食物中蛋白质营养价值最高的食物。营养学上常以全鸡蛋蛋白作为参考蛋白质。

(三) 蛋类的合理利用

蛋类不宜生吃,因生蛋蛋清中含有抗生物素蛋白和抗胰蛋白酶,会降低蛋类蛋白质的吸收率。烹调加热可破坏蛋类的抗生物素蛋白和抗胰蛋白酶,以利于人体更好地消化吸收其营养素。蛋类被沙门氏菌污染较严重,可引起食物中毒,但充分加热可杀灭蛋中的沙门氏菌,能保证食用者的安全。蛋类营养价值虽高,但多食不利于健康,尤其是蛋黄的胆固醇含量太高,对老年人、心脑血管系统疾病患者而言尤其不利。不同的烹调方式对蛋类的营养价值影响不同,如煮、煎、炒、蒸等方式仅有少量维生素B_2损失;但油炸及加碱等方式可完全破坏维生素。

(四) 蛋类的卫生问题

蛋类的主要卫生问题是沙门氏菌污染和微生物污染引起的腐败变质。

链　接

关于鸡蛋的误区

1. 红壳鸡蛋比白壳鸡蛋有营养——实际上,通过检测发现:不同颜色蛋壳鸡蛋所含营养素基本相同;蛋壳的颜色与鸡蛋的营养状况无关,而与饲料有关。

2. 农家鸡蛋(土鸡蛋)更有营养——土鸡蛋的口感相对较好,土鸡蛋与饲料蛋相比,除n-3系列脂肪酸含量略高以外,其他营养素含量基本相同。

3. 蛋黄颜色越黄营养越好——蛋黄颜色与其含有各种色素(尤其是胡萝卜素)有关,其中一些色素如胡萝卜素等的确具有营养价值。总地来说,蛋黄颜色与其营养状况无关。

4. 鸡蛋不要和豆浆一起吃——有人认为:"生豆浆"中含有胰蛋白酶抑制物(PI),能抑制人体蛋白酶的活性,影响鸡蛋中蛋白质在人体内的消化和吸收。但豆浆加热之后,胰蛋白酶抑制物就被破坏掉,且生鸡蛋内也含有胰蛋白酶抑制剂。

四、水　产　类

水产类指由水域中人工捕捞获取的水产资源,包括鱼类、软体类、甲壳类等。水产类加工制成水产食品。水产食品富含蛋白质、矿物质、脂类、维生素等。

考点: 鱼类及水产品所含营养素的特点

(一) 鱼类的营养学特点

鱼类有海水鱼(如鳕鱼、黄鱼、鲱鱼等)和淡水鱼(鲤鱼、鲫鱼、草鱼等)之分,海水鱼也可分为深水鱼和浅水鱼。

1. 蛋白质　鱼类蛋白质含量较高为 15%~22%,平均 18%。鱼类的氨基酸组成和人体接近,其利用率极高,生物价可达 85~90。鱼类的肌纤维较短,易于消化吸收,因此鱼类蛋白质是人类非常好的蛋白质来源。除了蛋白质外,鱼类还含有其他含氮化合物,具有独特的鲜美味道。

2. 脂类　鱼类脂肪含量为 1%~10%,平均 5% 左右,分布的部位主要在皮下、腹部和头部,肌肉组织脂肪含量较低,不同鱼种脂肪含量差异较大。鱼类脂肪以多不饱和脂肪酸(PUFA)为主,如 EPA($C_{20,5}$,二十碳五烯酸)、DHA($C_{22,6}$,二十二碳六烯酸)等,一般占脂肪总量的 60% 以上,消化率高,这些脂肪酸有降血脂、软血管、促进神经系统发育等功能,目前已从深海鱼体内提取鱼油,用于开发降脂保健品等。鱼类胆固醇含量差异较大,一般鱼籽中胆固醇较高,如鲳鱼籽可达 1070mg/100g,为避免胆固醇摄入过多,不宜多食。

3. 碳水化合物　鱼类碳水化合物含量较低,约 1.5%。少数鱼类不含碳水化合物。鱼类碳水化合物主要以糖原形式存在,少数也有部分以黏多糖存在,如硫酸软骨素、硫酸角质素、透明质酸、软骨素等,有利于骨骼、皮肤健康。

4. 矿物质　鱼类矿物质含量 1%~2%,其中硒和锌含量丰富。海鱼含碘也丰富,有的海鱼含碘达(50~100)μg/100g。

5. 维生素　鱼肉含有一定数量的维生素 A、维生素 D、维生素 B_2 及烟酸,但维生素 C 含量低。鱼油和鱼肝油是维生素 A、维生素 D 及维生素 E 的重要来源。

(二) 其他水产类

其他水产类主要指软体动物类,如章鱼、乌贼、牡蛎、扇贝、文蛤等。软体动物蛋白质含量一般在 15% 左右,是良好的优质蛋白食物来源。在贝类肉中还有丰富的牛磺酸,能促进神经系统健康。软体动物含脂肪和碳水化合物都较低,脂肪约为 1%,碳水化合物为 3.5% 左右。维生素含量与鱼类相当,富含维生素 A、烟酸等,而维生素 B_1 较低。鱼类矿物质含量差异较大,主要含钙、锌、硒、钾等,钙含量一般在 150mg/100g 以上,河虾高达 325mg/100g。贝类的硒和锌含量都比较丰富,如牡蛎中的硒高达 86μg/100g。

(三) 水产类的营养价值

水产类因蛋白质的含量较高且生物价高而被评定为优质食品。

(四) 鱼类的合理利用

鱼类的水分和营养丰富,结缔组织少,更容易腐败变质,特别是青皮红鱼肉(如金枪鱼、三文鱼等),腐败变质后会产生大量胺类化合物,产生恶臭并可能引起中毒。鱼类脂肪富含多不饱和脂肪酸,多不饱和脂肪酸的不饱和键易被氧化,引起脂质过氧化,对人体有害。有些鱼类自身还有毒素,如河豚,虽然味道鲜美,但河豚毒素是一种剧毒的神经毒素,可能引起中毒。鱼类和软体动物类都含有游离氨基酸、呈味核苷酸等,具有非常鲜美的味道。

(五) 水产类的卫生问题

水产类的主要卫生问题为易污染微生物而发生腐败变质和因水体被农药、铅、砷、汞等化学物质污染而污染鱼类及水产品。

第四节　动植物食物制品

动植物食物制品是指以动物、植物为原材料经过加工而制成的成品或半成品。主要包括食用油脂、调味品、酒类和罐头食品。

一、食用油脂

食用油脂主要有动物油脂和植物油。动物油脂包括猪、牛、羊油和奶油等,植物油的种类较多,主要有豆油、花生油、菜籽油、玉米油、芝麻油、棉籽油、茶籽油和米糠油等。食用油脂主要提供脂肪、能量、脂溶性维生素等。其主要的卫生问题为:油脂酸败、真菌毒素和有害物质的污染。

二、调味品

调味品是指能增加菜肴的色、香、味,促进食欲,有益于人体健康的辅助食品。它的主要功能是增进菜品质量,满足消费者的感官需要,从而刺激食欲,促进人体健康。调味品的种类较多,多数不含或少含营养成分;包括咸味剂、酸味剂、甜味剂、鲜味剂和辛香剂等,常用的调味品有食盐、酱油、醋、味精、糖、八角、茴香、花椒、芥末等。食盐有海盐、井盐、湖盐、矿盐等,主要成分为氯化钠,它的主要卫生问题是可能含钡、镁、钙、氟等杂质。酱油是以小麦、大豆及其制品为主要原料,接种曲霉菌种,经发酵酿造而制成;主要卫生问题是微生物污染。食醋是以粮食为原料,利用醋酸杆菌进行有氧发酵酿造而制成;主要卫生问题是微生物污染和生产管道中有害物质的溶入。味精是以粮食为原料经发酵提纯而成的谷氨酸钠结晶,其主要卫生问题是有害物质的污染。天然调味品的主要卫生问题是杂质和有害物质的混入。

三、酒类食品

酒类是人类生活中的一种重要饮料。酒类的品种繁多,主要成分为水和乙醇,能为机体提供能量;按生产工艺可分为蒸馏酒、发酵酒和配制酒。蒸馏酒的主要卫生问题是生产过程中产生的甲醇、杂醇油、醛类、氢氰酸,蒸馏器中铅、锰的溶出。啤酒和果酒均属发酵酒,其主要卫生问题是菌类污染繁殖、食品添加剂超标。配制酒的主要卫生问题是使用工业乙醇和食品添加剂超标。

四、罐头食品

罐头食品是指食品原料经加工处理、排气、密封、加热杀菌、冷却等工序,能在通常条件下保存较长时间的食品。其主要的卫生问题是容器中有害物质的污染和变质出现的胖听。

第五节　其他类型食品

随着社会经济和科技的发展,食品在生产和加工中出现了转基因、营养强化等技术来改善食物的营养价值、增强食物功能。常见有营养强化食品、保健食品和转基因食品。

一、营养强化食品

营养强化对改善食物成分、增加营养素含量、提高食物营养价值、预防某些疾病的发生有十分重要的作用。

（一）营养强化的基本概念

营养强化是根据不同人群的营养需要,向食品中添加一种或多种营养素,或某些天然食物成分的食品添加剂,以提高食物营养价值的食品深加工方法。经过强化处理的食品称为营养强化食品,所添加的营养素称为营养强化剂,被营养强化的食物称为载体。营养强化剂一般都是公认的维生素、矿物质、氨基酸等营养素,2012 年修订了 1994 年制定的第一个有关营养强化剂使用的国家标准(GB 14880) 即 GB14880-2012,目前我国批准使用的营养强化剂有100 多种。载体一般选择食用普遍、量大且便于强化剂加入和不易被破坏的食品,常见的有谷类及其制品、奶类、饮料、豆制品等。加碘食用盐、铁强化酱油等强化食品的研制和推广对预防大规模人群碘、铁营养缺乏起到了至关重要的作用。

（二）营养强化的意义

1. 弥补天然食物自身的缺陷　有针对性地进行食品强化、增补天然食物缺少的营养素,可显著提高食物的营养价值和营养素的全面性。在面包加工中添加赖氨酸的强化面包,可改变其氨基酸模式、发挥蛋白质互补作用,改善蛋白质的利用率,提高面包的营养价值。

2. 补充食物在加工、储存及运输中导致的营养素损失　受机械、化学、生物等因素影响,食物在加工等过程中可导致某些营养素丢失,降低其营养价值。为了弥补损失,可以在食物中添加营养强化剂。如在精制的米、面中添加维生素 B_1。

3. 使食物达到某种特定目的的营养需要　宇航员等某些特定人群因各种原因只能进食1 种或几种食物,这要求进食的食物营养素要全面,可通过营养强化达到目的。

4. 特殊人群预防需要　寒带人群因地理原因不能经常食用新鲜蔬果,需要特殊补充维生素 C,可在食物中强化维生素 C。

5. 预防营养素缺乏　某些营养素在人群中缺乏较为严重,且可能导致严重后果,可通过营养强化进行干预。如我国已实施 20 多年的碘强化食盐,明显改善了人群碘缺乏状况,显著降低了内陆地区成人的“大脖子病”和儿童呆小症的发病率。

（三）营养强化的基本要求

1. 明确的针对性　营养强化前必须全面论证人群的营养问题、强化食品的应用对象、拟强化的载体、拟选用的强化剂等。

2. 符合营养学原理　食品强化应有相应的理论和实验依据可以证实其强化效果,并符合人体需求的营养素平衡,应尽量选择易于被人体吸收和利用的营养素作为强化剂。

3. 确保安全性　无论是营养强化剂本身还是强化后的食品,都应确保对特定食用人群的安全性,证实对目标人群安全无害。强化剂的使用、生产符合国家标准。

4. 不破坏食物原有的感官性状　食品强化的过程不应损害食物原有的色、香、味等感官性状而影响消费者的接受性。

5. 工艺和价格要合理　强化工艺条件和储藏条件等措施都应减少营养强化剂的损失,同时价格等方面要有可行性和竞争力。

📚 **链　接**

常见的营养强化食品

1. 氨基酸类　赖氨酸强化的面粉、面包。
2. 矿物质类　加碘食用盐、铁强化酱油、富硒鸡蛋、高钙高铁女士奶粉等。
3. 维生素类　维生素 B_1 强化面粉、AD 钙奶、水溶 C100 饮料等。

二、保健食品

保健食品通常分为功能性保健品和营养补充剂两大类。功能性保健品是不以治疗疾病为目的、能调节人体功能,适用于特定人群食用的食品。营养补充剂针对膳食的不平衡而导致某些营养素摄入不足的人群,通过补充可能缺乏的营养素而预防营养缺乏病。

(一) 保健食品的概念

保健食品是指具有特定保健功能或者以补充维生素、矿物质为目的的食品。即适宜于特定人群食用,具有调节机体功能,不以治疗疾病为目的,并且对人体不产生任何急性、亚急性或者慢性危害(具有安全性)的食品。保健食品首先是一种食品,具有一般食品的共性;保健食品应当具有保健功能,即能调节人体的机能,但不能治疗疾病;仅适于特定人群食用。保健食品在欧美各国被称为"健康食品",在日本被称为"功能食品";保健食品不仅需由卫生计生委指定的单位进行功能评价和其他检验,报卫生计生委或药监总局审批,功能性保健品通常有"小蓝帽"标识。

(二) 保健食品的基本要求

1. 食用安全性　保健食品的成分不得对人体构成安全危害,原料来源、生产工艺、质量控制等都严格执行相关标准,确保食用安全。

2. 确切的保健功效　功能性保健品须通过动物实验和人群实验验证其确切的保健功效,同时需要有资质的专业检验机构出具功效性和安全性评价报告。

3. 良好的生产规范(GMP)　保健食品必须按《保健食品良好生产规范》进行生产,确保其安全、功效和质量。

4. 功能声称的审批和管理　我国批准的功能性保健食品共有调节血脂、缓解疲劳、增强免疫力等27个保健功能。功能声称是消费者选择产品的关键信息,我国保健品标签说明中必须有如下内容,且保证真实性:批准的功能声称、适宜人群、不适宜人群、功效成分和含量、食用方法及用量等。

(三) 保健食品的常见功效成分

1. 蛋白质和氨基酸类　大豆多肽、牛磺酸、辅酶 Q_{10}、超氧化物歧化酶(SOD)等。

2. 功能性多糖类　膳食纤维,低聚果糖(FOS)、低聚半乳糖(TOS)等低聚糖,魔芋多糖、枸杞多糖、银杏多糖、香菇多糖等植物多糖和动物多糖等。

3. 功能性脂类和脂肪酸　磷脂(大豆卵磷脂的降脂作用)、多不饱和脂肪酸(DHA 的降脂、促进视神经发育等作用)、植物甾醇(植物油中的甾醇有降胆固醇作用)、共轭亚油酸等。

4. 微量营养素　硒、维生素 E、维生素 C 等。

5. 植物化学物　大蒜素(降脂、消炎杀菌等)、花青素(抗氧化)、茶多酚、有机硫化物、异硫氰酸盐等。

6. 其他　如益生菌(双歧杆菌、嗜热链球菌、乳酸杆菌等)、药食同源植物等。

三、转基因食品

转基因食品已渗透进普通居民的日常生活且越来越多样化,其安全与人类健康密切相关。随着转基因技术在农业生产中应用范围的迅速扩大,转基因农产品和其安全性逐渐成为人们关注的热点。

（一）转基因食品的概念

转基因食品是基因修饰生物体，又称基因修饰食品（genetically modified foods，GMF），转基因食品是生物技术的产物，它是利用现代分子生物学技术，将某些生物的基因转移到其他物种中去，改变改造它们的遗传物质使其在性状、营养品质、消费品质等方面向人们所需要的目标转变。以转基因生物为直接食品或为原料加工生产的食品就是"转基因食品"。

（二）转基因食品的特点

传统食品是通过选择或者人为的杂交育种来进行，转基因食品通过重组 DNA 技术做基因的修饰或转移操作来进行，因而更加精致、严密和具有更高的可控制性。可以利用现代生物技术改变生物的遗传性状，并且可以创造自然界中不存在的新物种。其具有如下的特点：

1. 降低成本、提高产量 转基因作物通过基因修饰，改变作物的某些基因，提高农作物产量。比传统产品少则增加 20%，多则增加 40%~60%，更多的是几倍甚至几十倍。

2. 具有抗草、抗虫、抗逆境等特征 可以通过转基因技术，增加作物的抗病虫害基因，使作物免于病虫害，而减少农药的使用，避免了环境污染。

3. 改变食品的品质和营养价值 转基因作物可改变食物成分、改变食品的品质和营养价值，转基因辣椒、黄金大米还可改变食物的颜色和季节限制。

4. 保鲜性能增强 某些转基因食品可抗衰老、抗软化，耐储藏，能够满足长途运输要求。

5. 降低生产成本 转基因大豆通过转基因原理，增加了大豆的脂肪含量，增加大豆出油率，降低生产成本。

（三）转基因食品的种类

1. 植物性转基因食品 主要有玉米、水稻、甜椒、西红柿、土豆、大豆、油菜籽、番茄等。

2. 动物性转基因食品 有转基因的牛和猪。

3. 转基因微生物食品 微生物是转基因最常用的转化材料，转基因微生物食品主要有溶饮品和冲调食品，及部分生产奶制品的原料成分。

4. 转基因特殊食品 利用生物遗传工程，将普通的蔬菜、水果、粮食等农作物变成神奇的"疫苗食品"；已培育出的首蓿。

（四）转基因食品的安全性

转基因食品的安全性，目前国际上尚无定论。下面列举目前国际上已发生的可能与转基因食品安全性有关的事件。

1. 巴西坚果事件 巴西坚果中有一种富含甲硫氨酸和半胱氨酸的蛋白质 2S albumin。为提高大豆的营养品质（大豆缺含硫氨基酸，如蛋氨酸等），1994 年 1 月，美国先锋种子公司的科研人员尝试将巴西坚果中编码蛋白质 2S albumin 的基因转入大豆中。在对转入编码蛋白质 2S albumin 基因的大豆进行测试时，发现对巴西坚果过敏的人同样会对这种大豆过敏，蛋白质 2S albumin 可能正是巴西坚果中的主要过敏原，于是先锋种子公司取消了这项研究计划。

2. "普斯泰"事件 1998 年秋天，苏格兰 Rowett 研究所的科学家阿帕得·普斯泰通过电视台发表讲话，称他在实验中用转雪花莲凝集素基因的马铃薯喂食大鼠，随后大鼠"体重和器官重量严重减轻，免疫系统受到破坏"。此言一出，即引起国际轰动，在绿色和平等环保 NGO 的推动下，欧洲掀起反转基因食物热潮。然而时隔不久，普斯泰的实验遭到了质疑。据称，他是在尚未完成实验并且没有发表数据的情况下，就贸然通过媒体向公众传播其结论的。他研究的转基因土豆是由他自己构建的,在当时根本没有上市的可能,不存在宣传实验的任何紧迫性。

2001年7月9日联合国开发计划署认为,转基因食品可能会破坏生态平衡;可能把自身的基因传递给相关物种,产生超级杂草;也可能会对其他植物或动物产生意想不到的有害影响。因此,有关转基因食品的潜在危险和安全性问题有待进一步研究然后下出结论。对于转基因食品的种植以及广泛的市场化要慎重,否则可能对人体健康和生态环境造成不可估量的损失。

直到目前为止,人类长期食用转基因食品是否安全仍然是个疑问,而科学界对这些食品是否安全也没有形成共识。世界粮农组织(FAO)、世界卫生组织(WHO)等国际权威机构都表示,人工移植外来基因可能令生物产生"非预期后果",即是说迄今还没有足够的科学手段去评估转基因生物及食品的风险。目前大量的转基因技术的应用,给人类带来了巨大的利益,但由于转基因食品目前还没有可以评估的安全性,转基因食品是否安全还有待进一步的研究和时间上的验证。因此,应完善转基因食品安全性的政策、法规建设,控制或限制转基因动物或植物的种养植区域,保障消费者食品安全,提高消费者的知情权和选择权。

目 标 检 测

一、名词解释

1. 食物营养价值　2. 胀气因子　3. 含氮浸出物
4. 发酵乳　5. 乳糖不耐受　6. 营养质量指数
7. 转基因食品　8. 食品强化　9. 血糖负荷
10. 保健食品

二、单项选择题

1. 畜肉类营养价值较高是因为富含(　　)。
   A. 钙　　　　　　　　B. 铁
   C. 维生素　　　　　　D. 蛋白质
   E. 脂肪

2. 下述哪种食物的血糖指数较高(　　)。
   A. 莜麦面　　　　　　B. 玉米粉
   C. 小米　　　　　　　D. 馒头
   E. 大米

3. 畜肉中含胆固醇最高的部分是(　　)。
   A. 肥肉　　　　　　　B. 瘦肉
   C. 肝脏　　　　　　　D. 脑
   E. 脾

4. 鱼类食品有一定防治动脉粥样硬化和冠心病的作用,是因为其含有(　　)。
   A. 优质蛋白质　　　　B. 较多的钙
   C. 多不饱和脂肪酸　　D. 丰富的碘
   E. 铁

5. 鸡蛋中铁含量虽多,但吸收率低是因为含有干扰物质(　　)。
   A. 抗胰蛋白酶　　　　B. 抗生物素

C. 胆固醇　　　　　　D. 卵黄高磷蛋白
E. 脂肪

6. 牛奶与母乳相比,主要特点是(　　)。
   A. 乳清蛋白含量高　　B. 铁含量高
   C. 酪蛋白含量高　　　D. 碳水化合物含量高
   E. 锌含量高

7. 牛奶中矿物质含量最丰富的是(　　)。
   A. 钙　　　　　　　　B. 镁
   C. 磷　　　　　　　　D. 铜
   E. 铁

8. 评定鲜奶质量最常用的指标为(　　)含量。
   A. 蛋白质　　　　　　B. 脂肪
   C. 碳水化合物　　　　D. 维生素
   E. 矿物质

9. 消化功能不良,饮鲜奶易出现腹胀等不适症状者,较适宜食用的奶制品为(　　)。
   A. 全脂奶粉　　　　　B. 脱脂奶粉
   C. 酸奶　　　　　　　D. 淡炼乳
   E. 甜炼乳

10. 鸡蛋清中的营养素主要为(　　)。
    A. 碳酸钙　　　　　　B. 蛋白质
    C. 铁　　　　　　　　D. 维生素
    E. 钙

11. 牛奶中含量较多的维生素是(　　)。
    A. 维生素 A　　　　　B. 胡萝卜素
    C. 维生素 C　　　　　D. 维生素 D

E. 维生素 E

12. 谷粒的哪一部分营养素种类多（　　）。
    A. 谷皮　　　　　　　　B. 糊粉层
    C. 胚乳　　　　　　　　D. 谷胚
    E. 胚芽

13. 鱼肉与畜禽肉相比不正确的是（　　）。
    A. 鱼肉肌纤维较细短
    B. 鱼肉间质蛋白较少
    C. 鱼肉水分含量不高
    D. 鱼肉组织细嫩,更易消化
    E. 不饱和脂肪酸的含量更高

14. 影响钙吸收的植酸主要存在于下列哪一种食品中（　　）。
    A. 粮谷类　　　　　　　B. 蔬菜水果类
    C. 肉类　　　　　　　　D. 乳类
    E. 鱼类

15. 肝脏是多种维生素的丰富来源,但不包括（　　）。
    A. 维生素 A　　　　　　B. 维生素 B_1
    C. 维生素 B_2　　　　　D. 维生素 C
    E. 维生素 E

16. 谷类中第一限制氨基酸是（　　）。
    A. 蛋氨酸　　　　　　　B. 赖氨酸
    C. 色氨酸　　　　　　　D. 苏氨酸
    E. 亮氨酸

17. 下列说法不正确的是（　　）。
    A. 牛奶中以酪蛋白为主,酪蛋白与乳清蛋白含量的构成比与人乳恰好相反
    B. 牛奶中铁含量很低,用牛奶喂养婴儿,应同时补充含铁高的食品
    C. 牛奶中含维生素较多
    D. 甜炼乳蛋白质和无机盐的含量不适于喂养婴儿
    E. 奶粉是以生牛乳为主要原料,添加或不添加其他成分,经脱水而成的粉状产品

18. 蛋黄比蛋清含有较多的营养成分,不包括（　　）。
    A. 钙、铁
    B. 磷、硒
    C. 维生素 A、维生素 D
    D. 维生素 B_1、B_2
    E. 维生素 C

19. 皮蛋制作过程会破坏（　　）。
    A. B 族维生素　　　　　B. 维生素 A
    C. 维生素 D　　　　　　D. 钙

E. 铁

20. 食品中所含热能和营养素能满足人体需要的程度被称为食物的（　　）。
    A. 营养素密度　　　　　B. 营养价值
    C. 热能密度　　　　　　D. 营养质量指数
    E. 体质指数

21. 谷粒中脂肪含量不高,但含有以亚油酸为主的不饱和脂肪酸的谷胚是（　　）。
    A. 小米胚　　　　　　　B. 高粱胚
    C. 大米胚　　　　　　　D. 玉米胚
    E. 荞麦胚

22. 谷类食物中较难消化的成分是（　　）。
    A. 支链淀粉　　　　　　B. 直链淀粉
    C. 果糖　　　　　　　　D. 葡萄糖
    E. 麦芽糖

23. 反复淘洗大米或将大米浸泡加热,损失最多的营养素为（　　）。
    A. 碳水化合物　　　　　B. 脂肪
    C. 蛋白质　　　　　　　D. 硫胺素
    E. 无机盐

24. 紫黑米含有（　　）,对治疗和预防贫血有作用。
    A. 血红素　　　　　　　B. 血红素铁
    C. 非血红素铁　　　　　D. 含铁血黄素
    E. 硫酸亚铁

25. 小麦胚中含量较多的维生素是（　　）。
    A. 硫胺素　　　　　　　B. 核黄素
    C. 烟酸　　　　　　　　D. 维生素 E
    E. 维生素 A

26. 菠菜、茭白等蔬菜中钙、铁不易吸收是由于含有一定量的（　　）。
    A. 植酸　　　　　　　　B. 鞣酸
    C. 草酸　　　　　　　　D. 磷酸
    E. 硫酸

27. 大豆具有降低血脂作用是因为含有（　　）。
    A. 黄酮类　　　　　　　B. 植物红细胞凝集素
    C. 植酸　　　　　　　　D. 酚糖苷
    E. 草酸

28. 大豆油中不饱和脂肪酸高达 50% 以上的是（　　）。
    A. γ-亚麻酸　　　　　　B. α-亚麻酸
    C. 亚油酸　　　　　　　D. 花生四烯酸
    E. 油酸

29. 下列不属于蔬菜水果可供给的维生素是（　　）。

A. 维生素 C　　　　　B. 维生素 D

C. 维生素 B₁　　　　　D. 维生素 B₂

E. 胡萝卜素

C. 含硫氨酸　　　　　D. 苏氨酸

E. 苯丙氨酸

三、问答题

30. 山楂、苹果等水果中所含膳食纤维主要为
（　　　）。

A. 纤维素　　　　　　B. 半纤维素

C. 木质素　　　　　　D. 果胶

E. 树胶

31. 谷类中富含的维生素是（　　　）。

A. 核黄素　　　　　　B. 硫胺素

C. 叶酸　　　　　　　D. 维生素 E

E. 维生素 A

32. 大豆蛋白质缺乏的氨基酸是（　　　）。

A. 亮氨酸　　　　　　B. 赖氨酸

1. 简述谷类食物的营养学特点。如何合理利
用它？

2. 与畜禽肉相比，鱼类在营养成分方面有何优点？

3. 什么是酸奶？其与纯牛奶相比有何优点？

4. 结合食物营养成分谈谈如何实现食物的科学
搭配？

5. 如何合理选择主食？

6. 结合所学知识谈谈该如何选择蔬菜？

7. 谈谈你对转基因食品的认识。

8. 保健食品的功效成分主要有哪几类？

（黄小明　贺　生）

第四章 合理营养与平衡膳食

不少爱美的年轻女性为保持身材苗条,会靠节食减肥。虽然控制饮食能在短期内减轻体重,可长期下去,可引起营养不良。28岁的白领马女士,从7月份开始靠节食减肥,长期只吃白水煮青菜,12月5日,正在上班的她突然晕倒在了办公室。重庆市急救中心的检查报告显示,其血钾只有2.94mmol/L(正常值为3.5~5.5mmol/L)。"医生说这是营养不良导致的,早知道后果会这么严重,我说什么也不会这样减肥了。"马女士后悔地说。

问题:马女士如何做到健康饮食?

第一节 基 本 概 念

一、合理营养与平衡膳食的概念

考点:合理
营养的概念
合理营养与平衡膳食即合理膳食,它是指全面达到营养供给量的膳食。这种膳食既保证摄食者在各种营养素和能量上全面达到营养生理需要量,又能保证各种营养素之间在生理上建立一种平衡。在绪论中已经明确:合理营养是指通过摄入平衡膳食达到机体最佳营养状况的生物学过程;平衡膳食是指食物中各种营养素种类齐全、数量充足、相互之间比例恰当的膳食。合理膳食是一个综合性概念,它既要求通过膳食调配提供满足人体生理需要的能量和各种营养素,又要考虑合理的膳食制度和烹调方法,以利于各种营养物质的消化、吸收和利用。同时还应避免膳食构成的比例失调、某些营养素摄入过多以及烹调过程中营养素的损失或有害物质的形成。

二、合理营养的意义和应注意的问题

(一) 合理营养的意义

人类的生存离不开营养,而合理营养则是增强机体功能、促进健康的主要物质基础,也是提高工作效率的先决条件之一。

(二) 合理营养应注意的问题

1. 注意食物营养成分的互补作用　除4个月以内的婴儿外,天然食物中没有一种能完全满足人体的营养需要。某种食物在富含一种或数种营养成分的同时,可能缺少另外某种营养成分。谷类主要提供糖类,肉类、禽蛋类主要提供蛋白质与脂肪,而蔬菜与水果则是维生素、无机盐的主要来源。只有各种食物合理搭配,才能实现营养成分的互补,满足机体的需要。

2. 注意不同年龄阶段人群营养成分的合理选择　人生的各个时期对营养成分的需求是不同的。无论是从种类上,还是数量上,都有着明显的差别。如儿童青少年处于生长发育的高峰时期,应保证各种营养成分的充分供给,做到高蛋白、高热量、高维生素,适量脂肪,全面而均衡;老年人为延缓衰老、健康长寿,强调高蛋白、高维生素、低脂肪、低热量,为防治骨质疏

松、高血压等老年退行性疾病,要补充钙质,限制钠盐,形成对某些营养成分的特殊选择。

3. 注意特殊体能消耗的适当补充　日常膳食可满足一般体能消耗,但对有特殊体能消耗的人应予区别对待。如炼钢工人高温作业,因大量排汗而造成蛋白质大量消耗和矿物质、维生素及水分的大量丢失,应在膳食及饮料中给予适度强化相应的营养物质以补充特殊消耗。

第二节　基本要求

一、食物必须符合国家食品卫生标准

要求膳食中各种食物应当新鲜、干净,不得腐败变质和受到致病微生物污染,无农药或其他有毒有害化学物质污染,加入的食品添加剂应符合食品卫生要求。

考点:合理营养与平衡膳食的基本要求

二、满足机体所需的能量和各种营养素

膳食中应含有人体需要的热能和一切物质,各种营养素不仅要种类齐全、数量充足,而且比例适宜、保持平衡。膳食中不仅要含有蛋白质、脂类、碳水化合物、矿物质、维生素等各种营养素,还应含有机体需要的如单宁酸等非营养性物质;同时还应建立蛋白质、碳水化合物、脂类三种产热营养素之间供能比例的平衡,必需氨基酸之间的平衡,无机盐中钙、磷之间的平衡,可消化碳水化合物与膳食纤维之间的平衡,维生素 B_1、维生素 B_2 及维生素 PP 与能量消耗的平衡,呈酸性与呈碱性元素之间的平衡,动、植物食物之间的平衡等。

三、科学的烹调加工

科学的烹调加工可使食物具有良好的色、香、味、形等感官性状和多样化,能增进食用者的食欲;同时尽可能减少营养素的丢失,利于机体对食物的消化吸收。

四、合理的膳食制度和良好的进食环境

合理安排每日的餐次、两餐之间的间隔和每餐的数量与质量,使进餐与每日生活制度和生理状况相适应,并使进餐与消化过程协调一致,即膳食制度要合理。合理的膳食制度可以提高劳动和工作、学习效率,膳食制度中定时定量最为重要。按照我国居民的生活习惯,一般安排每日三餐,两餐间隔4~5小时较为适宜;分配比例早餐占全天总热能的 25%~30% ,午餐40% ,晚餐 30%~35% 。同时,进食的环境应干净、整洁,尽可能优雅、清静,远离厕所、垃圾、噪声污染源等。

第三节　食物结构

一、食物结构的概念

食物结构是指居民消费的食物种类及其数量的相对构成。合理营养与平衡膳食应由多种食物构成,每日的膳食中应包括谷类、薯类及干豆类,动物性食物,大豆及其制品,蔬菜和水果,纯热能食物五大类,各类食物的营养学特点、营养价值及合理利用详见第三章。

二、食物结构的类型

按动、植物性食物的来源,当今世界膳食结构大致可分为三大类型:

1. 以动物性食物为主的"三高型"（即高热能、高脂肪、高蛋白型）　此类膳食以欧美等发达国家为代表,动物性食物提供的能量达到总能量的 50%,谷类等植物性食物所提供的能量较少。优点是蛋白质的数量充足且质量好,某些矿物质和维生素,如钙、维生素 A 等较丰富;但最大的问题是存在高热能、高脂肪、高蛋白(即"三高")、低纤维的缺陷,易诱发肥胖症、高脂血症、冠心病、糖尿病、脂肪肝等所谓"富裕性疾病"。

2. 以植物性食物为主的"温饱型"　此类膳食以发展中国家为代表,谷类、根茎类等食物提供的能量达到总能量的 80% 以上,肉类等动物性食物极少。能量基本满足需要,膳食质量不高,动物性食品不足,蛋白质和脂肪的数量均较低,蛋白质质量也较差。某些矿物质和维生素常显不足,易患营养缺乏病,故又成为"营养不良型"。

3. 动、植物性食物比例适当的"营养型"　此类膳食以日本为代表,动、植物性食物摄取比较均衡,既保持了以植物性食物为主的东方人膳食的优点,又避免了西方"三高一低"膳食的缺陷,是健康的膳食结构。

三、我国膳食结构的特点

我国居民传统的膳食以植物性食物为主,谷类、薯类和蔬菜的摄入量较高,肉类的摄入量较低,豆制品总量不高且随地区而不同,大多地区奶类消费不多。此种膳食结构的特点:

(一) 高碳水化合物

我国南方居民多以大米为主食,北方居民以小麦粉为主,谷类食物的供能比例占 70% 以上。

(二) 高膳食纤维

谷类食物和蔬菜中所含的膳食纤维丰富,因此我国居民膳食纤维的摄入量很高。这是我国传统膳食的优势之一。

(三) 低动物脂肪

我国居民传统的膳食中动物性食物的摄入量很少,动物脂肪的供能比例一般在 10% 以下。

当前中国城乡居民的膳食仍然以植物性食物为主,动物性食物为辅。但中国幅员辽阔,各地区、各民族以及城乡之间的膳食结构存在很大差别,特别是富裕地区与贫困地区相差较大。随着社会经济的发展,我国居民膳食结构向"富裕型"膳食结构的方向转变。2002 年第 4 次全国营养调查资料表明,我国居民膳食质量明显提高,城乡居民能量及蛋白质摄入得到基本满足,肉、禽、蛋等动物性食物消费量明显增加,优质蛋白比例上升。与 1992 年相比,农村居民膳食结构趋向合理,优质蛋白质占蛋白质摄入总量的比例从 17% 增加到 31%,脂肪供能比由 19% 增加到 28%,碳水化合物供能比由 70% 下降到 61%。

随着膳食结构的转变,我国许多城市居民脂肪供能比例已超过 30%,且动物性食物来源中脂肪所占的比例偏高,导致城市居民的疾病模式由以急性传染病和寄生虫病居首位转化为以肿瘤和心脑血管病为主。有研究显示,谷类食物的消费量与癌症、心脑血管疾病死亡率之间呈明显的负相关,而动物性食物和油脂的消费量与这些疾病的死亡率呈明显的正相关。

目前,我国城市居民主要应减少动物性食物和油脂过量消费,尤其是减少猪肉摄入量,脂肪供热比应控制在 20%~25% 为宜。农村居民的膳食结构已趋于合理,但动物性食物、蔬菜、水果的消费量仍偏低,应适当加以补充。鉴于我国居民奶类食物的摄入量偏低,应正确引导,充分利用当地资源,使其膳食结构合理化。钙、铁等微量元素及维生素 A 摄入不足是我国居民膳食结构的主要缺陷,应重点加以改善。

我国居民的膳食结构应保持以植物性食物为主的传统结构,增加蔬菜、水果、奶类、大豆及其制品的消费。贫困地区还应努力提高肉、禽、蛋等动物性食品的消费。

第四节　膳食指南

一、膳食指南的概念

膳食指南是针对各国各地存在的问题而提出的一个通俗易懂、简明扼要的合理膳食基本要求,是一个有效的宣传普及材料。

二、中国居民膳食指南

2014 年国家卫生计生委委托中国营养学会组织专家,根据我国居民膳食结构变化,历经两年多时间,修订完成《中国居民膳食指南(2016)》。新的膳食指南以先进的科学证据为基础,密切联系我国居民膳食营养的实际,对各年龄段的居民摄取合理营养,避免由不合理的膳食带来疾病具有普遍的指导意义。

(一)一般人群膳食指南

一般人群膳食指南共有 6 条核心推荐条目。

1. 食物多样,谷类为主　食物多样是平衡膳食的基本原则,谷类为主是平衡膳食的重要特征,是平衡膳食模式的重要特征。食物多样的膳食应包括谷(包含全谷物)薯类、蔬菜和水果类、畜禽鱼蛋奶类、大豆坚果类和纯能量(油脂)食物。平均每天至少摄入 12 种以上食物,每周 25 种以上,烹调油和调味品不计算在内;每日早餐至少摄入 4～5 种,午餐摄入 5～6 种,晚餐 4～5 种,加上零食 1～2 个品种。小份量选择,同类食物互换、粗细搭配、荤素搭配和色彩搭配是达到食物多样的主要手段。

考点:一般人群膳食指南

谷类为主是指谷薯类食物所提供的能量占膳食总能量的一半以上。一日三餐都应保持适量的谷类食物摄入,每天摄入谷薯类食物 250～400g,其中全谷物和杂豆类 50～150g,薯类 50～100g。全谷物、薯类和杂豆的血糖生成指数远低于精制米面,可降低心血管疾病、高血压、2 型糖尿病、结直肠癌、乳腺癌的发病风险,增加薯类的摄入可改善便秘。可以采取餐餐有谷类、杂豆、薯类融入主食和菜肴或作为零食,巧用现代炊具等方法做到谷类为主。

2. 吃动平衡,健康体重　食物摄入量和身体活动量是保持能量平衡、维持健康体重的两个主要因素。吃和动是保持健康体重的关键,食物提供人体能量,运动消耗能量,维持健康体重取决于机体的能量平衡,人体能量代谢的最佳状态是达到能量摄入与能量消耗的平衡。如果进食过或活动不足,多余的能量就会在体内以脂肪的形式积存下来,造成体重增加、超重、肥胖;相反若食量不足或活动过多,导致能量摄入不足或能量消耗过多而引起体重过低、消瘦。体重是客观评价人体营养和健康状况的重要指标之一,体重过高和过低都是不健康的表现,都有可能导致疾病发生风险增加,超重肥胖是慢性病的独立危险因素,低体重和肥胖增加老年死亡风险,成年人健康体重的体质指数(BMI)应为 18.5～23.9。

增加有规律的身体运动可以降低心血管疾病、2 型糖尿病和结肠癌的发病风险,降低全因死亡风险;久坐不动是独立危险因素,会增加全因死亡率风险。各个年龄阶段人群都应该天天运动、保持能量平衡和健康体重。推荐成人每周至少进行 5 天中等强度身体活动,累计 150 分钟以上;主动身体活动最好每天 6000 步;减少久坐时间,每小时起来动一动。对于肥胖者,膳食调整的原则是在控制总能量的基础上,平衡膳食;建议每天累计达到 60～90 分钟中等强度有氧运动,每周 5～7 天;抗阻肌肉力量锻炼隔天进行,每次 20 分钟。对于体重过轻者,首先应排除疾病原因,然后评估食量、能量摄入水平、膳食构成、身体活动水平、身体构成等,结合目前健康状况,逐渐增加能量摄入到达相应的推荐量水平或稍高于推荐量,平衡膳食;同时每天适量运动。

3. 多吃蔬果、奶类、大豆　新鲜蔬菜、水果、奶类和大豆及制品是平衡膳食的重要组成部分,坚果是膳食的有益补充。蔬菜和水果能量低,是维生素、矿物质、膳食纤维和植物化学物的重要来源,对提高膳食微量营养素和植物化学物的摄入量起到重要作用;增加摄入蔬菜、水果,可降低心血管疾病的发病及死亡风险,多摄入蔬菜可降低食管癌和结肠癌的发病风险。奶类和大豆富含钙、优质蛋白质和 B 族维生素,对降低慢性病的发病风险具有重要作用;多摄入奶类及其制品增加成人骨密度,酸奶可以缓解便秘;大豆及其制品对降低绝经期和绝经后女性乳腺癌、骨质疏松的发生风险有一定益处。提倡餐餐有蔬菜,推荐每餐蔬菜摄入量为300~500g,深色蔬菜应占1/2。天天吃水果,推荐每天摄入 200~300g 的新鲜水果,果汁不能代替鲜果。吃各种奶制品,摄入量相当于每天液态奶 300g。经常吃豆制品,相当于每天大豆25g 以上,适量吃坚果。

蔬菜、水果品种多,不同种类的营养价值差别很大;选择时应重"鲜"、选"色"、多"品",烹饪时先洗后切、急火快炒、开汤下菜和炒好即食。奶类营养成分齐全,组成比例适宜,容易消化吸收;选择多种奶制品,把牛奶当作膳食组成的必需品,乳糖不耐受选择酸奶等制品,饮奶量多或有高血脂和超重肥胖倾向者应选择低脂、脱脂奶。大豆包含黄豆、青豆和黑豆,豆制品种类繁多,含有丰富的蛋白质、必需脂肪酸、钙、钾和维生素 E,且含有磷脂、低聚糖,以及异黄酮、植物固醇等多种植物化学物;常吃大豆和豆制品,一般家庭和餐馆都将豆腐作为常见菜肴,每周可用豆腐、豆腐干、豆腐丝等制品轮换食用。坚果是人们休闲时较好的零食和餐饮原料,坚果有益,但不宜过量。

4. 适量吃鱼、禽、蛋和瘦肉　此类食品均属于动物性食物,是平衡膳食的重要组成部分。可提供人体所需要的优质蛋白、脂类、脂溶性维生素、B 族维生素和矿物质等,有些也含有较高的脂肪和胆固醇。动物性食物优选鱼和禽类,其脂肪含量相对较低,含有较多的多不饱和脂肪酸,增加鱼类摄入可降低心血管疾病和脑卒中的发病风险;蛋类各种营养成分比较齐全;吃畜肉应选择瘦肉,瘦肉脂肪含量较低,过量摄入畜肉能增加男性全因死亡、2 型糖尿病和结直肠癌发生的风险。过多食用烟熏和腌制肉类可增加胃癌和食管癌等肿瘤的发生风险,应当少吃。鱼、禽、蛋和瘦肉摄入要适量,推荐每周摄入水产品类 280~525g,畜禽肉 280~525g,蛋类 280~350g;建议成人每天平均摄入水产品 40~75g,畜禽肉类 40~75g,蛋类 40~50g,平均每天摄入鱼、禽、蛋和瘦肉总量 120~200g。

5. 少盐少油,控糖限酒　目前我国多数居民食盐、烹调油和脂肪摄入过多,这是高血压、肥胖和心脑血管疾病发病率居高不下的重要因素,因此应当培养清淡饮食习惯,少吃高盐和油炸食品。高盐(钠)摄入可增加高血压、脑卒中和胃癌的发生风险,油脂摄入过多可增加肥胖的发生风险,摄入过多反式脂肪酸会增加冠心病的发生风险;成人每天食盐不超过 6g,每天烹调油25~30g。过多摄入添加糖可增加龋齿和超重发生的风险,推荐每天摄入糖不超过 50g,最好控制住 25g以下。水在生命活动中发挥重要作用,应当足量饮水。建议成年人每天 7~8 杯,提倡饮用白开水或茶水,不喝或少喝含糖饮料。过量饮酒可增加肝损伤、直肠癌、乳腺癌、心血管疾病及胎儿酒精综合征等的发病风险;成人如饮酒,男性一天饮用酒的酒精量不超过 25g,女性不超过 15g。

6. 杜绝浪费,兴新食尚　勤俭节约,珍惜食物,杜绝浪费是中华民族的美德。按需选购食物、按需备餐,提倡分餐不浪费。选择新鲜卫生的食物和适宜的烹调方式,保障饮食卫生。学会阅读食品标签,合理选择食品。应该从每个人做起,回家吃饭,享受食物和亲情,创造和支持文明饮食新风的社会环境和条件,传承优良饮食文化,树立健康饮食新风。

(二) 特定人群膳食指南

特定人群包括孕妇、乳母、婴幼儿、儿童青少年、老年人以及素食人群,根据这些人群的生理特点和营养需要特制定了相应的膳食指南,以期更好地指导孕妇乳母的营养,婴幼儿科学喂养和辅助添加,儿童青少年生长发育快速增长时期的合理饮食,以及适应老年人生理和身体变化的膳食安排,合理营养、平衡膳食是提高健康水平和生命质量的保障。具体内容详见第7章和附录3。

三、中国居民平衡膳食宝塔

中国居民平衡膳食宝塔(以下简称宝塔)是根据《中国居民膳食指南(2016)》的核心内容和推荐,结合中国居民膳食实际情况,把平衡膳食的原则转化成各类食物的数量和比例的图形化表示,体现了一个在营养上比较理想的基本构成(图4-1)。

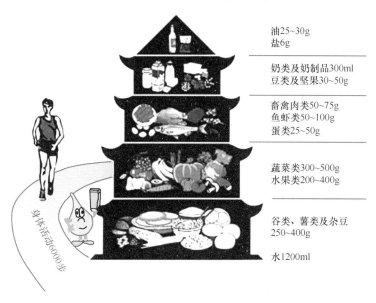

图 4-1　中国居民平衡膳食宝塔

平衡膳食宝塔共分5层,各层面积大小不同,体现了5类食物和食物量的多少;5类食物包括谷薯类、蔬菜水果、畜禽鱼蛋类、奶类、大豆和坚果类以及烹饪用油盐,其食物数量是根据不同能量需要而设计,宝塔旁边的文字注释,表明了在能量为1600~2400kcal时,一段时间内成人每人每天各类食物摄入量的平均范围。

(一) 第一层谷薯类食物

谷薯类是膳食能量的主要来源,也是多种微量营养素和膳食纤维的良好来源。膳食指南中推荐的膳食应食物多样、谷类为主。成人每人每天应该摄入谷、薯、杂豆类为250~400g,其中全谷物50~150g(包括杂豆类),新鲜薯类50~100g。

(二) 第二层蔬菜水果

蔬菜水果是膳食指南中鼓励多摄入的两类食物,是膳食纤维、微量营养素和植物化学物的良好来源。在1600~2400kcal能量需要水平下,推荐每人每天蔬菜摄入量应在300g~500g,水果200~350g。

(三) 第三层鱼禽蛋肉等动物性食物

动物性食物是膳食指南推荐适量食用的一类食物。在能量需要1600~2400kcal水平下,推荐每人每天摄入量应在120g~200g,其中畜肉类40~75g,水产品40~75g,鸡蛋1个(相当于50g左右)。

（四）第四层乳类、大豆和坚果

鼓励多摄入乳类和豆类,乳类、大豆和坚果是蛋白质和钙的良好来源,营养素密度高。在1600~2400kcal能量需要水平下,推荐每天应摄入相当于鲜奶300g的奶类及奶制品、大豆和坚果制品的摄入量为25~35g。

（五）第五层烹调油和盐

油和盐作为烹饪调料,是建议尽量少用的食物。推荐成人每天烹调油不超过25~30g,食盐摄入量不超过6g。

（六）运动和水

身体活动和水的图示仍包含在可视化图形中,强调增加身体活动和足量饮水的重要性。轻体力活动成年人每日至少饮水1500~1700ml（7~8杯）。建议成年人每天进行累计相当于步行6000步以上的身体活动,如果身体条件允许,最好进行30分钟中等强度的运动。

食谱编制的有关内容详见后实习指导中的实习一。

 目 标 检 测

一、名词解释

1. 合理营养　2. 平衡膳食　3. 食物结构

4. 膳食指南

二、选择题

1. 中国成年女性钙适宜摄入量为每人每天（　　　）。
   A. 500mg　　　　　　　　B. 800mg
   C. 1000mg　　　　　　　 D. 1200mg
   E. 1500mg

2. 中国居民平衡膳食宝塔建议,成人每天奶类及奶制品摄入量应达到（　　　）。
   A. 100g　　　　　　　　　B. 300g
   C. 500g　　　　　　　　　D. 1000g
   E. 1500mg

3. 为了预防慢性病,建议成人膳食中脂肪供能比不超过（　　　）。
   A. 20%　　　　　　　　　B. 30%
   C. 40%　　　　　　　　　D. 50%
   E. 60%

4. 中国居民平衡膳食膳食宝塔共有（　　　）。
   A. 3层　　　　　　　　　B. 4层
   C. 5层　　　　　　　　　D. 6层
   E. 7层

5. 通常认为,与高血压发病关系最密切的无机盐是（　　　）。
   A. 钙　　　　　　　　　　B. 镁
   C. 铁　　　　　　　　　　D. 钠
   E. 锌

6. 营养素的需要量是指（　　　）。
   A. 维持正常生理功能所需要的营养素的量
   B. 指仅能维持生理平衡或不致发生缺乏病的量
   C. 指能维持健康,促进生长,保证最高劳动能力,使机体协调发展,并能最大限度利用营养素的量
   D. 考虑了人群的安全率、饮食习惯、食物生产、社会条件及经济条件等因素而制定的适宜数值
   E. 指实际摄入的量

7. 某出租车司机,49岁,165cm,175kg,今日头晕来医院就诊,除下列一项以外,均为不健康的习惯是（　　　）。
   A. 久坐　　　　　　　B. 爱吃肥肉
   C. 不吃水果　　　　　D. 爱吃粗粮
   E. 常喝啤酒

8. 某女,家庭贫困,常去菜场捡烂菜叶回家吃,某日午饭后,感呼吸困难,口唇青紫,诊断为急性亚硝酸盐中毒,导致中毒是因为吃了（　　　）。
   A. 饮食缺乏营养　　B. 菜叶被农药污染
   C. 菜叶不新鲜　　　D. 生熟未分开
   E. 烹调方式不当

三、简答题

1. 试述合理营养平衡膳食的基本卫生要求。
2. 试述各种膳食结构类型的优缺点。
3. 试述中国一般人群膳食指南的内容。

（李　娜　贺　生）

第五章 临床营养基础

案例 5-1

患者,女性,68 岁。患者 15 年前开始间歇性咳嗽、咳痰,此后反复发作,多以受凉为诱因,无明显季节性。近 3 年来症状加重,每年发作次数增多,并逐渐出现活动后气短症状。入院前一周受凉后症状再发,咳嗽、咳痰,气促和下肢水肿。门诊以慢性阻塞性肺部疾病(COPD)收治入院。患者既往有多年高血压、心脏病及 2 型糖尿病病史,有吸烟史 30 余年,20 支/日。体格检查:身高 164cm,体重 65 kg,体温 37.8℃,脉搏 90 次/分,呼吸 28 次/分,血压 180/100mmHg,神志清;发育正常,营养中等。自动体位,皮肤、巩膜无黄染,口唇轻度发绀,颈静脉无怒张,气管居中,桶状胸;双肺呼吸运动对称,双肺呼吸音粗,双下肺可闻及少量湿浊音;心律齐,各瓣膜区听诊未闻及病理性杂音;腹部平坦,未扪及包块,无压痛,无肌紧张,移动性浊音(+);两下肢踝关节凹陷性水肿。实验室检查:血红蛋白 112g/L,白蛋白 35g/L,前白蛋白 0.24g/L,尿素 7.4mmol/L,肌酐 102μmol/L,葡萄糖 13.4 mmol/L,钠 130mmol/L,钾 4.8mmol/L,氯 95mmol/L。入院诊断:COPD、充血性心力衰竭、2 型糖尿病。

问题:根据现有资料,该患者是否需要营养支持,采用何种办法?如何选用合适的制剂?护理要点是什么?

临床营养是现代营养学的重要组成部分,也是现代医学的重要组成部分。它是研究合理应用各类食物和营养素来预防、治疗有关疾病,增进健康,延缓衰老的综合性学科。近代概念的临床营养包括肠外营养(parenteral nutrition,PN)与肠内营养(enteral nutrition,EN)支持,都是适应现代治疗学的需要而发展起来的。其营养基质的构成包括氨基酸、脂肪、糖类、平衡的多种维生素、平衡的多种微量元素等,均系中小分子营养素,与普通食物有根本的区别。

第一节 医 院 膳 食

医院膳食是为住院患者制定符合人体基本营养需要和各种疾病治疗需要的膳食。医院膳食包括常规膳食、治疗膳食和试验膳食。

考点: 医院膳食的种类

一、常 规 膳 食

住院患者常用基本饮食有 4 种,即普通膳食、软食、半流食和流食,又称为医院的常规膳食。除普通膳食与正常健康人饮食基本相似外,其余几种饮食都是根据不同疾病的病理和生理需要,将各类食物用改变烹调方法或改变食物质地而配制的膳食,其营养素含量一般不变。

考点: 各种常规膳食的适用范围及膳食原则

(一)普通膳食

普通膳食简称普食,与正常人平时所用膳食基本相同,是医院膳食中应用比例最大的一种膳食。

1. 适用范围 凡体温正常、咀嚼能力无问题、消化功能无障碍、在治疗上无特殊的膳食要求又不需任何限制的患者,都可接受普食。

2. 膳食原则和要求 普食是平衡膳食,要求热量及营养素含量必须达到每日膳食供给量的标准。

(1)能量:每日 2000~2500kcal,应用时应根据个体差异(如年龄、身高等)适当调整。能量应适当分配于各餐,通常早餐25%~30%,午餐40%左右,晚餐30%~35%。

（2）蛋白质:每日70~90g,占总能量的12%~14%,优质蛋白质应占蛋白质总量的50%以上,其中有一部分应为大豆蛋白质。

（3）脂肪:每日44~55g,占总能量的20%~25%,不宜超过30%。

（4）碳水化合物:每日275~400g,占总能量的55%~65%。

（5）维生素和矿物质的供给量应参考DRIs供给充足。

（6）食物应美观可口,注意色、香、味、形,以提高患者食欲并促进消化。少用较难消化、具有刺激性及易胀气的食物,如油炸食品、动物油脂、干豆类等;避免使用过于辛辣及气味浓烈的调味品,如辣椒、大蒜、芥末、胡椒、咖喱等。

链　接

油炸食品的危害

食物在高温油炸过程中,蛋白质易炸焦变质、脂溶性维生素等各种营养素被严重破坏而降低营养价值;油脂反复高温加热会产生二聚体、三聚体、丙烯酰胺等有毒致癌物质,诱发癌症;油炸过程中加入疏松剂——明矾而使铝含量严重超标,可影响小儿智力发育、导致老年性痴呆症;油炸食物脂肪含量多、不易消化、会引起消化不良,甚至出现恶心、呕吐、腹泻、食欲不振等症状,容易上火、便秘;而且可导致肥胖。

（二）软食

软食是介于普食和半流食之间的一种膳食,特点是质软、易咀嚼、比普食更易消化。

1. 适用范围　适用于牙齿咀嚼不便、不能食用大块食物、消化吸收能力稍弱的患者、低热患者,老年人及幼儿等。也可用于肛门、结肠、直肠术后以及痢疾、急性肠炎等恢复期患者。

2. 膳食原则及要求　软食是平衡膳食,要求热量及营养素含量必须达到每日膳食营养素参考摄入量的标准。

（1）能量:每日1800~2200kcal。

（2）蛋白质:每日70~80g。

（3）食物选用应少含粗糙的膳食纤维及较硬的肌肉纤维,或在经过制备后使它们软化。

（4）制备方法要适当,应达到易咀嚼、易消化、比较清淡、少油腻的目的。

（三）半流质膳食

半流质膳食简称半流食,是介于软食和流质膳食之间的过渡膳食,较稀软、成半液态状,易于咀嚼和消化。

1. 适用范围　体温增高、消化道疾患、口腔疾病或咀嚼困难、身体比较衰弱、缺乏食欲、外科手术后暂作过渡的患者。

2. 膳食原则和要求

（1）能量及营养素:全天供给总能量1500~1800kcal;蛋白质按正常量供给;注意补充足量的维生素和矿物质。尽量保证营养充足,平衡合理,味美可口。

（2）食物要求:食物应呈半流质状态,较稀软,膳食纤维较少,易于咀嚼和消化。

（3）餐次安排:半流质膳食能量密度低,需少量多餐,以保证在减轻消化道负担的同时,尽量满足患者能量及营养素的需求。通常每隔2~3小时一餐,每日5~6餐。

（4）主食选择:可选粥、面条、面片、馄饨、面包、蛋糕、饼干、小包子、小花卷、藕粉等。

（5）副食选择:肉类选瘦嫩猪肉剁成肉泥、肉丸等,鸡肉可制成鸡丝、鸡泥,也可选用虾仁、软烧鱼块、鱼丸、碎肝片等;蛋类除油煎炸之外,其他如蒸蛋羹、荷包蛋、炒鸡蛋等均可选用;乳类及其制品,如牛奶、奶酪等都可选用;豆类宜制成豆浆、豆腐脑、豆腐、豆腐干等食用;水果及蔬菜须制成果冻、果汁、菜汁、菜泥等后食用,还可食少量的碎嫩菜叶。

(6)少选或忌选食物:豆类、大块蔬菜、大量肉类、油炸食品、蒸米饭、烙饼等硬而不易消化的食物;忌选刺激性调味品。

(四)流质膳食

流质膳食简称流质,是极易消化、含渣很少、呈液体状态或在口腔内能融化为液体的膳食。常用流质膳食可分为流质、清流质、浓流质、冷流质及不胀气流质五种。

1. 流质

(1)适用范围:急性重症、极度衰弱、无力咀嚼食物的患者,高热,口腔手术、面、颈部手术及外科大手术后的患者,消化道急性炎症患者,食管狭窄(如食管癌等)患者。

(2)膳食原则和要求:①所提供的能量、蛋白质及其它营养素均不足,只能短期或过渡期应用,如长期应用时必须增加能量、蛋白质等的摄入量。可添加肠内营养制剂。②少量多餐,每日进食 6~7 次,每餐液体量 200~250ml。③不含刺激性食物及调味品。

2. 清流质　为限制较严的流质膳食,不含任何渣滓及产气的食品,比普通流质膳食更清淡,如过箩米汤、过箩肉汤、过箩菜汤、稀藕粉等。服用清流质膳食,可供给液体、少量能量和电解质,以防身体脱水。

(1)适用范围:腹部手术后,由静脉输液过渡到食用全流质或半流质膳食之前,先采用清流质膳食;用于准备肠道手术或钡灌肠之前;作为急性腹泻的初步口服食物以液体及电解质为主,仅可作为严重衰弱患者的初步口服营养。

(2)膳食原则及要求:①不用牛奶、豆浆、浓糖及易致胀气的食品。②每餐数量不宜过多。③所供能量及其他营养素均不足,只能短期内应用,长期应用将导致营养缺乏。

3. 浓流质　常用吸管吸吮,以无渣较稠食物为宜,如鸡蛋面糊、较稠的藕粉、牛奶等。

4. 冷流质　冷的无刺激性的流质,一般选用冷牛乳、冷米汤、冷豆浆、冷蛋羹、冷藕粉、冰淇淋等。适用于喉部手术第 1~2 天的患者,上消化道出血的患者。不宜用热食品、酸味食品及含刺激性香料的食品,防止引起伤口出血及对喉部刺激。

5. 不胀气流质　应忌用蔗糖、牛乳、豆浆等产气食品,其他同流质。

二、治 疗 膳 食

治疗膳食是指根据患者不同的病情,调整膳食成分和质地,以满足疾病治疗对营养素的需要,以治疗疾病和促进健康。治疗膳食的基本原则是以平衡膳食为基础,在允许的范围内,除必须限制的营养素外,其他均应供给齐全,配比合理。同时饮食的制备应适合患者的消化、吸收和耐受能力,并照顾患者的饮食习惯,注意食物的色、香、味、形以及品种多样化。

考点:各治疗膳食的适用范围及膳食原则

(一)高热能高蛋白质膳食

此类膳食的热能及蛋白质含量均高于正常人膳食标准。成年人每日热能摄入量应大于 2000kcal,蛋白质每日不应小于 1.5g/kg 体重,为 100~120g,其中优质蛋白应占 50% 以上。

1. 适用范围　适于严重营养缺乏的患者或手术前后患者;处于分解代谢亢进状态下的患者,如营养不良、大面积烧伤、创伤、高热、甲状腺功能亢进等;体力消耗明显增加者,如运动员、重体力劳动者等。

2. 膳食原则和要求

(1)推荐热能与氮之比为(100~200):1,否则治疗效果不良。因蛋白质摄入过低易导致负氮平衡,如能量摄入不足即可能将所摄入的蛋白质用于热能需要而被消耗。

（2）供给能量应根据病情调整。例如,大面积烧伤患者每日能量和蛋白质的需要极大地增多,能量为 2000~2200kcal/m² 体表面积,蛋白质为 94g/m² 体表面积。

（3）为了防止血脂升高,应尽量降低膳食中胆固醇及糖类的摄入量,调整饱和与不饱和脂肪酸的比例。

（4）长期采用高蛋白膳食,维生素 A 和钙的需要量也随之增加,故应增加膳食中维生素 A、胡萝卜素和钙质的含量。

（5）提高摄入量可采用增加餐次的方法,少食多餐可提高治疗效果。

（6）摄入量增加应循序渐进,不可一次性给予,以免造成胃肠功能紊乱。

（二）低蛋白质膳食

蛋白质和氨基酸由肝脏分解产生的含氮代谢产物须经肾脏排出体外。肝、肾等代谢器官功能下降时,出现排泄障碍,代谢废物在体内堆积会损害机体。低蛋白质膳食的蛋白质含量较正常膳食低,目的是减少体内氮代谢废物,减轻肝、肾负担,以较低水平蛋白质摄入量维持机体接近正常生理功能的运行。

1. 适用范围　急性肾炎、急慢性肾功能不全、肝性脑病或肝性脑病前期患者。

2. 膳食原则和要求

（1）蛋白质供应量应根据病情随时调整,每日供给蛋白质 0.6~0.8g/kg,必要时应辅助麦淀粉饮食以减少非优质蛋白质的摄入。在蛋白质限量范围内要设法供给适量的优质蛋白较多的食品,如蛋、乳、瘦肉类等,目的是增加必需氨基酸量,避免负氮平衡。长期服用低蛋白饮食更应注意。

（2）热量供应必须充足,以节约蛋白质使用并减少体组织分解。若进食量难以满足需要时,则要用肠内或肠外营养补充。

（3）无机盐和维生素一般应供给充足。

（4）注意烹饪方法,在食品制备方面除注意色、香、味、形外还要多样化,以促进患者食欲。

（三）限制糖类膳食

这是一种限制糖类及含量的膳食,以预防或减缓倾倒综合征的症状。

1. 适用范围　胃大部切除术后及(或)幽门括约肌手术后患者。

2. 膳食原则和要求

（1）为低糖类、高蛋白质、中等脂肪量膳食,应以多糖类复合食物为主,忌用单糖浓缩甜食,如精制糖果、甜点心、甜饮料等。

（2）少量多餐,避免胃肠中蓄积过多。每餐根据患者耐受情况,由少到多循序渐进,细嚼慢咽。

（3）每餐后平卧 20~30 分钟或经常锻炼俯卧运动可减轻症状。

（4）凡合并高脂血症、心血管疾病、肾病、尿毒症患者其膳食中蛋白质、脂肪的含量和内容应按照合并症的治疗原则选择食物。

3. 治疗方法

（1）第 1 阶段:手术后开始进食时只能进食流质,此时应尽量控制食物进入肠道的速度,在进食时和餐后平卧,餐后至少平躺 20~30 分钟。流质内容应尽量减少糖类食品,禁食浓缩甜食、果汁饮料、酒类等。可食用蒸鸡蛋、鸡汤、过箩粥、豆腐脑、稠米汤等。

（2）第 2 阶段:此时应以干样食物为主,干稀分开。三餐主食避免液体类食物,加餐时再适当摄入汤汁类食品。进食时及餐后平卧数分钟。应适当补充优质蛋白质和能量进量。以后根据恢复情况逐渐增加膳食中碳水化合物比例。

(四) 限脂肪膳食

又称低脂肪膳食,即限制膳食中脂肪的摄入,用于治疗或改善因脂肪吸收、转运、水解、合成等各个代谢环节不正常所致的疾病。可分为4种:①完全不含脂肪的纯碳水化合物膳食。②严格限制脂肪膳食:脂肪总量(包括食物所含脂肪及烹调油)每日不超过20g。③中度限脂肪膳食:脂肪总量(包括食物所含脂肪及烹调油)不超过40g。④轻度限脂肪膳食:脂肪总量(包括食物所含脂肪及烹调油)不超过50g。

1. 适用范围 急慢性胰腺、胆囊疾患、肥胖症、高脂血症、与脂肪吸收不良有关的其他疾患,如肠黏膜疾患、胃切除和短肠综合征等引起的脂肪泻等。

2. 膳食原则和要求

(1) 限制脂肪摄入,除选用含脂肪少的食物外,还应减少烹调油用量,烹调时可选用蒸、炖、煮、熬、烩、卤拌等方法。

(2) 禁用油炸、油煎食物。食物应清淡,少刺激性,易于消化,必要时应少食多餐。

(3) 脂肪泻可导致多种营养素的丢失,包括能量、必需氨基酸、脂溶性维生素 A、维生素 D、维生素 E、维生素 K 以及游离脂肪酸共价结合随粪便排出体外的钙、铜、锌、镍等元素,因此应注意进行必要的补充。

(五) 限饱和脂肪、限胆固醇膳食

限饱和脂肪、限胆固醇膳食是控制总能量,限制膳食中饱和脂肪酸和胆固醇的膳食。

1. 适用范围 高脂血症、高血压、动脉粥样硬化、冠心病、肥胖症、胆石症等。

2. 膳食原则和要求

(1) 控制总能量:以期达到或维持理想体重或适宜体重,避免肥胖。但成年人每日能量供给量最低不应少于 1000kcal,这是能较长时间坚持的最低水平,否则不利于健康。

(2) 碳水化合物占总能量的 60%~70%,并以复合碳水化合物为主(如淀粉、非淀粉多糖、低聚糖等),少用精制糖,因为精制糖会升高血脂,尤其是甘油三酯。

(3) 限制脂肪总量:由脂肪提供的能量不应超过总能量的 20%~30%,或全日供给量不超过 50g。调整膳食脂肪酸比例,减少饱和脂肪酸摄入。较理想的供给比例为饱和脂肪酸∶单不饱和脂肪酸∶多不饱和脂肪酸=1∶1∶1。

(4) 胆固醇摄入量应限制在每日 300mg 以下。

(5) 在限制胆固醇的同时,要保证摄入充足的蛋白质,可用优质植物蛋白代替部分动物性蛋白。

(6) 充足的维生素、矿物质和膳食纤维:适当选用一些粗粮、杂粮、新鲜蔬菜和水果,以满足维生素、矿物质和膳食纤维的供给量。

(六) 调整膳食纤维的膳食

1. 低膳食纤维膳食(少渣膳食) 低膳食纤维膳食是一种膳食纤维含量极少,易于消化的膳食。目的是尽量减少膳食纤维对胃肠道的刺激和梗阻,减慢肠蠕动,减少粪便数量。

(1) 适用范围:各种急性肠炎、结肠憩室炎、伤寒、痢疾及肠道肿瘤等,消化道少量出血、肠道手术前后、痔瘘、肠道或食管管腔狭窄及食道静脉曲张疾患。

(2) 膳食原则和要求:①尽量少用含纤维多的食品,如粗杂粮、整豆、硬果、蔬菜、水果,以及含结缔组织多的动物跟腱、老的肌肉等,以减少对炎症病灶的刺激性以及刺激肠道蠕动和粪便形成。②注意食物制备方法,将食物切碎煮烂,做成泥状,使之易于消化吸收,每次进食数量不宜太多,应少食多餐。忌用油炸、油煎的烹调方法。③脂肪数量不宜太多,因腹泻患

者对脂肪的吸收能力减弱,易致脂肪泻。④由于食物选择的限制,膳食营养难以平衡,而且限制蔬菜和水果,易致维生素 C 和某些矿物质的缺乏,必要时可补充维生素和矿物质制剂。

2. 高膳食纤维膳食(多渣膳食)　是增加膳食纤维数量的膳食。每日所供膳食纤维的数量为 35~40g。其作用主要包括:①增加肠道蠕动,促进粪便排出;②产生挥发性脂肪酸,具有滑泻作用;③吸收水分,使粪便软化利于排出;④减轻结肠管腔内压力,改善憩室病症状;⑤可与胆汁酸结合,增加粪便中胆汁酸的排出,有利于降低血清胆固醇。

(1)适用范围:无张力便秘,无并发症的憩室病等需要增加膳食纤维的情况;预防和控制高脂血症、冠心病、糖尿病、肥胖等需要增加膳食纤维的情况。

(2)膳食原则和要求:①多食茎、叶类蔬菜,以增加膳食纤维的摄入量。②多饮水,保证每日饮水量 2500~3000ml 或更多。③膳食中可添加有润肠通便作用的食物,如蜂蜜、芝麻、香蕉等。

(3)大量进食膳食纤维的副作用:长期过多食用膳食纤维可能产生腹泻,并增加胃肠胀气;影响食物中如钙、镁、铁、锌及一些维生素的吸收和利用。

(七)限钠(盐)膳食

钠是细胞外液的主要阳离子,是维持机体水、电解质平衡、渗透压和肌肉兴奋性的主要成分。一旦体内水、钠平衡的调节机制遭到破坏,即可出现水、钠潴留或丢失过多。限制钠(盐)膳食是纠正水、钠潴留的一项治疗措施。食盐是钠的主要来源,因此限钠实际是以限食盐为主。每克食盐含钠 393mg。我国膳食中的食盐含量约每人每日 8~15g,远远超过需要量。

限钠膳食种类:①低盐膳食:全日供钠 2000mg 左右。饮食中忌用一切咸食,如咸菜、甜面酱、咸肉、腊肠及各种荤素食罐头等,但允许在烹制或食用时加食盐 2~3g 或酱油 10~15ml。②无盐膳食:全日供钠 1000mg 左右,除限制低盐膳食中的食盐和酱油外,其他同低盐膳食。③低钠膳食:全日钠供给量控制在 500mg 以内。除无盐膳食的要求外,还要限制一些含钠量高的蔬菜(每 100g 蔬菜含钠 100mg 以上),如油菜苔、芹菜、茴香,以及用食碱制作的发面蒸食等(但是可以用酵母替代食碱发酵)。

1. 适用范围　肝硬化腹水、高血压、缺血性心力衰竭、肾脏疾病、用肾上腺皮质激素治疗的患者。

2. 膳食原则和要求

(1)根据病情变化及时调整钠供给量。如肝硬化腹水患者,开始时可用无盐或低钠膳食,然后改为低盐膳食,待腹水消失后,可恢复正常饮食。对有高血压或水肿的肾小球肾炎、肾病综合征、妊娠子痫的患者,使用利尿剂时用低盐膳食,不使用利尿剂而水肿严重者,用无盐或低钠膳食。不伴高血压或水肿及排尿钠增多者不宜限制钠摄入量。最好根据 24 小时尿钠排出量、血钠和血压等指标确定是否需限钠及限钠程度。

(2)对于 60 岁以上的储钠能力低的患者、心肌梗死患者、回肠切除手术后、黏液性水肿和重型甲状腺功能低下合并腹泻的患者,限钠应慎重,最好根据 24 小时尿钠排出量、血钠、血压等临床指标来决定是否限钠。

(3)改进烹饪方法。可采用番茄汁、芝麻酱等调料以改善口味,或用原汁蒸、炖法以保持食物本身鲜美的味道。此外,在配膳方法上,应注意菜肴的色香味以使之能引起患者食欲。

(4)目前市售的低钠盐可根据说明适当选用。市售无盐酱油是以氯化钾代替氯化钠,故高血钾患者不宜使用。

(八)高钾和低钾膳食

钾是人体细胞内液的主要阳离子,有维持体内水、电解质平衡、渗透压,加强肌肉兴奋性和心跳规律性等方面的生理功能。我国推荐,成人适宜的每日摄入量为 1950~3500mg。

1. 适用范围

(1) 高钾膳食:用于纠正低钾血症(血清钾<5.5mmol/L)。高钾膳食的钾含量应超过 80mmol/L(3120mg),适用于防治高血压,可预防由于服用利尿剂而引起的低钾血症。

(2) 低钾膳食:用于纠正高钾血症(血清钾>5.5mmol/L)。低钾膳食的钾含量应低于 40 ~60mmol/L(1560~2340mg),适于因肾脏排钾功能障碍而引起的高钾血症。

2. 膳食原则和要求

(1) 高钾膳食:应多选择富含蛋白质的瘦肉、鱼、虾和豆类食品(低蛋白质饮食除外)、粗粮、新鲜水果;可用土豆、芋头替代部分主食(土豆、芋头含钾丰富)。浓肉汤、菜汤和鲜果汁饮料等也是钾的良好来源。

(2) 低钾膳食:应少用富含蛋白质的瘦肉、鱼、虾、豆类食品和浓汤汁、果汁;尽量选用含钾 250mg 以下的食物;将食物置于水中浸泡或水煮去汤以减少钾含量。

3. 食物选择

(1) 可根据食物中钾的含量加以选择。

(2) 除含量外,食物中的钾多集中在谷皮、果皮和肌肉中,且钾易溶于水。故细粮钾的含量低于粗粮,去皮水果钾含量低于带皮水果,肥肉的钾含量低于瘦肉,罐头水果或煮熟的水果的钾含量低于新鲜水果。浓菜汤、果汁和肉汤中均含有较多的钾。

(九) 其他治疗膳食

如贫血膳食、糖尿病膳食、低嘌呤膳食等。

三、试 验 膳 食

考点:试验膳食种类及方法

试验膳食是在临床诊断或治疗过程中,短期内暂时调整患者的膳食内容,以配合和辅助临床诊断或观察疗效的膳食。

(一) 结肠镜(或钡灌肠)检查用膳食

1. 目的　减少肠道残留的食物残渣,用于检查肠道疾患。

2. 方法　①在钡灌肠前 1 天(或前 2 天)食用少油、少渣半流质。②饮食中免用奶类、蔬菜、水果、肉类和油炸食物。③每天超过 2L 的清洁饮料,特别是在进行实验前一晚 18:00 左右使用渗透性泻药(如枸橼酸镁),20:00 使用一种接触性泻药。④在钡灌肠的当天早餐用清流食。

(二) 葡萄糖耐量试验膳食

1. 目的　用高碳水化合物膳食来测验人体对葡萄糖的耐量,帮助诊断糖尿病。

2. 方法　实验前 3 天患者每日饮食中需含足够的能量及 150~300g 的多糖。实验前 12 ~16 小时内禁食。空腹采血后,给患者服用葡萄糖水(75g 葡萄糖溶于 250ml 水中),5 分钟内摄入糖水后分别于 0.5、1、2、3 小时各抽一次血,测定其中葡萄糖含量及胰岛素分泌情况。

(三) 潜血试验膳食

1. 目的　配合检验粪便中是否有潜血,以诊断消化道有无出血。

2. 方法　一般试验期为 3 天。试验期内选择低铁食物,可食用鸡蛋、牛奶、豆制品和白色蔬菜,禁用红色肉类、肝脏、动物血、深色蔬菜及其他含铁丰富的食物,3 天后测定粪便潜血。

(四) 肌酐试验膳食

1. 目的　确定内生肌酐清除率,估计患者的肾小球滤过情况。

2. 方法 用试验膳食 3 天。每天膳食中蛋白质含量限制在 40g 以内。避免食用各种肉类,在蛋白质限量范围内可用牛奶、鸡蛋和谷类及其制品。蔬菜、水果可不限。由于谷类含蛋白质 7%~10% ,故主食的全日进量不宜超过 400g。可用马铃薯、红薯、藕粉、甜点心等富含碳水化合物的低蛋白质食物充饥,忌饮茶和咖啡。第 4 天上午采集抗凝血 2ml 和收集 24 小时尿送检。

第二节 营养制剂

营养制剂是为不能进食、消化能力差的患者专门设计的符合其生理需求的特殊配方食品。不同于普通食物,其营养密度高,营养全面均衡,易消化吸收。按量摄入不增加脏器负担,并可提高治疗效果。可分为肠内营养制剂和肠外营养制剂。

一、肠内营养制剂

(一) 肠内营养的概念

肠内营养(enteral nutrition,EN)是通过口服或管饲等方法经肠道提供代谢需要的热量及营养基质。肠内营养可以避免肠黏膜发生萎缩,维持胃肠道正常的生理结构和功能,保护肠道黏膜屏障功能,同时也可以保护胰-胆系统的功能。临床应用时,应遵循"当胃肠道有功能时,应首选肠内营养"的原则。

肠内营养的有效实施依赖于充分了解肠内营养用制剂的类别、组成、特性、制备及评价等,并充分利用现代的输液系统(包括输液泵、导管、输液袋和电脑自动混合器 automixer 等),使不能或不愿正常摄食的患者的营养状况得以维持并改善。

(二) 肠内营养制剂的分类及组成

考点:肠内营养制剂类型。

根据肠内营养制剂的组成,可将其分为要素制剂、非要素制剂、组件制剂和特殊治疗用制剂 4 类。

1. 要素制剂 要素制剂源于 1957 年 Greenstein 等为开发宇航员的肠内营养所研制的制剂。它是单体物质——氨基酸或多肽类、葡萄糖、脂肪、矿物质和维生素的混合物,并经胃肠道供给。要素制剂既能为人体提供必须的能量及营养素,又无需消化即可直接或接近直接吸收和利用。因此,要素制剂主要适合胃肠道消化和吸收功能部分受损的患者,如短肠综合征、胰腺炎等患者。要素制剂具有以下特点:

(1) 营养全面:每日提供 8.4~12.6MJ(2000~3000kcal)热量时,要素制剂中各类营养素可满足推荐的膳食供给量标准。

(2) 无需消化即可直接或接近直接吸收:要素制剂均以要素形式或接近要素形式组成,无需胃、胰、胆等消化液的作用,可直接或稍加消化即可吸收利用。

(3) 成分明确:明确的成分便于使用时对其进行选择,并可根据病理生理需要,增减某种或某些营养素成分或改变其比例(如氮热比等)以达到治疗效果。

(4) 不含残渣或残渣很少:一般配方中不含制剂纤维,服用后仅有少量内源性残渣进入大肠,使粪便数量显著减少。

(5) 不含乳糖:适用于乳糖不耐受者

(6) 适口性差:氨基酸和(或)短肽造成要素制剂的气味和口感不佳,故要素制剂以管饲为宜。

2. 非要素制剂 该类肠内制剂以整蛋白或蛋白质游离物为氮源,渗透压接近等渗(300~

400mOsm/L),口感较好,适于口服,易于管饲,使用方便,耐受性强。适用于胃肠道功能较好的患者,是临床上应用最广泛的肠内营养制剂。

(1)匀浆制剂:匀浆制剂是采用天然食物经捣碎器捣碎并搅拌后制成。其成分需经肠道消化后才能被人体吸收和利用,且残渣量最大,故适用于肠道功能正常的患者。此类制剂一般包括商品匀浆制剂和自制匀浆制剂2类。

(2)整蛋白为氮源的非要素制剂:此类制剂是临床上应用最多的肠内营养制剂,根据其蛋白质来源,是否含乳糖或膳食纤维又可分为含牛奶配方、不含乳糖配方及含膳食纤维配方。①含牛奶配方:氮源为全奶、脱脂奶或酪蛋白,蛋白质生理价值高,口感较以分离大豆蛋白为氮源者为佳。但含有乳糖,不宜用于乳糖不耐受症患者。②不含乳糖配方:对于乳糖不耐受症患者,可考虑采用不含乳糖的肠内营养用制剂。其氮源为可溶酪蛋白盐、大豆蛋白分离物或鸡蛋清固体。③含膳食纤维配方:此类制剂包括添加水果、蔬菜的匀浆制剂和以大豆多糖纤维的形式添加膳食纤维的非要素制剂。

3. 组件制剂　营养素组件,亦称不完全制剂,是仅以某种或某类营养素为主的肠内营养制剂。它可对完全制剂进行补充和强化,以弥补完全制剂在适应个体差异方面不够灵活的缺点;亦可采用2种或2种以上的组件制剂构成组件配方,以适合患者的特殊需要。组件制剂主要包括蛋白质物件、脂肪组件、糖类组件、维生素组件和矿物质组件。

4. 特殊应用制剂

(1)婴儿应用制剂:婴儿常用的肠内营养制剂应仿照人乳设计,以确保婴儿正常的生长发育。常见的商品制剂主要有美国产的 Nutramigen 和 Pregestimil 等。前者适用于对蛋白质不耐受的婴儿;后者适用于对双糖不耐受或有其他胃肠道疾患的婴儿及儿童。

(2)肝功能衰竭用制剂:此制剂氮源多为14种氨基酸,其特点是支链氨基酸含量较高,而苯丙氨酸及蛋氨酸等芳香族氨基酸含量较低,以利于纠正血浆氨基酸谱失衡,改善肝性脑病症状。

(3)肾衰竭用制剂:使用肾衰竭用制剂的目的在于重新利用体内分解的尿素氮来合成非必需氨基酸,这样既可减轻氮质血症,又有助于合成体蛋白。常用者包括 Amin-Aid 和 Travasorb Renal 等。

(4)肺疾患专用制剂:特点是低碳水化合物、高脂肪、高蛋白和高能量密度。低碳水化合物、高脂肪能减少 CO_2 生成量和增加热能,高蛋白质用以维持瘦体组织并满足合成代谢需要,高能量密度用以限制液体摄入。

(5)创伤用制剂:创伤用制剂的能量密度、蛋白质含量及支链氨基酸比例均高于一般肠内营养制剂。该制剂适用于大手术、烧伤、多发性创伤及脓毒病等高代谢的患者。

(6)糖尿病用制剂:其中碳水化合物占总热量比例低于普通肠内营养制剂,而提高脂肪所占热量比例(45%~50%),以降低餐后血糖水平。制剂中含有较高量的膳食纤维,可延缓葡萄糖吸收,控制餐后血糖浓度,改善高胰岛素血症。

(7)肿瘤用制剂:肿瘤用制剂常采用高能量、高脂肪、低碳水化合物配方,以符合宿主和肿瘤细胞的代谢特点。此外,肿瘤用肠内营养制剂应富含一些免疫增强物质及抗氧化剂等。

(8)先天性氨基酸代谢缺陷用制剂:先天性氨基酸代谢缺陷症是某种氨基酸的代谢过程中,因某种酶的缺乏而引起的遗传性疾病。可选用缺乏相应氨基酸的营养制剂。

二、肠外营养制剂

(一)肠外营养制剂的概念

肠外营养制剂是指含有人体所需的营养物质,并根据患者的年龄、性别、体重或体表面积及病理需要来制备。

肠外营养制剂的组成成分包括蛋白质(氨基酸)、脂肪、碳水化合物、多种维生素、多种微量元素、电解质和水等,均系中小分子营养素。

肠外营养制剂的基本要求包括无菌、无毒、无致热源;适宜的 pH 和渗透压;良好的相容性、稳定性、无菌无致热源包装等。

(二) 肠外营养制剂的分类

考点:肠外营养制剂类型

1. **葡萄糖溶液** 为了提供足够的能量,在配方中常用高浓度(25%~50%)的葡萄糖溶液作为肠外营养的能量来源。每天补充 100g 可起到节省蛋白质的作用,尿糖和血糖测定可检测其利用情况。肠外营养配方中葡萄糖的供给量根据患者的体重、消耗量、创伤及感染程度而定。一般葡萄糖功能占总能量 60%~70% 时,每日提供糖 200~250g,最多不超过 300g。这些溶液的渗透压很高,若经周围静脉输入容易导致血栓性静脉炎,因此只能经中心静脉途径输入。由于机体利用葡萄糖的能力有限,输入太快,即可发生高血糖、糖尿及高渗透脱水。超量补充葡萄糖,多余的糖可能转化为脂肪而沉积在肝脏组织内,引起脂肪变性。

2. **脂肪乳剂** 肠外营养中所应用的脂肪是以大豆油或红花油为原料,经卵磷脂乳化制成的脂肪乳剂。目前临床上脂肪乳剂有 10%、20% 和 30% 几种浓度。输注时,通常在最初的 15~30 分钟内速度不超过 1ml/min,半小时后可逐渐加快,输注过快容易出现发热、畏寒、心悸、呕吐等急性反应。在进行肠外营养时,糖类和脂肪的理想比例未完全确定,通常主张脂肪乳供能小于总能量 50%。

近来认为含有脂肪的肠外营养制剂是一种安全、平衡、重要的营养支持复合物。优点在于:①与高渗葡萄糖、电解质溶液同时输入,可降低营养液浓度,减少对血管壁的损伤;②脂肪释放的能量是碳水化合物的 2 倍,可在输入液体总量不变的情况下获得更多能量;③既可减少葡萄糖用量,减低与高糖输入有关的危险因素,又可提供必需氨基酸(亚油酸与亚麻酸),避免必需氨基酸的缺乏;④脂肪乳剂的呼吸商为 0.7,比碳水化合物低,比同等能量的糖溶液产生的 CO_2 少,有利于呼吸道功能受损的患者。

但对于脂肪代谢紊乱、动脉硬化、肝硬化、血小板减少等患者应慎用脂肪乳剂。

3. **氨基酸溶液** 包括必需氨基酸与某些非必需氨基酸。复方氨基酸是由人工合成的结晶左旋氨基酸,是肠外营养的基本供氮物质,用于维持正氮平衡、促进体内蛋白质合成、组织愈合及合成酶和激素。补充氨基酸必须注意氨基酸的成分及总含氮量。其需要量根据体表面积或体重计算,还应考虑患者的耐受程度,否则将出现不良反应,一般其供给量为 $6~8g/m^2$ 体表面积或 $0.15~0.2g/(kg \cdot d)$。

商品用复方氨基酸溶液的品种繁多,可以分为两大类。一类是平衡氨基酸溶液,适用于大多数患者。近年使用的结晶复方氨基酸溶液,如 14 氨基酸注射液-823,含有 8 种必需氨基酸与 6 种非必需氨基酸,比水解蛋白更有利于防止氮的丢失;第二类复方氨基酸溶液的配方各异,分别适用于不同患者,如肾衰竭,肝病或创伤患者用氨基酸溶液等。

4. **水与电解质** 肠外营养的液体需要量成人以每日 3000ml 左右为宜。患者对电解质的需要量变化较大,每日的补给量不是固定不变的,需根据患者病情改变,临床综合分析后确定。常用的肠外营养电解质溶液有 10% 氯化钾、10% 氯化钠、10% 葡萄糖酸钙、25% 硫酸镁及有机磷制剂等。

5. **维生素与微量元素** 维生素参与糖、脂肪、蛋白质代谢及人体生长发育、创伤修复等。肠外营养时,一般提供生理需要量,否则可出现神经系统与心血管系统的损伤或维生素缺乏症,但维生素 D 除外,研究发现,应用肠外营养素的患者可出现骨质软化症伴高钙血症,停止补充维生素 D 后可使症状缓解,提示长期使用含维生素 D 的肠外营养制剂可使代谢性骨病加重。因此建议家庭肠外营养者不要补充维生素 D,鼓励患者多晒太阳,产生内源性维生素 D。微量元素参与酶、核酸、多种维生素和激素的作用。现已有供成人用的复方微量元素制剂安达美及专供儿科患者用的微量元素制剂哌达益儿。

第三节　营养支持

一、概　　述

营养支持是在不能正常进食的情况下,通过消化道或静脉将特殊制备的营养物质送入患者体内的营养治疗方法。它是现代临床综合治疗方法的一个重要组成部分,有提高免疫力、纠正异常代谢状态,缩短病程,促进病人康复的作用。

营养支持包括肠内营养支持和肠外营养支持,应根据患者的实际病情选择恰当的营养支持方法。如果患者营养状况差,而胃肠道功能存在,则应尽可能选择肠内营养支持;如果胃肠道功能不存在,在迫不得已时才选用肠外营养支持方法;如果单纯肠内营养不能满足患者营养需要,或由肠外营养过渡到肠内营养阶段,也可以选择肠内营养联合肠外营养的支持方式。

二、肠 内 营 养

肠内营养也称经肠营养,是通过口服或管饲方法将特殊制备的营养物质送入患者胃肠道以提供机体营养的支持方法,是最符合生理需要的营养支持途径。营养素经胃肠道消化吸收后经肝脏代谢和转化,有利于内脏蛋白质的合成和人体新陈代谢的调节。肠内营养简便、安全、有效、经济,与肠外营养(PN)一起构成临床营养支持治疗的两大支柱。胃肠道功能存在是采用此途径的首要条件。肠内营养包括经口营养和管饲喂养两种方式。

考点:肠内营养适应证

(一) 肠内营养的适应证

临床上实施营养支持治疗的总原则是只要胃肠功能允许,应尽量使用肠内营养,该原则高度概括了肠内营养的适应证。即使仅有一小部分胃肠功能存在,也应首先考虑肠内营养。临床上常见的适应证有:

1. 经口摄食障碍或摄食不足　因口、咽喉或食管手术、肿瘤、炎症、创伤等致使患者不能经口摄食但肠道功能正常者,可经管喂行肠内营养。

2. 神经、精神疾病　中枢神经系统紊乱、脑血管意外、昏迷、颅内外肿瘤及咽反射丧失而不能吞咽者,应行管饲营养。

3. 肿瘤化疗或放疗患者　肿瘤患者因厌食、消耗等因素而产生营养不良,同时化疗和放疗可产生许多不良反应而使营养不良状况加重,最终导致"癌症恶病质"。这类患者只要胃肠道有功能,即可行肠内营养支持。这有利于改善患者的营养状况,从而耐受化疗和放疗,可延长患者生命和提高其生活质量。

4. 烧伤、创伤及脓血症　这类患者呈明显的高分解状态,且患者经口摄食不足。因此,营养支持治疗十分重要,并以肠内营养为首选。创伤和烧伤后早期行肠内营养可纠正病人的高代谢状态,维持正氮平衡,减少细菌异位及降低感染发生率。

5. 围术期营养　需择期手术的营养不良患者,术前肠内营养能改善患者的营养状况。术后早期亦可行管喂营养,对患者术后康复十分有利。

6. 短肠综合征　短肠综合征的肠道代偿阶段,应根据胃肠道功能恢复情况,逐渐由肠外营养过渡至肠内营养,并逐渐增加肠内营养的用量,直至满足机体的营养素需要量时,即可停止使用肠外营养支持。及早地实施肠内营养,有利于残留肠道结构和功能的代偿。

7. 消化道瘘　如食管瘘、胃瘘、肠瘘、胆瘘、胰瘘等。肠内营养可改善和维持这类患者的营养状况,降低死亡率,部分患者瘘口可自行愈合。一般应用在低位肠瘘和胃十二指肠瘘。

8. 炎性肠道疾病　溃疡性结肠炎、Crohn's病在病情严重或急性发作期,宜采用肠外营养,待病情缓解,小肠功能适当恢复且可耐受要素膳时,通过审慎的管饲营养可供给充足的营养素。

9. 胰腺疾病　急性胰腺炎急性期首选肠外营养支持,恢复期宜采用空肠喂养。这样对胰腺外分泌功能刺激很小,既有利于维持营养,又不会加重病情。对慢性胰腺炎的患者,消化酶缺乏是消化不良的原因,应选择适当的膳食行肠内营养。

10. 结肠手术或检查的准备　由于要素膳无渣,应用后可减少粪便体积和细菌数量而同时不影响患者的营养状况。用于术前和检查前准备。

11. 心血管疾病　严重心功能衰竭时,如经口摄食的能量低于4184kJ(1000kcal)时应给予肠内营养支持。

12. 肝功能不全　宜采用肝功不全特殊配方要素膳,目的是改善蛋白质营养状况。另外有助于纠正异常血浆氨基酸谱,不会诱发肝性脑病或减轻其状况。

13. 肾衰竭　应用肾衰竭制剂,补充必需氨基酸和组氨酸,满足机体代谢需要同时减轻氮质血症。

14. 先天性氨基酸代谢缺陷症　应采用专门膳食。

15. 作为肠外营养的补充或过渡　由于长期肠外营养会导致肠道结构及功能损害,因而临床上常采用逐渐减少肠外营养用量,同时逐步增加肠内营养,最终过渡到经口进食。

(二) 肠内营养禁忌证

在以下情况肠内营养应慎用或禁用。

1. 3个月内的婴儿不能耐受高渗要素饮食。欲行肠内营养剂,则应用等渗的婴儿膳或应用8%~10%的稀释液为宜,同时还应注意防止电解质紊乱。

2. 麻痹性肠梗阻、腹膜炎及其他严重腹腔内感染、上消化道出血、顽固性呕吐及严重腹泻的患者,均不宜行肠内营养。

3. 肠瘘患者、有功能的小肠小于100cm者。由于缺乏足够的吸收面积,施用肠内营养将加重病情。

4. 广泛小肠切除患者,术后4~6周。

5. 严重吸收不良综合征者,应慎用肠内营养,一般应先给予一段时间的肠外营养,以改善肠黏膜功能,以后逐渐过渡至肠内营养。

6. 胃大部切除术后易产生倾倒综合征的患者。

7. 急性重症胰腺炎患者的急性期不宜过早进行肠内营养。

(三) 肠内营养方法

肠内营养的方法有两种:经口营养、管饲营养。选择肠内营养支持方法时,要根据疾病的种类、喂养时间的长短、胃肠功能状态、营养支持的目的(补充营养、增加营养和维持营养)、可供使用的膳食品种(匀浆膳、非要素膳和要素膳)等5方面因素进行分析,做出正确的抉择。

1. 经口营养　是指经口将特殊制备的营养物质进入患者体内以提供机体营养的治疗方法,这是最符合自然生理的基本摄食方法。

适用范围:一般适用于能够经口进食且胃肠功能存在、需要营养补充的患者。对有胃排空严重障碍、频繁呕吐者禁用。

2. 管饲喂养　管饲喂养是指通过喂养管向胃和空肠输送营养物质的营养支持方法。分为胃内喂养与肠内喂养两种。胃内喂养因喂养管的远端留于胃内,故称胃内管喂,包括鼻-胃置管、胃造口、食管造口等,适用于胃排空功能良好者。对于有严重呕吐、胃食管反流、胃部严重病变及胃排空障碍者禁用。肠内喂养因喂养管的远端留于肠内,故得名,包括鼻-十二指肠置管、鼻-空肠置管以及空肠造口等,主要用于胃内喂养有误吸危险及胃排空不佳者。考点:管饲喂养的方式

管饲喂养方式可分为一次性投入、间歇重力滴注和连续滴注 3 种。

(1) 一次投入:将配置好的肠内营养制剂用注射器经输食管缓慢注入胃内,每次250~400ml。

(2) 间歇重力滴注:将营养液置于输液容器内,经输液管与输食管相连,在重力作用下缓慢滴入胃肠内,每次 250~500ml,每日 4~6 次,滴速一般为 20~30ml/min。此种方式适合滴注非要素膳及混合奶,多数患者可耐受。这种方法优点是简便,患者有较多的活动时间,类似于正常进食间隔,缺点是可能发生胃排空延缓。

(3) 连续输注:将营养液置于输液容器内,将输液管嵌入输注泵内,在泵的带动下连续输注,一般可持续6~24 小时。连续输注适用于危重患者及十二指肠或空肠近端喂养的患者。输入的体积、浓度和速率必须由小到大,逐渐调节至患者能耐受的程度,这一过程一般需要3~4 天时间。这种方法的优点是输注效果更接近胃肠道的工作状态,胃肠不良反应轻;缺点是持续时间长,患者不便离床活动。

(四) 肠内营养并发症

考点:肠内营养常见并发症

一般来说,肠内营养的安全性很高,但也可能发生某些并发症,主要有胃肠并发症、代谢性并发症、感染并发症和置管并发症等。

1. 胃肠并发症　肠内营养最常见的并发症是腹泻、腹胀、恶心、呕吐。

(1) 腹泻:一般来说,每日粪便排出量>500ml 或每日排便次数>3 次,连续超过 2 天,即可认为是腹泻。腹泻是肠内营养支持中的常见并发症,应对其原因作出正确评估。

1) 营养制剂选择不当:营养制剂中脂肪含量相差较大,对于脂肪吸收不良的患者,高脂肪较易导致腹泻。因此,应注意各种肠内营养制剂的营养素的质和量及渗透压,对某种产品不耐受者,可选用另一种产品。

2) 营养液高渗且滴速过快:高渗营养液进入肠腔后,肠黏膜吸收水分障碍,反向肠腔内分泌水分而导致腹泻,如水样便。预防办法为稀释后少量、缓慢输注,开始速度控制在 40~50ml/h,24 小时后再逐渐增量达到需要量。若经过各种改善措施后仍无效,可改为肠外营养。

3) 营养液温度过低:营养液温度应维持在 40℃左右,当低于室温时易发生腹泻,尤其是体弱的老年人。通常应在体外复温到适宜温度再输注入肠。

4) 医源性感染:危重患者长期应用抗生素可导致菌群失调,引起肠炎、腹泻。一些高渗性药物亦可直接引起腹泻。此外,营养液受到细菌污染及某些药物治疗(如肿瘤化疗或放射治疗)均可引起腹泻。

5) 低蛋白血症及营养不良:营养不良时小肠绒毛数目减少,绒毛高度降低,刷状缘低平,使小肠吸收力下降。低蛋白血症可使血管胶体渗透压降低,肠黏膜水肿,与腹泻有关。

6) 乳糖酶缺乏:乳糖酶缺乏的患者对乳糖不能耐受,如应用含乳糖的肠内营养膳食可引起腹泻。其主要机制是乳糖进入肠内后不能被水解,在肠腔内形成高渗透压,使水分吸收障碍而造成腹泻。另外,过多的乳糖被肠内细菌酵解成有机酸,促使更多的水分进入肠腔而加重腹泻。

7) 胰腺疾病、胃部手术、胆道梗阻,回肠切除的患者:肠内可能缺乏足够的脂肪酶,造成脂肪吸收不良,导致腹泻。

如果腹泻严重,则暂时停用肠内喂养,改用肠外营养支持。

（2）腹胀：发生腹胀的原因有：膳食浓度、脂肪含量高或产气的食物多；应用麻醉剂和抑制肠蠕动的药物；肠麻痹；胃无张力；输注速率过快，温度过低。处理时应根据患者的具体情况，减慢甚至暂停输注或降低浓度，对冷液加热，逐渐增量使肠道有适应过程，必要时可应用促进肠蠕动的药物，亦可行温盐水灌肠，对腹胀严重者应同时行胃肠减压。

（3）恶心、呕吐：引起恶心、呕吐的原因很多，主要有要素制剂中氨基酸和短肽的异味，高渗透压导致胃潴留，输注速度过快等。处理方法：①减慢输注速度，降低渗透压；②对症处理，如给予止吐剂等。

2. **代谢并发症**　代谢并发症主要有水、电解质及酸碱代谢异常，糖代谢异常，微量元素代谢异常，维生素及脂肪酸的缺乏，最常见的是脱水和高血糖症，但发病率明显低于肠外营养，预防及处理的关键是认真监测，及时纠正。

（1）水和电解质紊乱：①脱水：水补充不足可出现高渗性脱水；②高血钾：营养液含钾过高，患者肾功能障碍，钾排出减少，易出现高血钾；③低血钾：应用利尿剂、胃肠液丢失未额外补钾易发生低血钾；④矿物质缺乏：长期应用肠内营养、营养液选择不当及补充不及时等可导致铜、镁、钙等矿物质缺乏。

（2）高血糖：营养液的渗透压过高可到高血糖，发生率 10%~30%。应减慢营养液输注速度或降低浓度，并应用胰岛素使血糖接近正常。如未予纠正，则可发生较严重的高血糖性高渗性非酮症脱水，甚至继续恶化导致昏迷。

（3）维生素缺乏：营养制剂配方中维生素 K 一般含量较低或缺乏，肠内营养时间长则易发生维生素 K 缺乏，致凝血酶原时间延长。生物素缺乏可致皮炎、肌痛、厌食等。

（4）必需脂肪酸缺乏：长期应用含脂肪少的营养液易发生必需脂肪酸缺乏。

3. **感染并发症**　营养液污染、输液系统污染、吸入性肺炎等可引起感染并发症，严格规范操作、加强护理、认真监测可以预防。

4. **置管并发症**　置管并发症与喂养管的质地、粗细以及置管方法和部位有关。主要有鼻、咽及食管损伤，喂养管堵塞，喂养管拔出困难，造口并发症等。

（1）鼻、咽及食管损伤：喂养管长期放置可致患者鼻翼部糜烂、咽喉部溃疡、声音嘶哑、鼻窦炎、中耳炎等并发症，应加强局部护理。对需置管 4 周以上者，应该选择胃或空肠造瘘。

（2）喂养管堵塞：常见原因是喂养管内径小，肠内营养输注过程中或输注完毕时未能及时冲洗管道，肠内营养液黏稠，经常给予不恰当的药物等。少数情况下是喂养管在胃肠内扭结所致。

（3）喂养管拔出困难：长期使用质硬喂养管，喂养管停留在胃肠壁上，并嵌入胃肠黏膜中，导致喂养管拔出困难。空肠造瘘管与肠壁或腹壁脏层缝合结扎固定过紧也会造成喂养管拔除困难或有很大阻力。

（4）造口并发症：胃造口并发症主要是造口出血和溢出胃内容物，发生腹膜炎，继而发生伤口不愈、造口旁疝等。空肠造口并发症主要有造口漏肠液，喂养管脱出，造口出血，造口周围皮肤糜烂、感染等。

（五）肠内营养护理

考点：肠内营养护理要点

肠内营养是一种安全有效的营养支持方法，被越来越多的患者接受。在实施肠内营养过程中，应重视做好各个环节的护理工作，避免因护理不当所造成的不良反应及并发症，保证肠内营养的顺利实施。

1. **心理护理**　许多患者对肠内营养有畏惧心理，尤其是经鼻插管的不适感，使患者不易接受，甚至产生抵触情绪。因此，做好肠内营养患者的心理护理十分重要，一般可从以下几方面入手：①行肠内营养前，应提前告知患者，使其有一定的心理适应准备时间。②向患者讲明拟采用的置管途径、应用的营养制剂种类、输注方式即可能出现的并发症,回答和详细解释患者提出的有关问题。③在应用过程中及时处理出现的问题,提高患者的安全感。④对长期应用者,可向其介绍具体应用方法,使患者能掌握一定的应用技术,以便参与实施过程中,如条件允许可让其自我执行。

2. 严格记录肠内营养制剂的名称、体积、浓度、输注速度。

3. 密切观察患者对肠内营养制剂的耐受情况。患者不能耐受的表现主要为上腹胀痛、饱胀感、恶心,严重者可出现呕吐和误吸。

4. 喂养前应该先确定管端位置,胃内喂养以吸出胃内容物证实,如胃内无内容物或管端在十二指肠或空肠,则需依靠 X 线片证实。

5. 胃内喂养时,床头要抬高 30°~45°,以免反流误吸。

6. 胃内喂养开始阶段,每隔 3~4 小时检查胃残留物,其量应该小于 150ml。如残留过多,应该降低滴速或停止输注数小时。

7. 每 24 小时更换输液管和输液袋。

8. 每次间歇输注后或投以研碎药物后,应该以 20ml 左右温水冲洗,保持喂养管通畅。应用细的喂养管时,禁止经该导管输注颗粒性或粉末状药物,以防止导管堵塞。

三、肠外营养

肠外营养(parenteral nutrition,PN)是指在患者胃肠功能不良,不能或不允许经肠营养的情况下,通过肠道外通路输注包括氨基酸、脂肪、碳水化合物、维生素及矿物质等营养素,提供能量,纠正或预防营养不良,改善营养状态,并使胃肠道得到充分休息的营养治疗方法。肠外营养包括中心静脉和周围静脉营养。

(一) 肠外营养适应证

考点:肠外营养适应证及护理要点

1. 消化系统疾病

(1) 消化道瘘:一般早期应用肠外营养支持,病情稳定后应尽早改为肠内营养。

(2) 炎性肠道疾病:炎性肠道疾病可致肠黏膜广泛性病变,从而影响小肠运动与吸收功能,如溃疡性结肠炎、肠结核、克罗恩病、系统性红斑狼疮等,可通过肠外营养维持良好的营养状态,保证肠道充分休息。肠外营养支持有助于急性期患者炎症的控制、缓解症状。

(3) 短肠综合征:小肠大部切除的患者手术后 2 个月内,无法经胃肠道吸收营养物质,需要完全肠外营养;接下来 6~24 个月为肠功能代偿期,可根据肠道功能代偿情况逐步尝试肠内营养,逐渐减少肠外营养;2 年后,可根据肠道功能恢复情况逐渐恢复口服饮食,但仍需要辅以肠内、肠外营养作必要的补充。

(4) 急性重症胰腺炎:禁食可使重症胰腺炎患者减轻呕吐、腹部疼痛等症状,肠外营养可满足禁食时机体的营养需要,减少胰腺外分泌和胃肠液分泌量,有助于病变胰腺恢复。

(5) 胃肠道梗阻:贲门癌、幽门梗阻、高位肠梗阻、新生儿胃肠闭锁等,营养素经口摄入障碍,可进行肠外营养。

2. 高代谢状态危重患者　严重创伤、烧伤及感染等高代谢状态,患者处于强烈的应激状态,代谢旺盛,大量消耗,营养状况迅速恶化,迫切需要营养补充。同时,与分解代谢有关的氮、钾、磷等从渗出液中大量丢失。应激状态下,儿茶酚胺、胰高血糖素、生长激素与糖皮质激素等分泌增加,蛋白质及脂肪分解、糖异生活跃,水钠潴留。肠外营养可有效改善患者的营养状态,减少继发感染,纠正低蛋白血症,避免多脏器损害等并发症发生。

3. 围术期　营养不良可以使免疫功能低下,对术后伤口及呼吸道感染抵抗力降低,易产生并发症。因此,对手术前的肠道清理或消化道肿瘤患者由于长期进食或吞咽困难导致消瘦,体重减轻10%以上的患者术前可以先行静脉营养输注,短至3~5天或长达2周左右。静脉营养疗法更多的是用于手术后的营养支持,如胃切除或大部分切除及胃肠吻合术、食管瘘等外科手术患者均可通过静脉输注营养获得辅助治疗的效果。

4. 重要脏器功能衰竭患者

(1)急性肾衰竭:急性肾衰竭患者多伴有胃肠道黏膜水肿,表现为厌食、恶心、吸收不良。急性肾小管坏死时蛋白质分解增加,同时大量的钾离子释放至细胞外,可促使患者营养状况迅速恶化。肠外营养可有效改善患者营养状况,有助于缩短病程。

(2)心力衰竭:心脏病患者钠和水的代谢能力受损,随时可能发生高血容量性休克与心力衰竭,所以需要严格限制钠和液体的进入量,不仅使能量、氮、无机盐供给不足,而且低盐膳食使患者食欲不振,长期会导致明显营养缺乏。采用中心静脉输注高浓度营养液既能满足营养需求,又因注入的水分少,使心力衰竭可以得到缓解。

(3)肝功能衰竭:肝脏疾病患者不能利用通常的蛋白质膳食,普遍存在蛋白质-能量缺乏性营养不良,并可引起肝昏迷,若采用适宜的氨基酸溶液即富含支链氨基酸(BCAA)的静脉营养液,对肝昏迷有良好预防和治疗效果。

5. 妊娠剧吐与神经性厌食 早孕反应所致的严重恶心、呕吐超过5~7天,应该采取肠外营养支持,以保护孕妇及胎儿。神经性厌食可以引起严重营养不良,特别是消化道分泌受抑制所引起的营养不良难以纠正时,亦应采用肠外营养支持。

(二)肠外营养的并发症

肠外营养并发症主要为置管并发症、感染并发症和代谢并发症三大类。

1. 置管并发症 这类并发症多与置管技术及护理有关。周围静脉穿刺可引起空气栓塞、导管栓塞、营养输液局部外流、血栓静脉炎或静脉血栓及塑料导管反应等;经锁骨下静脉穿刺可能引起气胸、水(营养液)胸、血胸、空气栓塞、皮下气肿和血肿;导管误插、动静脉窦、心脏穿刺或填塞、心律不齐、损伤三尖瓣、损伤锁骨下动脉及臂丛神经损伤及脑血管意外等。所以穿刺插管前必须详细了解插管区域局部解剖学关系,导管插入要用X线作定位检查。此外,护理不当也可造成导管脱出、折断等并发症。

2. 感染并发症 最常见和最严重的并发症是败血症,由于未严格无菌操作,营养输液中比较齐全的营养素是微生物的良好培养基。锁骨下静脉插管也是重要的感染途径,尤其插管与输液管道连接处,长时间使用容易发生污染。所以配置营养液要在无菌的条件下,残留液要培养观察,对穿刺点皮肤和导管要加强护理。

3. 代谢并发症

(1)糖代谢紊乱:①高血糖:肠外营养输入的葡萄糖总量过多或速度过快,机体不能及时利用,很容易引起高血糖症及尿糖,渗透性利尿,脱水,电解质紊乱等,严重者产生高渗非酮性高血糖昏迷,尤其对婴儿及早产儿应更加注意。应控制糖的输入速度,严格监测血糖和尿糖,可通过给予胰岛素减少高血糖反应的发生。②低血糖:使用肠外营养时体内胰岛素分泌相应增加,若突然停用含糖溶液,有可能导致血糖急性下降,发生低血糖反应,甚至低血糖性昏迷,严重者危及生命。在高糖液体输入完毕后,以等渗糖溶液维持数小时过渡,再改用无糖溶液,则可避免诱发低血糖。

(2)肝胆系统异常:在肠外营养时肝脏所处的环境及功能状态与进食时有所不同。如进入肝脏的营养物质的形式、比例,在门静脉与肝动脉血流中的比例,淋巴系统的分流情况以及随营养素进入肝脏的胰岛素、胆囊收缩素等的浓度,在静脉营养时与正常进食不同,还可能造成肝功能不全,严重者甚至可以引起死亡。病理改变主要为肝内胆汁淤积,胆管增生,而有早期肝硬化。在单纯用糖类供给能量,或非蛋白质能量供给过多时,可有肝脂肪变性。生化检验酶活性也有变化,多在进行静脉营养治疗2周后发生。

(3)酸碱平衡失调:高糖溶液的pH为3.5~5.5,大量输入时可影响血液pH,氨基酸溶液中的精氨酸、组氨酸、赖氨酸及胱氨酸等碱基代谢后可产生氢离子,导致高氯性酸中毒。

(4)电解质紊乱:最常见的是低钾、低镁及低磷。长期肠外营养的患者,大量磷、钾、镁从细胞外进入细胞内,导致低磷、低钾、低镁血症,尤其是肠瘘患者,更应注意补充。

(5)微量元素缺乏:禁食超过1个月者,可有微量元素缺乏,锌缺乏最常见,其次是铜和铬缺乏等。因此,长期使用肠外营养者,应注意补充微量元素。

(6)代谢性骨病:长期肠外营养可出现骨质软化症、骨质疏松症、纤维性骨炎、维生素D缺乏症、佝偻病等。

(7)消化系统并发症:长期禁食及肠外营养破坏肠黏膜正常结构和功能,上皮绒毛萎缩、变稀、皱褶变平,肠壁变薄,肠屏障结构破坏,功能减退,极易导致肠细菌移位而致肠源性感染。补充谷氨酰胺可预防肠黏膜萎缩,保护肠屏障功能。

总而言之,肠外营养可产生各种并发症或不良反应,在临床实施中应密切注意监测,尽可能避免或预防其发生,一旦发生应及时处理,以确保肠外营养得以继续和安全实施。

(三)肠外营养的实施及监测

1. 肠外营养实施

(1)选用合适的制剂和输入途径:首先应根据病情选用不同的制剂,采用不同的静脉输注途径。周围静脉输注既简单又安全,应首先考虑;中心静脉可采用锁骨下静脉或颈内静脉输注,输注流量大,能更好地耐受高渗溶液,可长期应用并能满足患者的营养,但技术复杂,要求严格,费用也高。

(2)逐渐增加能量:由于机体对葡萄糖的耐受需要一个适应的过程,故开始静脉营养输注时供给葡萄糖不宜过多,可在1~2天中逐渐增加直到满足需要。

(3)必须同时补足氨基酸和能量:如每1g氮同时增加能量837~920kJ(200~220kcal),则效果更好。缺乏能量时,不能维持适宜的氮平衡,主张糖和脂肪混合供能。

(4)静脉输注脂肪乳剂时需注意调节输注速度:输入太快可能出现急性反应如发热、胃寒、心悸、呕吐等。临床上应用的有10%、20%、和30%的脂肪乳剂。通常10%溶液在输注最初15~30分钟,输入速度不超过1ml/min,半小时后逐渐加快,成人每日用量1~2g/kg。现常与葡萄糖联合使用,提供总能量的30%~50%。对于脂肪代谢紊乱、动脉硬化、肝硬化、血小板减少等患者应慎用。

(5)掌握好营养液用量:用量不足效果不明显,用量过大则致副反应发生。

(6)肠外营养也中最好不加入其他药物:如抗生素、止血剂、强心剂等药物一般另外由静脉途径输入,不得不将各类药物加入肠外营养制剂时,要先在体外预试,并要严格注意配伍禁忌。

2. 肠外营养监测 在静脉营养时,为随时掌握病情的动态变化,应对患者进行必要的监测以保证全静脉营养的顺利进行,并可观察其疗效,根据病情变化及时调整营养处方,进一步提高肠外营养支持效果。临床监测主要包括以下几个方面:

(1)每日的出入水量:了解患者的体液平衡情况,以指导调整每日的静脉补液量。

(2)了解患者高渗葡萄糖输入时的耐受情况,每日或间隔测定血糖、尿糖、酮体,稳定后可每周测定1次,同时也应测定血清胰岛素的水平。

(3)营养代谢情况的监测:每日应做氮平衡测定直至治疗结束为止。每周测定血红蛋白含量、白细胞计数、血浆白蛋白、尿素氮、肌酐、血脂含量等,还应测定血浆氨基酸含量等。

(4)电解质和酸碱平衡的监测:包括K^+、Na^+、Cl^-、Ca^{2+}、磷等及血氮分析,pH和微量元素铜、锌、镁的测定。

（5）肝功能情况：过多或过长时间地输入高渗葡萄糖和某些氨基酸可以损害肝功能，因此需要监测肝功能包括测定血清转氨酶、胆红素、血氨、凝血酶等。

（6）无菌手术的操作检查：每日营养液用毕后取瓶中残留液做细菌培养，每次更换大静脉导管时，均应将其在静脉中内一端剪下做细菌和霉菌培养。

（四）肠外营养护理

肠外营养是比较复杂的治疗方法，为保证其能安全、有效地持续进行，减少和避免并发症的发生，认真、严格地做好每个环节的护理十分重要。

1. 置管前患者心理护理　应对患者做较详细解释，使其能理解和认识营养治疗在综合治疗中的重要性及必要性，消除患者的顾虑和恐惧，在置管时做好配合，能提高置管成功率，减少和避免置管并发症。

2. 外周静脉营养静脉选择要点　①手背静脉，如穿刺失败再改用前臂静脉；②宜选用管径较粗的静脉，减少静脉炎等并发症；③选择静脉分叉处穿刺，以避免插管时血管移位；④不宜选择靠近动脉的静脉，以防形成动静脉瘘；⑤插管不要跨关节，以防止插管弯曲及移位；⑥尽量避免选用下肢静脉，以防活动减少而诱发血栓形成。

3. 导管护理　①导管进皮处保持干燥，每天更换敷料，如有污染应及时更换；②静脉导管与输液器接头应牢固，并用无菌敷料包裹，以防止导管脱落与污染；③按无菌操作要求，每天更换输液管；④防止管道扭曲、导管堵塞、输液瓶内气体进入输液管；⑤输液瓶进气管的前端应装有无菌棉过滤装置，使进入输液瓶内的空气经过过滤；⑥不可经深肠外营养管道抽血、输血。监测中心静脉压及加压时，应防止污染输液管道；⑦必要时用肝素抗凝；⑧拔管时，应按无菌技术进行操作，并剪下导管尖端作细菌培养。

4. 临床监测　基础护理包括每天监测体温、血压、脉搏，记录24小时液体出入量。

5. 营养评价　包括体重、上臂围、上臂肌围、肱三头肌皮褶厚度、肌酐-身高指数、血浆白蛋白浓度、免疫功能试验等。

病案5-2

患者，男性，36岁。因间歇性腹痛、腹泻、消瘦1月余入院。患者1个月前无明显诱因出现腹痛、腹泻，每天4~10次不等，粪便中含未消化的食物，无便血。1个月来，患者的食欲及饮食量无明显改变，但体重下降8kg。患者14年前曾因"消化性溃疡"而行胃大部分切除术。入院诊断：胃-横结肠瘘。
问题：1. 如何对患者进行营养风险筛查和营养状况评价？
　　　　2. 该患者是否需要营养支持？宜采用何种支持办法？

第四节　营养风险筛查与营养状况评价

住院患者营养状况评价一般包括两个步骤：①营养筛查；②营养评价。其目的是对患者的营养状况进行鉴定，确定营养状况的危险程度，为营养师制订营养支持、治疗方案提供重要依据。

一、概　　述

（一）营养不良的定义

严格来说，任何一种营养素的失衡均可成为营养不良（malnutrition），包括营养过剩和营养不足。目前住院患者的营养不良通常是指蛋白质-能量营养不良（protein energy malnutrition）。

（二）营养不良的类型

1. **干瘦型或单纯能量摄入不足型营养不良**　主要由于热量摄入不足,常见于慢性疾病或长期饥饿的患者。主要表现为严重的脂肪和肌肉消耗,皮褶厚度和上臂围减少,躯体和内脏肌肉量减少,血浆白蛋白显著降低,但免疫功能、伤口愈合力和短期应激能力尚好,患者精神及食欲尚好。婴幼儿则生长发育迟缓。**考点**:营养
不良的类型

2. **蛋白质营养不良**　常见于长期蛋白质摄入不足或创伤和感染等应激状态下。主要表现为血浆白蛋白明显下降和淋巴计数下降,内脏蛋白质迅速下降,毛发易脱落,水肿及伤口愈合延迟。患者脂肪储备和肌肉块可在正常范围,一些人体测量指标如体重、三头肌皮褶厚度及臂肌围等仍正常,临床上易忽略。对此型患者若不采用有效的营养支持,可因免疫功能受损,导致败血症或严重真菌感染。

3. **蛋白质-能量营养不良（混合型营养不良）**　由于蛋白质-能量摄入均不足所致,是住院患者常见的类型。骨骼肌与内脏蛋白质均有下降,内源脂肪与蛋白质储备耗空,多种器官功能受损,是一种非常严重、危及生命的营养不良。

二、营养风险筛查

营养风险筛查（nutritional risk screening）是指由营养医生、护士进行的一种决定对患者是否需要制订和实施营养支持计划的快速、简便的筛查方法。通过筛查可发现处于营养不良危险状况的患者,并确定其危险程度,以进一步进行营养评价。**考点**:营养
风险筛查的
方法

营养风险指的是与营养因素有关的不良结局参数增加的风险,不良结局参数包括并发症、住院时间和住院费用等。对住院患者,临床常使用营养风险筛查 2002（nutritional risk screening 2002, NRS 2002）这种方法。

🏛 链　接

NRS 2002

NRS 2002 是欧洲肠外肠内营养学会（ESPEN）推荐使用的住院患者营养风险筛查方法。它是在对 128 个随机对照研究进行系统分析的基础上确定评分标准,具有高强度的循证医学基础。它通过床旁问诊和简便人体测量即可评定,简单易行、无创、无医疗耗费。该方法包括 4 个方面内容:即原发疾病对营养状态影响的严重程度、近期内（1~3 个月）体重的变化、近 1 周饮食摄入量的变化、体质指数（身高、体重）。它通过以上 4 个方面来评定住院患者是否处于营养风险及程度如何,是否需要进行营养支持以及预后如何。同时,它将年龄也作为营养风险因素之一。

住院患者营养风险筛查——NRS 2002 内容及方法如下。

第 1 步:第一次营养筛查表 5-1。

表 5-1　第一次营养筛查表

	筛查项目	是	否
1	BMI<18.5?		
2	患者在过去 3 个月有体重下降吗?		
3	患者在过去的 1 周内有摄食减少吗?		
4	患者有严重疾病吗（如 ICU 治疗）?		

注:是:如果以上任一问题回答"是",则直接进入第 2 步营养监测

否:如果所有的问题回答"否",应每周重复调查 1 次。比如患者计划接受腹部大手术治疗,可以进行预防性的营养支持计划,能够减少发生营养风险。

第 2 步：第二次营养筛查，见表 5-2。

表 5-2　第二次营养筛查表

营养状况 （受损评分）	内容	疾病的严重 （程度评分△）	内容
没有（0 分）	正常营养状态	没有（0 分）	正常营养需要量
轻度（1 分）	3 个月内体重丢失>5% 或食物摄入比正常需要量低 25%~50%	轻度（1 分）	需要量轻度提高：髋关节骨折，慢性疾病有急性并发症者：肝硬化*，COPD*，血液透析，糖尿病，一般肿瘤患者
中度（2 分）	一般情况差或 2 个月内体重丢失>5% 或者食物摄入比正常需要量低 50%~75%。	中度（2 分）	需要量中度增加：腹部大手术*，卒中*，重度肺炎，血液性恶性肿瘤
重度（3 分）	BMI<18.5 且一般情况差或 1 个月内体重丢失>5%（或 3 个月体重下降 15%）或者前一周食物摄入比正常需要量低 75%~100%。	重度（3 分）	需要量明显增加：颅脑损伤*，骨髓移植，大于 APACHE10 分的 ICU 患者
分值	+	分值	+

注：年龄：超过 70 岁者总分加 1 分（即年龄调整后总分值）。NRS 2002 总评分计算方法为 3 项评分相加，即疾病严重程度评分+营养状态受损评分+年龄评分¥

结论：总分值≥3 分：患者处于营养风险，应制定营养治疗计划。总分值<3 分：每周复查营养风险筛查。

＊　表示经过循证医学验证过的疾病。

△　NRS 2002 疾病严重程度评分中对于疾病严重程度的定义：

1 分：慢性疾病患者因出现并发症而住院治疗。患者虚弱但不需卧床。蛋白质需要量略有增加，但可以通过口服和补充来弥补。

2 分：患者需要卧床，如腹部大手术后，蛋白质需要量相应增加，但大多数人仍可以通过人工营养得到恢复。

3 分：患者在加强病房中靠机械通气支持，蛋白质需要量增加而且不能被人工营养支持所弥补，但是通过人工营养可以使蛋白质分解和氮丢失明显减少。

¥　对于下列所有 NRS 评分≥3 分的患者应设定营养支持计划。包括：

①严重营养状态受损（≥3 分）

②严重疾病（≥3 分）

③中度营养状态受损+轻度疾病（2+1 分）

④轻度营养状态受损+中度疾病（1+2 分）

考点：营养状况评价的常用方法

三、营养状况评价

　　住院患者的营养状况评价是通过膳食调查、人体测量、临床检查、生化检查及多项综合营养评定等方法进行综合评价，判定人体营养状况，确定营养不良的类型及程度，估计营养不良后果的危险性，从而为制订适宜的营养支持治疗方案提供依据。由于住院患者的营养状况与其临床治疗和营养治疗密切相关，因此动态监测、评价其营养状况也是监测营养治疗效果，及时调整治疗方案的基础。

（一）膳食调查

　　膳食调查是收集各种食物的摄入量，应用食物成分数值，对这些食物的能量及营养素含量进行分析计算。

　　1. 调查内容　饮食习惯（包括地域特点、餐次、食物禁忌、口味、烹调方法等）、饮食结构、食物种类频率、膳食摄入量等。

　　2. 调查方法　通常采用称重法、记账法、询问法、化学分析法。

　　（1）称重法：又叫称量法，该方法是对膳食单位、家庭或个人一日三餐中每餐各种食物的食用量进行称重,计算出每人每天各种营养素的平均摄入量,调查时间为 3～7 天。调查期间调查对象在食堂或家庭以外的零食或添加的菜肴等都应详细记录,精确计算。此方法能准确反映被调查对象的食物摄取情况,也能看出一日三餐食物分配情况,适用于团体、个人和家庭的膳食调查,但费时费力,不适合大规模的人群调查。

(2) 记账法:对建有饮食账目的集体食堂等单位,可查出过去一定期间内食品消耗的种类和数量,并根据同一时期的进餐人数,粗略计算每人每日各种食品的摄取量,再按照食物成分表计算这些食物所供给的能量和营养素数量。查账法不如称量法细致,但只要账目和用餐人数确实可靠,也还比较准确,而且最大特点是可以调查较长时间。通常每季调查 30 天,可以反映出全年的营养状况。

(3) 询问法:通过问答方式回顾性地了解调查对象的膳食营养状况,是目前较常用的膳食营养调查方法,可适合个体调查及人群调查。此法包括膳食 24 小时回顾法和膳食史法。

膳食 24 小时回顾法是获得食物摄入量信息的一个很常用的方法,要求调查对象回顾和描述 24 小时内摄入的所用食物(包括饮料)的种类和数量,一般采用 3 天连续调查方法,调查时一般由最后一餐开始向前推 24 小时,可以通过面对面、电话或自动询问的方式进行调查。此法常用于门诊或住院患者的饮食调查,也可用于评价人群的膳食摄入量。

膳食史法由 3 部分组成:对平常膳食模式的询问、1 份食物摄入数量和频率的清单、3 天的食物记录,通常用于大规模的流行病学个体调查,探讨饮食与慢性病(如癌症和心脏病)发病率的关系。该法要求被调查者回顾前 1 个月、几个月或 1 年的食物摄入量。该法可用于评估个体每日总的食物摄入量及经常的饮食构成或饮食模式。

(4) 化学分析法:化学分析法是将调查对象的 1 日全部熟食收集齐全,在实验室中进行食物成分分析,测定其中能量和各种营养素的含量。该法操作复杂,一般仅用于特殊需要的营养研究或小样本的项目。

3. 调查结果与评价　对膳食调查所得资料进行整理,将所得结果与中国居民膳食营养素参考摄入量(DRIs)进行比较,并作出评价。评价主要内容如下:①食物是否多样,营养素种类是否齐全,能量及各营养素摄入量是否满足需要;②三大供能营养素比例是否恰当,主、副食搭配、荤素搭配是否合理,3 餐能量分配是否合理;③蛋白质、脂肪食物来源是否合理等。

(二) 人体测量

考点:人体测量常用指标

人体测量通常是对人体结构组成及身体各个维度的测量,其数据可用于判断个体的营养状况、监测治疗及提示预后。常用的人体测量指标包括:身高、体重、皮褶厚度、头围、上臂围和腰、臀围等。

1. 身高　有直接测量法和间接测量法两种。

(1) 直接测量法:测定时患者赤足,足底与地板平行,足跟靠紧,足尖外展60°,背伸直,上臂自然下垂。测量者于被测者右侧,使测量用滑板底与颅顶点接触,读数记录,以厘米(cm)为单位。

(2) 间接测量法:适用于不能站立者。①上臂距:上臂向外伸出与身体呈90°角,测量一侧至另一侧最长指尖距离。②身体各部累积长度:用软尺测定腿、足跟、骨盆、脊柱和头颅的长度,各部分长度之和为身高估计值。③膝高:屈膝90°,测量从足跟底至膝部大腿表面的距离,用下述国内推荐公式计算出身高:

男性身高(cm) = 62.59-[0.01×年龄(岁)]÷[2.09 ×膝高(cm)]

女性身高(cm) = 69.28-[0.02×年龄(岁)]÷[1.50 ×膝高(cm)]

2. **体重**　体重是营养评价中最简单、直接而又可靠的指标。体重是脂肪组织、瘦组织群、水和矿物质的总和。体重改变与机体能量、蛋白质的平衡改变相平行，故体重可从总体上反映人体营养状况。体重的测定要考虑到测量时间、穿衣服多少及是否排便等因素。对住院患者应选择晨起空腹，排空大小便后，着内衣裤测定。

常用体重的评价指标：

（1）现实体重与理想体重（ideal body weight，IBW）百分比（%）

理想体重也称标准体重，我国常用理想体重公式为：

Broca 改良公式：理想体重（kg）= 身高（cm）-105

现实体重与理想体重的百分比评价标准见表 5-3。

（2）体重改变：由于我国目前尚无统一的标准体重值，且身高与体重的个体差异较大，故采用体重改变作为指标更合理。

计算公式：

$$体重改变（\%）=［平时体重（kg）-实测体重（kg）］/平时体重（kg）×100\%$$

应将体重变化的幅度与速度结合起来考虑。

体重改变的评价标准见表 5-4。

表 5-3　现实体重占理想体重的百分比评价标准

结果	体重状况
<80%	消瘦
80%~90%	偏轻
90%~100%	正常
110%~120%	超重
>120%	肥胖

摘自：于康.2006.临床营养医师速查手册.北京：科学出版社

表 5-4　体重改变的评价标准

时间	中度体重减轻	重度体重减轻
1 周	1%~2%	>2%
1 月	5%	>5%
3 月	7.5%	>7.5%
6 月	10%	>10%

摘自：顾景范，杜寿玢，郭长江.2009.现代临床营养学.北京：科学出版社

表 5-5　BMI 评定标准（WHO 成人标准）

等级	BMI
肥胖Ⅰ级	25~29.9
肥胖Ⅱ级	30~40
肥胖Ⅲ级	>40
正常值	18.5~25
蛋白质-能量营养不良Ⅰ级	17.0~18.4
蛋白质-能量营养不良Ⅱ级	16.0~16.9
蛋白质-能量营养不良Ⅲ级	<16

摘自：黄承钰.2003.医学营养学.北京：人民卫生出版社

（3）体质指数（BMI）：被公认为是反映蛋白质能量营养不良及肥胖症的可靠指标。WHO 成人 BMI 评定标准见表 5-5。

测定体重时应注意以下一些特殊情况：①患者出现水肿、腹水等，引起细胞外液相对增加，可掩盖化学物质及细胞内物质的丢失。②患者出现巨大肿瘤或器官肥大等，可掩盖脂肪和肌肉组织的丢失。③利尿剂的使用会造成体重丢失的假象。④在短时间内出现能量摄入及钠量的显著改变，可导致体内糖原及体液的明显改变而影响体重。⑤如果每日体重改变大于 0.5kg，往往提示是体内水分改变的结果，而非真的体重改变。在排除脂肪和水的变化后，体重改变实际上反映了瘦体质的变化。⑥不同类型营养不良体内脂肪和蛋白质消耗比例不同，因而体重减少相同者，有的可能蛋白质特别是内脏蛋白消耗少，有的蛋白质消耗多。从维持生命和修复功能而言，蛋白质的多少比体重改变更重要。所以不同类型营养不良患者，相同体重的减少对愈后可产生不同影响。

目前，一般认为体重减少是营养不良最重要的指标之一，但应结合功能的测定指标，如握

力、血浆蛋白等。当短期内体重减少超过 10%,同时血浆白蛋白<30g/L 时,可判定患者存在严重的蛋白质能量营养不良。

3. 皮褶厚度 皮下脂肪含量约占全身脂肪总量的 50%,通过皮下脂肪含量的测定可推算体脂总量,并间接反映能量的变化。常用的皮褶厚度测量包括三头肌皮褶厚度、肩胛下皮褶厚度、髂骨上皮褶厚度和腹部皮褶厚度。

(1)三头肌皮褶厚度(triceps skinfold thickness,TSF):被测者上臂自然下垂,取左(或右)上臂背侧肩胛骨肩峰至尺骨鹰嘴连线中点,于该点上方 2cm 处,用左手拇指与示指将皮肤连同皮下脂肪捏起呈皱褶,用皮褶厚度计测量其皮褶厚度。应在夹住后 3 秒钟内读数,连续测定 3 次后取其平均值。

结果判定:TSH 正常参考值男性为 8.3mm,女性为 15.3mm。实测值相当于正常值的 90%以上为正常;介于 80%~90% 为轻度亏损;介于 60%~80% 为中度亏损;小于 60% 为重度亏损。

(2)肩胛下皮褶厚度:被测者上臂自然下垂,取左(或右)肩胛骨下角约 2cm 处,顺自然皮褶方向(即皮褶走向与脊柱成 45°),测定方法同 TSF。

结果判定:临床上常以肩胛下皮褶厚度与三头肌皮褶厚度之和来判断营养状况。正常参考值男性为 10~40mm,女性为 20~50mm;男性>40mm,女性>50mm 为肥胖;男性<10mm,女性<20mm 者为消瘦。

4. 上臂围与上臂肌围

(1)上臂围(arm circumference,AC):被测者上臂自然下垂,取上臂中点,用软尺测量,软尺误差不得大于 0.1cm。

结果判定:我国男性上臂肌围平均为 25.3cm,女性为 23.2cm。测量值大于正常值 90% 为营养正常,在 80%~90% 为轻度营养不良,在 60%~80% 为中度营养不良,小于 60% 为重度营养不良。

(2)上臂肌围(arm muscle circumference,AMC):上臂肌围可间接反映体内蛋白质储存水平,它与血清白蛋白水平相关。

$$AMC(cm) = AC(cm) - 3.14 \times TSF(cm)$$

结果判定:AMC 的正常参考值男性为 24.8cm,女性为 21.0cm。实测值在正常值 90% 以上时为正常;占正常值 80%~90% 时,为轻度营养不良;60%~80% 时,为中度营养不良;小于60% 时,为重度营养不良。

5. 腰围和腰臀比

(1)腰围:肥胖的主要特征不仅表现为体脂含量增多,还表现为体脂分布的异常。腰围(waist circumference,WC)在一定程度上反映腹部皮下脂肪厚度和营养状态,是间接反映人体脂肪分布状态的指标。成人腰围是衡量脂肪在腹部蓄积(即中心型肥胖)程度最简单和实用的指标。

结果判定:WHO 建议腰围的正常值为男性在 94cm 以内、女性在 80cm 以内。中国肥胖问题工作组建议中国成年人腰围男性>85cm、女性>80cm 即视为腹部脂肪蓄积,可认定为肥胖。

(2)腰臀比(waist-hip tatio,WHR):是反映身体脂肪分布的一个简单指标,WHO 通常用来衡量人体是肥胖还是健康,保持适宜的腰臀比,对成年人体质、健康及其寿命有着重要意义。该比值与代谢综合征的发病率密切相关。

结果判定:标准的腰臀比为男性<0.8,女性<0.7。我国建议男性>0.9、女性>0.8 称为向心型,也叫内脏型肥胖。

（三）临床检查

临床检查是通过病史采集及体征检查来发现是否存在营养不良。

1. 病史采集　正确采集病史、细心观察有助于发现已存在的营养不良的各种临床表现。

（1）膳食史：包括有无厌食、食物禁忌、消化不良、消化障碍及营养素摄入量。

（2）疾病史：已存在的病例与营养素影响因子，包括传染病、内分泌疾病以及慢性疾病。

（3）用药史及治疗手段。

（4）对食物的过敏史及不耐受性。

2. 体格检查　重点在于发现下述情况判断其程度并与其他疾病鉴别：恶病质、肌肉萎缩、毛发脱落、肝肿大、水肿或腹水、皮肤改变、维生素缺乏体征、必需氨基酸缺乏体征、常量和微量元素缺乏体征等。WHO专家委员会建议特别注意以下13个方面：即头、发、面色、眼、唇、舌、齿、龈、面、皮肤、指甲、心血管系统、消化系统和神经系统等。常见的营养素缺乏表现及其可能的原因见表5-6。

表 5-6　常见的营养素缺乏表现及其可能的原因

部位	临床表现	可能的营养素缺乏
头发	干燥、变细、易断、脱发	蛋白质-能量、必需氨基酸、锌
鼻部	皮脂溢	烟酸、核黄素、维生素 E
眼	干眼病、夜盲症、毕脱氏斑	维生素 A
	角睑炎	维生素 B_2、维生素 B_6
舌	舌炎、舌裂、舌水肿	核黄素、叶酸、烟酸
	龋齿	
牙	齿龈出血、肿大	氟
		维生素 C
口腔	味觉减退、改变	锌
	口角炎、干裂	核黄素、烟酸
甲状腺	肿大	碘
指甲	舟状齿、指甲变薄	铁
皮肤	干燥、粗糙、过度角化	维生素 A、必需脂肪酸
	瘀斑	维生素 C、维生素 K
	伤口不愈合	锌、蛋白质、维生素 C
	阴囊及外阴湿疹	维生素 B_2、锌
	赖皮病皮疹	烟酸
骨骼	佝偻病体征、骨骼疏松	维生素 D、钙
神经	肢体感觉异常或丧失、运动无力	维生素 B_1、维生素 B_{12}
肌肉	腓肠肌触痛	维生素 B_{12}
心血管	萎缩	蛋白质-能量
	脚气病心脏体征	维生素 B_1
生长发育	克山病体征	硒
	营养性矮小	蛋白质-能量
	性腺功能减退或发育不良	锌

摘自：顾景范，杜寿玢，郭长江．2009. 现代临床营养学．北京：科学出版社

应注意在体格检查中发现的许多体征的病因并不单一,同时,营养素的缺乏往往为多发性,发现某一种营养素缺乏的表现时,应考虑到伴有其他营养素缺乏的可能。

（四）实验室检查

利用各种生化及生理等检查可测定蛋白质、脂肪、维生素及微量元素的营养状况和免疫功能。生化及实验室检查对及早发现营养素缺乏的类型和程度有重要意义,它可提供客观的营养评价结果,不受主观因素的影响;并且可确定是存在哪一种营养素缺乏,这两点是人体测量及膳食调查等方法不具备的优势。

生化及实验室检查的内容包括:血液营养成分浓度的测定;血液及尿液营养代谢产物浓度的测定;与营养素吸收和代谢有关的各种酶的活性的测定;头发、指甲中营养素含量的测定等。

1. 血浆蛋白　　血浆蛋白水平可反映机体蛋白质营养状况。常用的指标包括血清白蛋白、前白蛋白、转铁蛋白和视黄醇结合蛋白。

（1）血清白蛋白（albumin,ALB）:在血浆蛋白质中含量最高,起维持渗透压和转运物质的作用,能有效反映机体较长时间内的蛋白质营养状况及预测手术风险程度,是临床上评价蛋白质营养状况的重要参考指标之一。血清白蛋白半衰期为 14~20 天,代谢及营养支持对其浓度的影响需较长时间才能表现出来。

评价标准:正常值为 35~55g/L;28~34g/L 为轻度蛋白质营养不良;21~27g/L 为中度蛋白质营养不良;<21g/L 为重度蛋白质营养不良。

（2）前白蛋白（prealbumin,PA）:又名甲状腺素结合前白蛋白,其半衰期短,仅为 1.9 天,血清含量少且体内储存也较少,迅速的转化速率使得它在判定蛋白质急性改变方面较白蛋白更为敏感,在临床上常作为评价蛋白质-能量营养不良和反映近期膳食摄入状况的敏感指标。但是,很多疾病状态可对血清前白蛋白浓度产生影响,使其应用受到限制。其中,造成其升高的因素主要包括脱水和慢性肾衰竭,降低的因素包括水肿、急性分解状态、外科手术后、能量及氮平衡改变、肝脏疾病、感染和透析等,故前白蛋白不适宜作高度应激状态下营养评价的指标。

评价标准:正常值为 0.20~0.40g/L;0.16~0.20g/L 为轻度缺乏;0.10~0.15g/L 为中度缺乏;<0.10g/L 为重度缺乏。

（3）转铁蛋白（transferrin,TFN）:主要在肝脏生成,对血红蛋白的生成和铁的代谢有重要作用。孕妇、急性肠炎或补铁过多时,体内缺铁或长期失血的人,其血清转铁蛋白浓度增高;恶性贫血、慢性感染、肝脏疾病、肾脏疾病等转铁蛋白的浓度降低。但 TFN 对评价个体病人的营养状态尚缺乏足够的灵敏度与特异性,只能作为群体营养状态的流行病学调查之用。

评价标准:2.0~4.0g/L 为正常;1.5~2.0g/L 为轻度缺乏;1.0~1.5g/L 为中度缺乏;<1.0 为重度缺乏。

（4）视黄醇结合蛋白（retinol binding protein,RBP）:在肝脏合成,其主要功能是运载维生素 A 和前白蛋白。血清中正常含量仅为 0.026~0.076g/L,代谢量少,半衰期短（10~12 小时）,故能及时反映内脏蛋白的急剧变化。它主要在肾脏代谢。当患肾脏病时可造成血清视黄醇结合蛋白升高的假象。目前 RBP 在临床的应用尚不多。

评价标准:正常值为 40~70mg/L。

2. 肌酐-身高指数　　肌酐-身高指数（creatinine height index,CHI）是衡量机体蛋白质水平的灵敏指标,其优点是:①成人体内肌酐和磷酸肌酸的总含量较为恒定,每日经尿排出的肌酐量基本一致,正常男性为 1000~1800mg/d,女性为 700~1000mg/d。②运动和膳食的变化对尿中肌酐含量的影响甚微,故在评定 24 小时尿肌酐时不必限制膳食蛋白质。③经 K^{40} 计数测定,成人 24 小时尿肌酐排出量与瘦体组织量一致。④在肝病等引起水肿等情况严重影响体重测定时,因为 CHI 不受此影响,显得价值更大。

测定方法:准确收集患者 24 小时尿,取肌酐平均值并与相同性别及身高的标准肌酐值比较,所得的百分比即为 CHI。

评价标准:CHI>90% 为正常;80%~90% 表示瘦组织群轻度消耗;60%~80% 表示瘦组织群中度消耗;<60% 表示瘦组织群重度消耗。各种身高相对应的标准肌酐值见表 5-7。

表 5-7   各种身高相对应的肌酐值

男性		女性	
身高(cm)	标准肌酐值(mg)	身高(cm)	标准肌酐值(mg)
157.5	1288	147.3	830
160.0	1325	149.9	851
162.6	1359	152.4	875
165.1	1386	154.9	900
167.7	1426	157.5	925
170.2	1467	160.0	949
172.7	1513	162.6	977
175.3	1555	165.1	1006
177.8	1596	167.6	1044
180.3	1642	170.2	1076
182.9	1691	172.7	1109
185.4	1739	175.3	1140
188.0	1785	177.8	1174
190.5	1831	180.3	1206
193.0	1891	182.9	1240

注:表中肌酐值为 24 小时肌酐总量

摘自:顾景范,杜寿玢,郭长江.2009.现代临床营养学.北京:科学出版社

3. 氮平衡   氮平衡是评价机体蛋白质营养状况最可靠和最常用的指标,可反映摄入蛋白质能否满足机体需要及体内蛋白质合成与代谢情况。测定方法有经典的微量凯氏定氮法和较新的化学荧光法。

4. 免疫功能评定   细胞免疫功能是近年来临床上用于评价内脏蛋白质储备的一个新指标,用它可间接评定机体的营养状态。临床营养评价中常选用总淋巴细胞计数和迟发型超敏反应作为综合评价的参数。这两个指标对免疫制剂药物非常敏感,在接受化疗或固醇类药物治疗时不适用。

(1)总淋巴细胞计数(total lymphocyte count,TLC):是评价细胞免疫功能的简易方法,但应激、感染、肿瘤及免疫抑制剂的使用均会影响淋巴细胞计数,故现在临床已少用。

评价标准:$(2.5\sim3.0)\times10^9/L$ 为正常;$(1.2\sim2.0)\times10^9/L$ 为轻度营养不良;$(0.8\sim1.2)\times10^9/L$ 为中度营养不良;$<0.8\times10^9/L$ 为重度营养不良。

(2)皮肤迟发型超敏反应(delayed hypersensitivity testing,DHT):DHT 是评价细胞免疫功能的重要指标。在前臂内侧皮下注射 0.1ml 抗原(一般一次用 2 种抗原),24~48 小时后测量接种处硬结的直径。

评价标准:如出现 2 个硬结,直径均大于 5mm 为免疫功能正常;其中仅一个硬结大于 5mm 为免疫力弱;2 个硬节直径都小于 5mm 则为无免疫力。

（五）综合性营养评价指标

利用单一指标评价人体营养状况局限性强,误差较大。目前,多数学者主张采用综合性营养评价方法,即结合多项营养评价指标来评价患者的营养状况,以提高灵敏性和特异性。

1. 预后营养指数(prognostic nutritional index,PNI)　是综合应用 4 种营养评价指标进行评价,可用作评价外科患者手术前的营养状况和预测发生手术合并症危险性的综合指标。公式如下:

$$PNI(\%)=158-16.6A-0.78T-0.20F-5.8D$$

式中:A——血清白蛋白(g/L);T——三头肌皮褶厚度(mm);F——血清转铁蛋白(mg/L);S——延迟超敏皮试值:无反应=0,硬结直径<5mm=1;>5mm=2

评价标准:PNI>50% 为高度危险,发生合并症及手术危险性大,死亡可能性增加。

PNI=40%~49%,手术中度危险。

PNI<40%,手术危险性小。

PNI<30%,手术后发生合并症和死亡的可能性小。

2. 营养评定指数(nutritional assessment index,NAI)　是对管道癌患者进行营养状况评定的综合指标。公式如下:

$$NAI=2.64AMC+0.6PA+3.76RBP+0.17PPD-53.8$$

式中:AMC——上臂肌围(mm);PA——血清前清蛋白(mg/dl);RBP——视黄醇结合蛋白 mg/dl);PPD——纯化蛋白质衍生物皮内反应圈(cm)。

评价标准:NAI>60 为营养良好;NAI=40~60 为营养中等;NAI<40 为营养不良,并发症与死亡率较高。

3. 主观全面评定法(subjective global assessment,SGA)　由病史和临床检查为基础,省略人体测量和生化检查的综合营养评价方法。此方法简便易行,适于在临床中推广。

SGA 的主要内容及评定标准见表 5-8。

表 5-8　SGA 的主要内容及评价标准

序号	指标	A 级	B 级	C 级
1	近 2 周体重变化	无/升高	减少<5%	减少>5%
2	饮食改变	无	减少	不进食/低能量流食
3	胃肠道症状(持续 2 周)	无/食欲不减	轻度恶心、呕吐	严重恶心、呕吐
4	活动能力改变	无/减退	能下床走动	卧床
5	应激反应	无/低度	中度	高低
6	肌肉消耗	无	轻度	重度
7	三头肌皮褶厚度	正常	轻度减少	重度减少
8	踝部水肿	无	轻度	重度

摘自:顾景范,杜寿玢,郭长江. 现代临床营养学. 科学出版社. 2009

上述 8 项中,至少 5 项属于 C 或 B 级者,可分别判定为重度和中度营养不良。

链　接

主观全面评定法

主观全面评定法(subjective global assessment,SGA)是美国肠外肠内营养学会(ASPEN)推荐的临床营养状况评估工具,分为病史询问和体征,其敏感度和特异度分别为0.82和0.72。但是,SGA作为营养风险筛查工具也有一定局限性。SGA不易区分轻度营养不足,更多侧重于慢性或已经存在的营养不足,不能很好体现急性营养状况的变化。此外,该工具是一个主观评估工具,使用者在使用该工具前需要很好培训才能够保证该工具的敏感度和特异度。

4. 微型营养评定(mini nutritional assessment,MNA)　是一种评价老年人营养状况的简单快速方法,其内容包括人体测量、整体评定、膳食问卷以及主观评定等18项内容,各项评分相加即为MNA总分。该方法简便易行,与传统的人体营养评定方法有良好的线性相关性。

MNA的主要内容及评定标准见表5-9。

表5-9　MNA评价表

人体测量	膳食评价
1. 体质指数(kg/m²)　□ 　　0=BMI<19 　　1=BMI 19~21 　　2=BMI 21~23 　　3=BMI ≥23	8. 活动能力　□ 　　0=卧床或坐椅子 　　1=能离床或离椅子但不能出门 　　2=能出门
2. 上臂肌围(cm)　□ 　　0.0=MAC<21 　　0.5=MAC 21~22 　　1.0=MAC>22	9. 神经心理问题　□ 　　0=严重痴呆或抑郁 　　1=轻度痴呆　　2=无心理问题
3. 小腿周径(cm)　□ 　　0=CC<31 　　1=CC ≥31	10. 皮肤溃疡　□ 　　0=否　　1=是
4. 近3个月来体重减少　□ 　　0=体重减少>3kg 　　1=不知道 　　2=体重减少 1~3kg 　　3=体重无减少	11. 每天几餐　□ 　　0=1餐　　1=2餐　　2=3餐
	12. 蛋白质摄入的指标　□ 　是否每天至少1次摄入牛奶、奶酪或酸奶? 　是否每周2次或以上摄入豆类或蛋类食品? 　是否每天摄入肉、鱼或禽类? 　0.0=0~1个是　0.5=2个是　1.0=3个是
5. 生活自理　□ 　　0=否　　1=是	13. 每天2次或以上食用蔬菜或水果?　□ 　　0=否　　1=是
6. 每天服用3种以上处方药　□ 　　0=否　　1=是	14. 近3个月来是否因厌食、消化、咀嚼或吞咽困难致 　　摄入减少　□ 　　0=严重食欲不振
7. 近3个月来心理疾患或急性疾病　□ 　　0=否　　1=是	1=中度食欲不振 　　2=轻度食欲不振

续表

整体评定	自身评价
15. 每天饮水量(杯) □ 　　0=<3 杯　　0.5=3~5 杯　　1.0=>5 杯 16. 进食情况 □ 　　0=进食需要别人帮助 　　1=进食不需要别人帮助 　　2=进食无困难	17. 是否自认为有营养问题 □ 　　=严重营养不良 　　=中度营养不良或不知道 　　=轻度营养不良 18. 与同龄人相比自身的营养状况 □ 　　0=不很好　　0.5=不知道 　　0=一样好　　2.0=更好
	总分(满分 30 分)：

摘自：吴国豪. 2006. 实用临床营养学. 上海：复旦大学出版社

MNA 评分分级标准：MNA>24，表示营养状况良好；17<MNA<23.5，表示存在发生营养不良的风险；MNA<17，表示有确定的营养不良。

目 标 检 测

一、名词解释

1. 肠内营养　　2. 肠外营养制剂
3. 营养风险筛查

二、填空题

1. 医院膳食包括_____、_____和_____
　 3 类。
2. 常规膳食有 _____、_____、_____、_____
　 _____ 4 种。
3. 常用流质膳食可分为 _____、_____、
　 _____、_____ 及 _____ 5 种。
4. 肠内营养可分为_____、_____、_____
　 和_____ 4 类，方法有_____和_____。
5. 肠外营养制剂可分为_____、_____、
　 _____ 类型。
6. 常用的试验膳食包括_____、_____、
　 _____、_____ 等。
7. 常见的营养不良的类型有_____、_____
　 和_____。
8. 常用的人体测量指标包括：_____、_____、
　 _____ 和_____ 等。

三、选择题

1. 成年人高热能高蛋白质膳食每日热能摄入量
　 应大于 2000kcal，蛋白质每日不应小于 1.5g/kg
　 体重，100 ~ 120g，其中优质蛋白质占（　　）
　 以上。
　 A. 30%　　　　　　　B. 40%
　 C. 50%　　　　　　　D. 60%

E. 70%

2. 低蛋白质膳食适用于（　　）。
　 A. 创伤　　　　　　　B. 高热
　 C. 肥胖症　　　　　　D. 胃切除
　 E. 急性肾炎

3. 体温稍高、身体较弱的患者适用的膳食是（　　）。
　 A. 普食　　　　　　　B. 软食
　 C. 半流质　　　　　　D. 清流质
　 E. 浓流质

4. 限胆固醇膳食适用于（　　）。
　 A. 结核　　　　　　　B. 伤害
　 C. 高热　　　　　　　D. 心血管疾病
　 E. 烧伤

5. 低膳食纤维膳食适用于（　　）。
　 A. 心血管疾病　　　　B. 消化系统疾病
　 C. 泌尿系统疾病　　　D. 肝胆疾病
　 E. 糖尿病

6. 高膳食纤维膳食不适用于（　　）。
　 A. 高血脂症　　　　　B. 冠心病
　 C. 糖尿病　　　　　　D. 急性肠炎
　 E. 肥胖

7. 限钠膳食不适用于（　　）患者。
　 A. 肝硬化腹水　　　　B. 高血压
　 C. 缺血性心力衰竭　　D. 肾脏疾病
　 E. 高热

8. 配制的营养液应在（　　）小时输注完毕。
　 A. 4　　　　　　　　　B. 8

C. 12　　　　　　　　　　D. 24

E. 48

9. 现实体重与理想体重的百分比大于120%时的体重状态为(　　)。

　　A. 消瘦　　　　　　　　B. 偏轻

　　C. 正常　　　　　　　　D. 超重

　　E. 肥胖

10. 根据WHO成人标准,当BMI = 18时的人体应是(　　)。

　　A. 肥胖Ⅰ级　　　　　　B. 肥胖Ⅱ级

　　C. 正常　　　　　　　　D. 营养不良Ⅰ级

　　E. 营养不良Ⅱ级

11. 患者,男性,45岁。主诉头晕、乏力;体检时发现指甲呈舟状齿、指甲变薄;其可能是(　　)营养素缺乏。

　　A. 蛋白质　　　　　　　B. 必须脂肪酸

　　C. 铁　　　　　　　　　D. 锌

　　E. 氟

12. 患者,男性,46岁。因车祸脑外伤入院,昏迷6天,护士按照医嘱给患者维持营养。应选择(　　)膳食

　　A. 普食　　　　　　　　B. 软食

　　C. 半流质　　　　　　　D. 流质

　　E. 治疗膳食

13. 对上述车祸患者最好采用(　　)方法进行营养支持。

　　A. 口胃置管　　　　　　B. 鼻-胃置管

　　C. 鼻-十二指肠置管　　　D. 鼻-空肠置管

　　E. 空肠造口

14. 如对上述车祸患者采用管饲喂养方式为一次性投入,则每次注入(　　)营养制剂

　　A. 100~150ml　　　　　B. 150~200ml

　　C. 200~250ml　　　　　D. 250~400ml

　　E. 400~450ml

15. 对上述车祸患者进行营养护理时,不正确的是(　　)。

　　A. 密切观察患者对肠内营养制剂的耐受情况

　　B. 喂养前应该先确定管端位置

　　C. 喂养时,床头要抬高10°~30°,以免反流误吸

　　D. 喂养开始阶段,每隔3~4小时检查胃残留物,其量应该小于150ml

　　E. 每24小时更换输液管和输液袋

16. 患者,男性,35岁。体温38℃,口腔糜烂,疼痛难忍,根据病情,应给予(　　)。

　　A. 软食　　　　　　　　B. 半流质

　　C. 流质　　　　　　　　D. 高热能

　　E. 高蛋白

17. 患儿,男性,3岁。患口炎,食欲差,口腔黏膜有大小不等的糜烂面。护士在给家长做健康指导时,不恰当的是(　　)。

　　A. 勤喂水

　　B. 避免擦拭口腔

　　C. 注意保持口周皮肤干燥

　　D. 进普食

　　E. 滚动式涂药

18. 患者,男性,36岁。胃溃疡病史8年。因突发腹痛3小时急诊。若患者拟进行胃大部切除术,手术当日应采取的护理措施是(　　)。

　　A. 高半卧位　　　　　　B. 流质饮食

　　C. 胃肠外营养　　　　　D. 应用抗生素

　　E. 下床活动

四、简答题

1. 简述各种常规膳食的适用范围及膳食原则。

2. 试述各治疗膳食的适用范围及膳食原则。

3. 试述肠内营养适应证和禁忌证。

4. 简述肠内营养护理要点。

5. 简述肠外营养适应证及护理要点。

(吴晓娜)

第六章 常见疾病的营养治疗

案例 6-1

患者,男性,50岁,农民。因酗酒后1天神志不清急诊入院。入院时闭目昏睡,口中有烂苹果味。患者既往有10年左右肝脏病史,长期酗酒。本次发病前曾饮白酒500ml左右。体格检查:体温38.8℃,脉搏108次/分,呼吸20次/分,血压145/90mmHg,身高172cm,体重65kg,瞳孔对光反射迟钝,心律尚齐,未闻及杂音,有潮式呼吸,呕吐,上肢不自主抽动。压眶反射存在,大便柏油色,小便失禁,全身皮肤湿润暗黄,体表淋巴节无肿大。辅助检查:血白细胞$12.0×10^9$/L,中性粒细胞0.94,淋巴细胞0.05;血氨179μmol/L(正常参考值11~35μmol/L),丙氨酸转氨酶976U/L,白蛋白27g/L,尿素8.0mmol/L,总胆红素30μmol/L,结合胆红素13μmol/L,二氧化碳分压15.4kPa,葡萄糖9.9mmol/L,血清钠129mmol/L,钾2.9mmol/L,氯99mmol。小便常规:尿胆原(+++)。心电图大致正常。B超检查:脂肪肝,肝内粗强超声波波形,提示急性肝损伤。颅脑CT未见阳性体征。

问题:1. 该患者住院期间如何维持机体的营养状况?

2. 肝肾综合征患者如何实施营养支持?

疾病的营养治疗是根据疾病的诊断、病情的实际情况,确定处于各种病理状态下机体的营养需要,通过合理的膳食调配、科学的烹调加工方法、膳食制度及营养支持,改善患者的代谢功能,增强机体的抵抗能力,以促进病情好转、痊愈。营养治疗是临床综合治疗的重要组成部分,它有助于疾病的治疗,对稳定病情、控制疾病发展、防止并发症、加快疾病康复和恢复健康有十分重要的作用。

案例 6-2

患者,男性,60岁。近半年来血压升高较快,伴心悸、多汗、头痛、烦躁等,上周出现耳鸣、眼花,查体:血压190/115mmHg。

问题:1. 该患者的诊断可能是?

2. 如何对该患者进行营养治疗?

第一节 循环系统疾病的营养治疗

循环系统疾病包括心脏和血管病,通称心血管病,在内科疾病中所占比重甚大,是直接危害人体健康的重大疾病,其发生、发展与饮食习惯和膳食营养素的摄入有直接关系。常见病种有高血压和冠心病。

一、高 血 压 病

(一) 疾病特点

高血压病(hypertension)是常见的慢性疾病,分为原发性高血压和继发性高血压,发病率随年龄逐渐上升,40~50岁以上较多见,我国成人高血压发病率为3.5%~10.0%,目前我国有患者6000余万。高血压发病与环境、膳食、睡眠及体重均有一定相关性,长期处于精神紧张状态、体力活动过少、肥胖等,对高血压病的发生和发展有促进作用。

高血压的诊断标准见表 6-1。

表 6-1　1999 年世界卫生组织建议的 18 岁以上成人血压分类标准

类别	收缩压(mmHg)	舒张压(mmHg)
理想血压	<120	<80
正常血压	<130	<85
正常高值	130~139	85~89
1 级高血压(轻度)	140~159	90~99
亚组:临界高血压	140~149	90~94
2 级高血压(中度)	160~179	100~109
3 级高血压(重度)	≥180	≥110
单纯收缩期高血压	≥140	<90
亚组:临界收缩期高血压	140~149	<90

考点:高血压的营养治疗及营养护理要点

(二)营养治疗

高血压营养治疗是综合治疗中十分重要的组成部分。合理营养可以减轻高血压症状,减低和稳定血压,预防高血压并发症。在做好营养治疗的基础上,可以减少降压药物的用量,从而减轻药物的不良反应。

1. 戒烟戒酒　卷烟中尼古丁可刺激心脏,使心跳加快、血管收缩、血压升高;导致钙盐、胆固醇等在血管壁上沉积,加速动脉粥样硬化的形成。长期饮酒危害大,可诱发酒精性肝硬化,并加速动脉硬化。

2. 限制能量摄入　每日摄入的能量应以标准体重计算,控制体重在标准体重范围内。体重增加,对高血压病的防治大为不利,体重每增加 12.5kg,收缩压可升高 1.3kPa(10mmHg),舒张压升高 0.9kPa(7mmHg)。

3. 限制脂类　减少脂肪,限制胆固醇。脂肪供给占总量的 25% 以下,40~50g/d,特别是限制动物脂肪摄入。除椰子油外,豆油、菜油、花生油、芝麻油、玉米油、橄榄油、红花油等植物油含维生素 E 和较多亚油酸,对预防血管破裂有一定作用,但也不能过多摄入。同时患高脂血症及冠心病者,更应限制动物脂肪摄入。长期食用高胆固醇食物可引起高脂蛋白血症,促使脂质沉积,加重高血压,故饮食中胆固醇应在 300~400mg/d。

4. 多进食粗粮　进食富含碳水化合物和膳食纤维的粗粮,如糙米、玉米、小米、荞麦、燕麦等可促进肠蠕动,加速胆固醇排出,对防治高血压有利。葡萄糖、果糖及蔗糖等,有升高血脂之忧,故应少用。

5. 矿物质

(1)限制钠盐摄入:高血压的发病与钠盐摄入过多有直接关系,每日摄入食盐 10g 者,发病率为 10%;每日摄入食盐 20g 者,发病率为 20%。减少或限制食盐的用量是预防和治疗高血压的重要方法之一。对轻度高血压患者或有高血压家族史者,每日食 3~5g 食盐(或折合酱油 15~25ml);对中度高血压患者,每日食 1~2g 食盐(折合酱油 5~10ml);对重度高血压或急进型高血压患者,应采取无盐膳食。

(2)适当增加钾的摄入:钾/钠比值达到 2:1 较为理想。饮食中增加钾摄入量有利于水与钠的排出,对防治高血压有一定好处。

（3）适当增加钙的摄入：每天供给 1g 为宜。钙的摄入量与血压呈负相关，当钙摄入不足时，致使血管壁平滑肌收缩，阻力增加血压上升；当钙摄入量增加时，可促进钠的排泄降低血压。

6. 摄入充足的维生素　大剂量维生素 C 可使胆固醇氧化为胆酸排出体外，改善心脏功能和血液循环，有助于高血压的防治。其他水溶性维生素，如维生素 B_1、维生素 B_2、维生素 B_6、维生素 B_{12} 等，均应及时补充，以防缺乏。

7. 饮食制度　宜少量多餐，每天 4~5 餐为宜，避免过饱。

8. 食物选择

（1）宜选食物：富含钾的食物，如龙须菜、豌豆苗、莴笋、芹菜、丝瓜、茄子、土豆、蘑菇、番茄、香蕉、苹果等；富含钙的食物，如牛奶、虾皮、黑芝麻等；富含维生素和微量元素的食物，如新鲜蔬菜、水果、瘦肉等；富含优质蛋白、低脂肪、低胆固醇食物，如无脂奶粉、鱼类、豆制品等。

（2）忌用/少用食物：高钠食物，包括咸菜、榨菜、咸鱼、咸肉、腌制食品、火腿、加碱或发酵粉、小苏打制备的面食和糕点等；高脂肪、高胆固醇食物，包括动物内脏、肥肉、鸡蛋黄、松花蛋等；辛辣有刺激性的调味品及浓的咖啡、茶和肉汤等。

（三）营养护理

1. 积极开展营养健康教育　对高血压患者要主动地开展健康教育或营养咨询，让患者了解高血压的营养治疗原则，学会控制膳食中钠、脂肪的摄入量，采取健康的生活方式，加强患者的主动参与意识，做好高血压的防治工作，减少或减慢并发症的发生和发展。

2. 加强饮食心理护理　高血压病常见有抑郁症，对疾病产生恐惧感、缺乏信心，特别是重症高血压患者与治疗效果欠佳的患者，有时会产生对饮食的某种嗜好或过度摄入食物来缓解自己的不良心理状态。医护人员应要关心患者，规范治疗、定期复查，做好病情记录，寻找与病情有关的饮食、社会、环境、运动等因素，在医生及营养师指导下及时调整治疗方案，有效控制高血压。

二、冠　心　病

（一）疾病特点

冠心病（coronary heart disease）即冠状动脉粥样硬化性心脏病，是冠状动脉发生粥样硬化性病变，导致管腔狭窄、闭塞，影响冠状循环血流，造成心肌缺血缺氧的一种心脏病。常见临床表现有原发性心脏骤停、心绞痛、心肌梗死、冠心病心力衰竭和心律失常。

高脂血症、高血压、糖尿病、肥胖、吸烟、缺少体力活动是冠心病的危险因素，这些因素中除吸烟外其余因素均与营养素代谢有密切关系。通过合理的营养干预治疗可以有效预防动脉粥样硬化的发生和发展，减少死亡率，延长寿命。

（二）营养治疗

合理的营养治疗可以促进冠心病的早期康复，减少病情加重与反复次数，有利于防止冠心病的突发事件，减少医疗负担。

1. 适量能量　维持热量平衡，防止肥胖，达到并维持理想体重或适宜体重。在冠心病发生急性心肌梗死时，应严格控制能量摄入，每日供能 1000kcal 左右，以减轻心脏负担。切忌暴饮暴食，避免过饱，最好少量多餐，每天 4~5 餐。

2. 控制脂肪　脂肪的数量和质量都很重要。减少脂肪和胆固醇摄入，脂肪占总热量的25% 以下，每日胆固醇摄入量应限制在 300mg 以下；脂代谢异常者每日胆固醇摄入量应低于

考点：冠心病的营养治疗及营养护理要点

200mg,限制饱和脂肪酸(S),适当增加不饱和脂肪酸(P),使每日 P/S 值达到 1~1.5。

3. 适量碳水化合物 碳水化合物占总能量 60% 左右,以复合碳水化合物为主,限制经过精致的果糖和蔗糖等。过多的碳水化合物摄入易导致血液中的甘油三酯升高,形成 LDL 颗粒,从而增加冠心病的危险性。可适当摄入一些含膳食纤维较高的粗杂粮,对防治高脂血症、糖尿病等均有益。

4. 适量蛋白质 蛋白质占总能量 10%~15%,或每日 1.0g/kg 理想体重。动物蛋白占蛋白质总量的 30%~50%,多选用大豆及其制品,如豆腐、豆干等,有助于降低胆固醇水平。

5. 充足的矿物质和维生素 维生素和矿物质能改善心肌代谢和心肌功能。维生素 C 不仅能使部分高胆固醇血症者的血胆固醇水平下降,还能增强血管的弹性,保护血管壁的完整性而防止出血。维生素 B_6 能降低血脂水平,维生素 E 是抗氧化剂,能防止脂质过氧化。应注意补充富含维生素和矿物质的食物。

6. 限制钠盐 对合并有高血压,或有家族性高血压史的患者尤应注意,坚持每日盐摄入量低于 5g。对合并心功能不全、水肿的患者,应采用低钠饮食,以减轻水肿和心脏负担。

7. 食物选择

(1)可用食物:含有大量不饱和脂肪酸的植物油(豆油、菜籽油、茶油等);新鲜蔬果;脱脂牛奶;鱼类;大豆及其制品;鸡蛋清;富含膳食纤维的食物(粗粮、魔芋等)。

(2)禁用/少用食物:猪油、牛油、鸡油、奶油等动物脂肪;脑、肝脏、肾脏等动物内脏;肥肉、鱼子、鸡蛋黄、松花蛋等富含胆固醇的食物;奶油蛋糕、甜点、甜饮料等;辛辣有刺激性的调味品;浓的咖啡、茶和肉汤等。

(三)营养护理

1. 积极开展健康教育 对冠心病患者及高危人群,要积极主动开展健康讲座,加强患者主动参与冠心病防治和提高自我保健的意识。要普及营养知识,掌握科学合理的饮食治疗原则,纠正不良的生活习惯,保持稳定的情绪、良好的心态,主动参加适量体育锻炼,预防并发症的发生和发展,减轻医疗负担,减少死亡率。

2. 宣传戒烟和控烟 吸烟会促进肾上腺释放儿茶酚氨,增加血小板黏稠度,易诱发心律失常甚至猝死。吸烟时吸入一氧化碳使碳氧血红蛋白增加,影响了血携氧能力,易出现心肌缺氧,加重冠心病。戒烟或控烟可使动脉硬化和冠心病病情减轻,减少疾病的反复和死亡率,应大力宣传戒烟和控烟。

 案例 6-3

患者,男性,45 岁。间歇性上腹痛 3 年,有嗳气、反酸、食欲不振,冬春季较常发作,近 3 天来腹痛加重,且突然呕血 400ml。

问题:1. 该患者出血的最可能的原因是什么?
　　　2. 对该患者宜采取何种治疗?

第二节 消化系统疾病的营养治疗

营养素的消化、吸收和利用与消化系统密切相关。不良的生活方式和饮食习惯均会影响消化系统的健康,严重者导致消化系统疾病。胃炎、消化性溃疡、胆囊炎与胆石症和胰腺炎是消化系统常见疾病和多发疾病。消化系统疾病通过营养预防和营养治疗能较好地促进其康复或痊愈。

一、胃　炎

胃炎(gastritis)是指由各种原因引起的胃黏膜炎症,临床分为急性胃炎和慢性胃炎,而慢性胃炎又分为浅表性、萎缩性和肥厚性胃炎三种,其营养治疗方法各不相同。

(一) 急性胃炎

急性胃炎(acute gastritis)是指不同病因所致的胃黏膜急性炎症,常见致病原因包括食物过冷、过热、过粗;调味品过度刺激;过量的咖啡、浓茶、乙醇;细菌或病毒感染;过量服用对胃黏膜有刺激的药物如水杨酸等;食物过敏。通过合理的药物治疗和饮食营养调理,预后一般较好。

考点:急性胃炎的营养治疗

1. 临床特点　起病较急,症状亦较为严重,但病程一般较短。主要表现为上腹部不适或疼痛、肠绞痛、食欲减退、恶心和呕吐等,甚至出现中毒症状,如发热、畏寒、头痛、脱水、酸中毒、肌肉痉挛和休克等。

2. 营养治疗

(1) 去除致病因素:杜绝任何致病因素对胃黏膜的再刺激,对症治疗,卧床休息;腹痛明显或持续性呕吐者,应暂禁食,由静脉输液补充水分和电解质。

(2) 补足饮水量:因呕吐、腹泻失水量较多,注意防止脱水和酸中毒。宜饮糖盐水,补充水和钠,有利于毒素排泄。若发生失水,酸中毒应由静脉输注葡萄糖盐水及碳酸氢钠溶液。

(3) 合理饮食安排:在急性胃炎初期,可采用清流质或流质,如米汤、藕粉、薄面汤、蛋汤等。少量多餐,每日 5~7 餐,每餐量 200~250ml,每日流食总量 1200~1800ml,以避免增加胃的负荷和对胃黏膜的刺激。在渡过急性期后,可选择清淡少渣半流食,并逐步过渡到软食和普食。伴肠炎腹泻者,不宜采用易引起胀气的产品,如蔗糖、牛奶、豆奶及相关产品。

3. 营养护理

(1) 认真做好健康教育:了解与掌握患者的发病原因和饮食习惯,进一步有针对性地做好胃炎预防的健康教育。认真做好急性胃炎的营养治疗方案与措施教育,使患者学会管理自己的饮食计划。

(2) 协助营养师工作:加强与营养师的交流与沟通,做好患者与营养师之间的饮食信息的互动和促成,提高患者对营养治疗的认可度和信任度,积极配合营养治疗。

(二) 慢性胃炎

慢性胃炎(chronic gastritis)为胃黏膜非特异性慢性炎症,按病理分为浅表性、萎缩性与肥厚性胃炎三类。

1. 临床特点　本病病程迁延,反复发作,病程较长。浅表性胃炎常出现上腹部不适、饱胀或疼痛,食欲减退、恶心和呕吐等。萎缩性胃炎除可出现上述症状外,还可导致体重减轻、贫血、腹泻、蛋白质热量营养不良等。但亦有患者无任何临床表现。症状轻重与疾病严重程度似无联系。

考点:慢性胃炎的营养治疗

2. 营养治疗　慢性胃炎的营养治疗贵在坚持,通过合理饮食治疗,杜绝一切不利于胃黏膜健康的因素,可以较快地促进胃黏膜的修复及胃功能康复,改善临床症状及营养状况。

(1) 去除病因:彻底治疗急性胃炎,戒烟酒,避免食用对胃黏膜有损害的食物及药物,积极治疗口腔、鼻腔、咽喉部的慢性炎症等。

(2) 热量及蛋白质摄入应充足:慢性胃炎患者消化、吸收功能差,体重偏轻或消瘦,能量的提供要充足,可采用少量多餐的方式进行补充。优质蛋白质的比例应保持 1/3 以上。对出现贫血或蛋白质营养不良者,可适当补充优质蛋白质、铁、维生素 C 和 B 族维生素。

（3）食物选择：应选择清淡、少油、无或极少刺激性易消化食物，如粥、软饭、软面条等。禁用或慎用下列食物或调味品：粗纤维食物、肥肉、奶油、油炸/煎食物、辣椒、洋葱、咖喱、胡椒粉、芥末、浓茶、浓咖啡等。对胃酸分泌过多者，禁用浓肉汤。

（4）养成良好的饮食习惯：坚持1日有规律或定时的早、中、晚3次主餐为主，另加2~3次加餐。每餐食量切勿过多，细嚼慢咽，让唾液与食物充分搅拌，既有助于消化与吸收，又可减轻胃的负担。

3. 营养护理

（1）强化营养健康教育：帮助患者学习食物营养的有关知识和了解慢性胃炎的正确摄食行为及营养治疗原则，掌握对慢性胃炎预防和治疗的相关饮食习惯、膳食选择、营养搭配等方法和技巧。

（2）保持与营养师联系：做好营养师与患者之间的协调工作，努力提高患者的饮食行为依从性。

二、消化性溃疡

消化性溃疡是指胃肠与胃液接触部位的慢性溃疡，是消化系统常见慢性病之一。因溃疡部位主要在胃和十二指肠，故又称胃和十二指肠溃疡。做好饮食营养调理是消化性溃疡综合治疗不可缺少的重要措施之一，对预防复发和防治并发症，促进溃疡面愈合均有重要意义。

（一）临床特点

消化性溃疡主要部位在胃和十二指肠，任何年龄均可发病，以20~50岁为多见。男女比例为(2~4)∶1。主要表现为慢性上腹部疼痛，典型者有规律性、周期性、季节性等特点。致病原因包括：幽门螺旋杆菌感染、胃酸及胃蛋白酶的影响等。

（二）营养治疗

考点：消化性溃疡的营养治疗

胃和十二指肠溃疡发生与膳食行为和营养密切相关。通过营养治疗可促进溃疡面愈合，避免出现并发症，同时纠正贫血和蛋白质热量营养不良。

1. 少量多餐　定时定量，每日5~7餐，每餐量不宜过多，减少对胃肠道的负担。少量多餐可中和胃酸，减少胃酸对溃疡面的刺激，又可供给营养，利于溃疡面愈合。

2. 避免刺激性食物　应避免机械性和化学性刺激过强食物。禁用食物：粗粮、杂豆、多纤维或易产气蔬菜水果如芹菜、韭菜、生萝卜、芥蓝、竹笋、洋葱、菠萝、草莓、山楂等；各种油炸食品；有刺激性的调味品如辣椒、芥末、花椒、咖喱粉、大蒜等；浓肉汤、咖啡、浓茶、饮料等。

3. 合理饮食搭配

（1）适量蛋白质：蛋白质可中和胃酸，促进溃疡面修复，但过量蛋白质可促进胃酸分泌。溃疡病患者可按0.8~1.0g/(kg·d)供给以维持机体需要。

（2）脂肪不需严格限制：脂肪类食物对胃酸分泌有一定抑制和保护胃黏膜作用，但过高可抑制胃肠蠕动。每日可供给60~70g，应选择易消化吸收的乳酪状脂肪，如牛奶、奶油、蛋黄、奶酪及适量植物油等。

（3）多食用碳水化合物：碳水化合物既无刺激胃酸分泌作用，也不抑制胃酸分泌，其供给量占总能量比例可适当增加到70%左右，每天可供给300~350g。选择易消化食物，如粥、软饭、面条、馄饨、发糕等。蔗糖不宜过多，因可使胃酸分泌增加，且易胀气。

4. 供给丰富维生素　消化性溃疡患者因摄食相对减少，部分患者存在维生素的不足或缺乏，应选择富含B族维生素、维生素A和维生素C的食物，必要时可酌情口服膳食补充剂或针对性补充缺乏的维生素。

5. 补充适量矿物质　多选用高钙食物,如牛奶、肉类等,多选用高铁食物,如动物血、肝泥、枣泥、黑芝麻等。

6. 掌握科学烹调方法　溃疡病患者所吃食物必须切碎、煮烂。可选用蒸、煮、汆、软烧、烩、焖等烹调方法,避免油炸、油煎、偏生、偏硬、偏冷食物。

(三) 营养护理

1. 主动进行营养健康教育　与患者进行良好沟通,全面了解患者的饮食习惯,对不良饮食习惯给予纠正。帮助患者了解消化性溃疡的营养调理原则,督促其饮食治疗计划的实施,以辅助临床药物治疗。

2. 保持与营养师联系,进行营养评价与监测,为制订营养支持方案提供依据,保证方案的顺利实施。

三、胆囊炎和胆石症

胆囊炎(cholecystitis)和胆石症(cholelithes)是临床上的常见病与多发病,两者常同时存在,互为因果。胆囊炎常由于胆囊内结石或继发于胆管结石和胆道蛔虫等疾病,胆管阻塞和细菌感染是最常见的原因。胆石症是指胆道系统包括胆囊和胆管在内的任何部位发生结石的疾病。尽管病因是多种的,但饮食营养与本病的发生、发展和防治有着密切的关系。

(一) 临床特点

急性胆囊炎发病急,临床表现为发热、恶心、呕吐、上腹部胆囊区阵发性剧痛,并放射至右肩及背部,可出现黄疸、食欲减退、腹胀、便秘等。常因饱食或食用油腻食物而致发病。如果治疗不及时,或是反复发作则可能转变为慢性。慢性胆囊炎多因胆石症存在所致,平时表现为饭后上腹部饱胀、隐痛和厌油等消化不良症状,有时感到右肩和右下肋等处隐痛。

胆总管结石可根据结石梗阻程度和有无感染决定其临床表现。腹痛、寒战高热、黄疸为结石阻塞胆总管后继发胆管炎的典型表现。肝内胆管结石多数同时合并胆总管结石,故常表现为胆总管梗阻、炎症等症状,有时可伴有急性胆囊炎症状。

(二) 营养治疗

在急性发作期,如发热、呕吐、剧烈疼痛时,应采取禁食、静脉补充营养、抗炎等治疗。在缓解期或无症状时,应采取低脂肪、高蛋白质、高维生素的饮食治疗。 考点:胆囊炎和胆石症的营养治疗

1. 适量能量　既要满足患者的生理需求,又要防止能量摄入过多。一般为 1800~2000kcal/d。不过要根据患者的具体情况区别对待,对于肥胖者需限制其热能摄入以利减轻体重,而消瘦患者则应酌量增加热能摄入,以利康复。

2. 低脂肪　限制脂肪摄入,避免刺激胆囊收缩,以缓解疼痛。手术前后饮食中脂肪应限制在 20~30g/d。随病情好转,可增至 40~50g/d。应主要限制动物性脂肪的摄入,因为植物油既可供给必需脂肪酸,又有利胆作用,可适量选用,但应均匀分布于三餐中。应限制含胆固醇高的食品,以缓解胆固醇代谢障碍,防止结石形成。每日摄入量应小于 300mg,中度高胆固醇血症应控制在 200mg 以内。对于动物内脏、蛋黄、咸鸭蛋、松花蛋、鱼籽、蟹黄等含胆固醇高的食品应该减少或限制食用。

3. 充足蛋白质　胆囊炎在静止期,肝功能并未完全恢复,或有不同程度的病理损害。供应充足的蛋白质可以补偿消耗,维持氮平衡,增强机体免疫力,对修复肝细胞损伤和恢复其正常功能有利。每日蛋白质供应量应为 80~100g。鱼、虾、瘦肉、兔肉、鸡肉、豆腐及少油的豆制品(大豆卵磷脂,有较好的消石作用)都是高蛋白质和低脂肪食物。

4. 适量糖类　适量的糖类摄入,可增加糖原储备,节省蛋白质和维护肝脏功能。碳水化

合物易于消化、吸收,对胆囊的刺激亦较脂肪和蛋白质弱,但过量会引起腹胀。每日供给量应为 300~350g,应供给以含多糖的复合碳水化合物为主的食物,适量限制单糖(如蔗糖和葡萄糖)的摄入,对肥胖患者应适当限制主食、甜食和糖类。

5. 供给丰富维生素和矿物质　选择富含维生素、钙、铁、钾等的绿叶蔬菜、水果及粗粮,并补充维生素制剂和相应缺乏的矿物质。B 族维生素、维生素 C 和脂溶性维生素都很重要。特别是维生素 K,对内脏平滑肌有解痉镇痛作用,对缓解胆管痉挛和胆石症引起的疼痛有良好的效果。

6. 高膳食纤维　增加膳食纤维和水分摄入可减少胆石症的发生,鲜嫩蔬菜和瓜果,可切碎煮软,使膳食纤维软化。可选用质地软、刺激性小的膳食纤维品种,如古柯豆胶、藻胶、果胶等,做成风味食品或加入主食,都可增加膳食纤维的供应量,有利于防止便秘,减少胆石形成(便秘是胆结石、胆囊炎发作的诱因)。同时要多饮水,以利胆汁稀释,促使胆汁排出,预防胆汁淤滞。

7. 戒烟、戒酒、禁用一切辛辣食物和刺激性强的调味品　烟酒、辛辣食物和刺激性强的调味品可以促使缩胆囊素的产生,增强胆囊收缩,使胆道口括约肌不能及时松弛流出胆汁,从而引起胆囊炎或胆石症的急性发作或恶化。

8. 忌用油腻、煎、炸以及含脂肪多的食品,如肥猪肉、羊肉、填鸭、肥鹅、黄油、奶油、油酥点心、奶油蛋糕等。

9. 节制饮食,少食多餐,定时定量　多餐刺激胆道分泌胆汁,保持胆道通畅,有利于胆道内炎性物质引流,促使疾病的好转。暴饮暴食,特别是高脂肪餐,常是胆囊炎和胆石症发作的诱因。

(三) 营养护理

1. 主动做好营养健康教育　让患者了解胆囊炎和胆石症的营养防治原则,懂得并掌握正确饮食行为,努力做到平衡膳食合理营养,不暴饮暴食,不过多喝酒或酗酒。

2. 鼓励低脂饮食行为。

3. 重视疾病管理教育　让患者能结合自己的病情管理好饮食,减轻病情和急性发作的频度。提醒患者在节假日一定要保持正确的饮食行为,保持低脂饮食,不酗酒,不暴饮暴食等。必要时可选用利胆药物,以早期预防疾病的急性发作。

四、肝 硬 化

肝硬化(cirrhosis of liver)为常见的慢性肝脏疾病,是由一种或多种致病因素长期和反复作用所致。

(一) 临床特点

肝硬化常见病因为病毒性肝炎、酒精中毒、药物影响、营养不良、代谢障碍及胆道阻塞和充血性心力衰竭等。某一种或多种致病因素长期损害肝脏导致慢性纤维性组织增生及肝实质细胞变性、坏死,形成假小叶结构,肝正常结构被破坏使肝脏变形变硬,以致引起肝功能减退和门静脉高压为主的症状。肝硬化可引起蛋白质、碳水化合物、脂类、电解质等多种营养物质的代谢障碍,营养支持治疗非常重要。

(二) 营养治疗

考点:肝硬化的营养治疗

营养治疗目的和原则是通过饮食治疗以增进食欲,改善消化功能;控制病情发展;增强机体抵抗力;促进肝细胞修复再生以及肝功能恢复。采用"三高一适量"原则,即高能量、高蛋白、高维生素、适量脂肪的饮食。

1. 保证足够的能量 能量供给为 $30 \sim 35$ kcal/(kg·d)。避免患者处于饥饿或半饥饿状态。伴有顽固性腹水者，由于食欲极度减退，必要时可采用肠内营养或肠外营养作为补充。

2. 调整蛋白质供给量 高蛋白质饮食可改善患者的肝脏功能及其营养状况，尤其对于血浆蛋白过低，伴有浮肿、腹水者尤为重要。蛋白质供应量应以患者耐受，保持正氮平衡，不引起肝性脑病并促进肝细胞再生而不诱发肝性脑病为度。开始可试用含蛋白质 50g/d 的饮食，1 周后若无不良反应，每周可递增 $10 \sim 15$ g 蛋白质，$65 \sim 75$ g/d 蛋白质可以维持正氮平衡。若出现肝昏迷先兆，则需将蛋白质降至 $25 \sim 35$ g/d，以免血氨升高，加重病情；肝昏迷时暂时不给蛋白质。蛋白质供应中应注意优质蛋白质需占 1/3 ~ 2/3。

3. 适量脂肪 由于肝硬化使脂肪的吸收和代谢异常明显，所以患者的脂肪摄入量不宜太高，过多的脂肪沉积于肝内，会影响肝糖原的合成，使肝功能进一步受损。但过少会影响食物烹饪的味道，使患者食欲下降。脂肪应占总热量的 25%，通常为 $40 \sim 50$ g/d。对于胆汁淤积的肝硬化患者应予以低脂肪、低胆固醇膳食。

4. 足量的碳水化合物 每日供给量为 $300 \sim 450$ g。碳水化合物是确保能量的主要营养素之一，充足的糖原储备有利于肝功能恢复，还可预防低血糖的发生，保证蛋白质的正常代谢，所以应保证足量的碳水化合物摄入。当患者食欲不振主食摄入量少时，可适量补充一些甜食，或者静脉或口服补充葡萄糖。

5. 供给丰富的维生素和微量元素 对于肝硬化患者，饮食少、胆盐分泌少和胰腺功能异常均为导致脂溶性维生素减少的原因。对于非酒精性肝硬化患者，建议每日增加维生素 A $5000 \sim 15\,000$IU；饮食中补充维生素 D 可以减缓或中止骨软化和骨质疏松的进展；有出血倾向或凝血障碍者应适当补充维生素 K；在乙醇引起的进展性肝病中，很可能出现水溶性维生素缺乏(叶酸、维生素 B_1、维生素 B_6)，应补充所有 B 族维生素。Wilson's 病或某些淤积性肝病(如原发性胆汁淤积性肝硬化)患者，因肝内有铜蓄积，应禁食富含铜的食物，如巧克力和肝等。

6. 水和电解质 对于腹水、水肿的患者，应严格限制钠和水的摄入。要求每日低盐饮食，摄入钠盐 $500 \sim 800$ mg(氯化钠 $1.2 \sim 2.0$ g)，进水量在 1000ml/d 左右；如果有显著性低钠血症，严重水肿时宜给无盐饮食，钠限制在 0.5g/d，水在 500ml/d 以内。

7. 食物选择 宜选食物有脱脂牛奶、咖啡、茶、果汁、软饮料、普通谷物、通心粉、面条、全麦面包、含膳食纤维低的瓜菜、家禽、鱼、瘦猪肉等。少选或忌选食物包括酒类及含乙醇的饮料；全奶，高脂肪含量饮料，含脂肪饼干、面包、蛋、奶酪；带脂肪带皮的肉；烧烤或油炸肉类；辛辣、刺激的食品；含粗纤维较多以及生、硬、脆、粗糙的食物，如韭菜、芹菜、竹笋、菠萝、带刺的鱼、带碎骨的肉等。

(三) 营养护理

1. 开展肝病健康教育 帮助患者充分认识合理营养对肝病防治的重要作用，纠正不良生活习惯，如嗜酒者要戒酒；饮食无规律，暴饮暴食者要学会规律进餐和合理营养搭配，预防非酒精性肝硬化。

2. 加强与营养师的沟通 做好营养师的助手，教育患者要虚心接受营养师的专业咨询和指导，针对患者的饮食现状和存在问题，协助营养师制订合理的营养支持治疗计划，做好个性化的营养指导。

3. 重视营养评估及病情监测 在不同时段对患者的病情和营养状况进行监测分析，根据各项营养指标作出客观评价，为营养师制订营养支持方案提供参考。

五、胰　腺　炎

胰腺炎(pancreatitis)根据发病不同分急性胰腺炎和慢性胰腺炎,表现为胰腺及周围组织水肿、细胞浸润和脂肪坏死。

(一) 临床特点

胰腺炎的发生,多因外伤、胆管感染、代谢紊乱、胆石症、肿瘤、大量酗酒、暴饮暴食等因素所致。这些因素强烈刺激胰腺过度分泌胰液,同时造成胰管的梗阻,内压增高,胰泡破裂,胰液外漏反流,致胰腺组织自身消耗,胰腺与周围组织发生水肿、充血、出血、坏死等病变。急性胰腺炎变现为突然出现的、持续性中上腹剧痛,可牵扯左腰、左背、左肩部;若病情继续恶化,胰腺出血坏死,可发生腹胀,腹壁紧张、全身压痛和反跳痛等腹膜刺激症状,甚至出现腹水、高热和休克等危重表现。急性出血坏死性胰腺炎病情凶险,预后差,死亡率高。

(二) 营养治疗

饮食不慎是致胰腺炎发作的重要诱因,故饮食治疗对胰腺炎的预防和治疗十分重要。胰腺炎患者因胰腺分泌减少造成代谢紊乱,饮食必须避免摄入过多脂肪和刺激性食物,使胰腺得到休息,疼痛缓解,避免继续发作,同时促进受损胰腺组织修复。因胰腺炎所致疼痛部分是与胰腺酶和胆汁分泌有关,饮食调控要尽可能减少对这些酶的刺激。

1. 急性期　急性发作期初期为了抑制胰液的分泌,减轻胰腺负担,避免胰腺损伤加重,应严格执行禁食制度。通常不少于 3 天,切忌过早进食。可先行肠外营养治疗,以抑制胰腺外分泌,保证胰腺能得到休息。

2. 恢复期　病情缓解,症状基本消失后,可给予低脂肪要素饮食,一方面维持患者的热能和氮源,同时减少胰腺的分泌,让胰腺仍然处于相对"休息"状态。也可给予自制的无脂高糖流质,如果汁、果冻、藕粉、米汤、菜汁、蛋白水、绿豆汤等食物,但这类饮食营养素不均衡,能量及各种营养素含量低,不宜长期使用。禁食浓鸡汤、浓鱼汤、肉汤、牛奶、豆浆、蛋黄等食物。

3. 病情逐渐稳定后,饮食量可增加,改为低脂肪少渣半流质。蛋白质不宜过多,供给充足的碳水化合物。禁食含脂肪多和有刺激性的食物,如肥肉、动物油脂、辣椒、咖啡、浓茶等,并绝对禁酒。

4. 补充电解质　禁食后常出现电解质紊乱,如钾、镁、钠、钙等矿物质易下降,饮食要结合临床电解质的变化适时加以补充。

5. 少食多餐　每天 5~6 餐,每餐给予 1~2 样食物。注意选用软而易消化食物。切忌暴饮暴食。

6. 烹饪方法　宜采用烧、煮、烩、卤等方法,禁用油煎、炸、烙、烤等方法,烹调时不宜采用或少用食物油。全天脂肪总量为 20~30g,病情好转且可耐受者可放宽至 45g/d。

(三) 营养护理

1. 开展健康教育与咨询　让患者明白饮食内容和数量与胰腺负担密切相关,饮食调理对疾病康复十分重要,了解胰腺炎的营养治疗原则。要教育患者坚持合理的饮食治疗,一定不要暴饮暴食、不选高脂肪膳食和酗酒,预防胰腺炎的复发,做到少患急病和发生重病。

2. 做好摄食心理咨询　饮食行为与心理素质有一定关系。掌握患者心理特点,耐心劝说患者逐步建立良好的饮食行为习惯。

3. 协助做好饮食监督　对住院患者进行饮食监督,及时发现其不足或不科学之处,帮助患者提高饮食营养认知能力,强化饮食科学性,努力为患者在院外自觉做好饮食营养调理打好基础。

案例6-4

   患者,女性,28岁,劳累受凉、水肿3天,尿少(500ml/d),血压150/98mmHg;血红蛋白60g/L,红细胞$2×10^{12}$/L,胆固醇7.8mmol/L,血清白蛋白、球蛋白各3%;尿蛋白(++),尿红细胞、白细胞均(+)。

问题:1. 该患者的诊断可能是?

     2. 该患者的膳食要求有哪些?

第三节　泌尿系统疾病的营养治疗

   泌尿系统是人体重要的排泄系统,肾脏是泌尿系统的重要器官。肾脏疾病与营养素代谢有密切关系,如治疗不及时或治疗不合理,有可能转变为肾衰竭。早期发现肾脏疾病,通过有效营养干预和治疗,可以改善和稳定病情。

一、肾　炎

   肾炎是泌尿系统中的多发病,分为急性肾小球肾炎和慢性肾小球肾炎。在肾炎综合治疗中营养治疗很重要,合理饮食能减轻肾脏负担和缓解临床症状,促进肾炎的康复,减少病情反复给患者带来的痛苦。

(一)急性肾小球肾炎

   急性肾小球肾炎(acute glomerulonephritis)简称急性肾炎,大多数是由溶血性链球菌感染后产生免疫反应,抗原抗体复合物沉积在肾小球引起病理改变,造成肾小球炎症和损伤,多发于儿童。

   1. 临床特点　大多数患者起病急,有明确感染史,多在感染后7~21天发病,血尿持续7~14天。少尿、水肿也是最初的表现,以颜面为主,严重者可波及全身。每天尿量少于400ml,体内潴留水大于5000ml,可出现凹陷性水肿。严重时,尿量减少或无尿,少于200ml/d。多数患者于14~28天尿量增加、消肿。大多数患者有高血压,血压为中度升高,随着利尿而血压逐渐恢复正常。尿液检查为血尿、蛋白尿,多数患者每天尿蛋白<3.5g,并伴有红细胞和红细胞管型。当每天经尿排泄蛋白质>3.5g时称大量蛋白尿。血尿素氮及肌酐增高,血清免疫复合物阳性,总补体和C_2下降。链球菌感染后7~21天发生典型临床症状者,诊断多无困难。无症状者需连续多次做尿常规检查,根据尿液的典型改变及C_3浓度下降的程度作出诊断。

   2. 营养治疗

   (1)低蛋白质:起病初期1周内因肾小球滤过率下降会产生一过性氮质潴留,需采用限制蛋白饮食。蛋白质供给量根据病情而定,症状较轻者控制在20~40g/d,以减轻肾的负担。如尿素氮超过21.42mmol/L,每天饮食蛋白质供给量按0.5g/kg体重计算。低蛋白饮食时间不宜过长,以防止发生低蛋白血症及贫血。一旦尿中尿素氮、肌酐清除率接近正常,无论有无蛋白尿,蛋白质供给量应逐渐增加至0.8g/kg体重,以利于肾功能恢复。应选用含必需氨基酸多,而非必需氨基酸少的优质蛋白,如鸡蛋、牛奶、瘦肉和鱼等;忌用豆类及其制品。

   (2)限制钠及水分:发病初期,水肿为主要症状,肾不能正常排泄水、钠。限制饮水和忌盐,是排除水肿的好方法。应根据病情、尿量及水肿情况给予低盐、无盐或少钠饮食。少钠饮食除不加食盐或酱油外,还要避免用含钠高的食物。应记录患者出入液量。病情轻者全天饮水量是前一天尿量加上500~1000ml;当患者出现严重水肿或少尿时,每天入液量应限制在1000ml内,如出现尿闭则应按急性肾衰竭处理。

考点:急性肾炎的营养治疗

（3）控制钾摄入：少尿或无尿时，会有钾潴留，应严格控制钾供给量，水分限制在 500ml/d 以下。避免食用含钾高的食物，如鲜蘑菇、香菇、红枣、贝类、豆类、土豆、香蕉、苹果等。并应限制磷摄入量，每天 600~800mg 为宜，通常 1g 蛋白质含 15mg 磷。

（4）适量供给能量：治疗以休息、药物与营养治疗相结合。严重者需卧床休息，能量消耗降低，活动减少，可使食欲降低，故每天供给能量不必过高，按 20~30kcal/kg，全天 1600~2000kcal 为宜。

（5）足量碳水化合物，适量脂肪：饮食能量大部分由碳水化合物提供。补充足够碳水化合物，可以防止能量不足，可使食物供给的少量蛋白质完全用于组织修复和生长发育。宜增加甜点心、粉皮、凉粉等。不必严格控制脂肪总量，但应少食动物油脂及油炸食物。急性肾炎伴有高血压，不宜多用动物脂肪，以防血脂升高。

（6）供给足量维生素：多用新鲜绿叶蔬菜及水果。胡萝卜素、B 族维生素和维生素 C 等营养素均有利于肾功能恢复。恢复期多给予含矿物质、维生素丰富且具有食疗作用的山药、红枣、龙眼、莲子等食物。

（7）多选用成碱性食物：急性肾小球肾炎时尿液偏酸，食物酸碱性可调节尿液 pH。供给成碱性食物，使尿液近中性，有利于治疗。成碱性食物主要是蔬菜、水果和奶类。

（8）限制刺激性食物：限制香料及刺激性食物，如茴香、胡椒等，其代谢产物含嘌呤，由肾排出，可增加肾脏的负担。动物肝、肾等内脏含核蛋白多，其代谢产物含嘌呤和尿酸较高，也应限制食用。

3. 营养护理

（1）开展肾病预防健康教育：急性肾炎多见于儿童，可因感冒诱发。要使父母能充分认识到预防感冒的重要性，要合理营养，增强体质，并学会预防感冒的方法，感冒后要及时治疗。

（2）仔细观察病情：每天或隔日要关注患者的尿量和尿蛋白，正确指导测量每次的尿量并督促及时记录，正确提供每天 24 小时的总尿量，便于医疗小组的参考。

（3）科学指导膳食营养：仔细了解患者的饮食习惯和行为，争取一对一的交流和指导方式，提高患者的膳食管理能力，多与营养师沟通，确保营养治疗方案的正确实施。

（4）提高患者与家属的治疗信心：加强与患者及家属的良好沟通，了解患者的心理状态，及时给予缓解压力，积极配合，提高治疗信心。

（二）慢性肾小球肾炎

慢性肾小球肾炎（chronic glomerulonephritis）简称慢性肾炎，可发生在不同年龄，以青中年多见。多因急性肾炎治疗不及时或治疗措施不当，而导致慢性肾炎。

1. 临床特点　临床典型症状为血尿、蛋白尿、管型尿、水肿、高血压等。轻者可仅有少量尿蛋白或镜下血尿，重者可出现贫血，严重高血压和肾功能损伤。大部分患者起病隐匿，病情发展缓慢。有些患者可因蛋白尿加重而发生肾病综合征，或血压渐渐升高，促使肾功能进一步恶化。少数患者病情发展快，经数月后即可进入尿毒症期。病情轻者可自行痊愈，慢性肾炎可持续 20~30 年，呈相对稳定或缓慢发展状态。饮食营养治疗可控制高血压，纠正异常代谢，减轻水肿和防止蛋白质进一步分解，以减轻蛋白质代谢产物的形成，从而减轻肾的负担。

考点: 慢性肾炎的营养治疗

2. 营养治疗　饮食治疗目的是供给合理营养，增强机体抵抗力，预防感染，减轻发作诱因，预防病情恶化。因慢性肾小球肾炎在病程各期症状不同，营养治疗应密切结合病情变化，及时调整方案，以利于病情稳定和恢复。

（1）合理摄入蛋白质：根据肾功能损害的程度确定蛋白质的摄入量。因病程长，若肾功能损害不严重，食物中蛋白质不必严格限制，每天可给予 1.0g/kg。尿蛋白丧失不多，为 1~2g/d 时，可给普通饮食；只需略限制食盐。如尿蛋白丧失较多或血浆蛋白低下，无氮质血症时,可适当增加饮食蛋白质的摄入量,每天可给予 1.2~1.5g/kg,其中优质蛋白质占 50% 以上,以免使身体抵抗力降低或体力减弱;但应注意长期高蛋白只会增加肾脏负担,造成肾功能恶化。如有氮质血症时,应限制蛋白质摄入量,每天可给予 0.6g/kg,每日蛋白质摄入量小于 30~40g。

(2)限制钠的摄入:钠摄入量根据水肿及高血压程度而定。水肿和高血压患者,应限制食盐,每天 2~3g 为宜。水肿严重者,控制食盐 2g 以下,或给予无盐饮食。因为慢性肾炎多尿期或无尿期或长期限钠时,会造成体内钠含量不足或缺乏,应定期监测血钾、钠水平。

(3)保证能量供给:慢性肾炎病程长,能量供给要满足活动需要。因限制蛋白质,故要以碳水化合物和脂肪作为能量主要来源,可按 30~40kcal/(kg·d)供给。

(4)足量矿物质和维生素:维生素应充分供给,注意补充含 B 族维生素和维生素 A、维生素 C 等丰富的食物。患有贫血者,应多补充富含 B 族维生素和铁的食物,如动物肝脏、绿叶蔬菜等。

(5)根据病情变化调整饮食:慢性肾炎急性发作时,按急性肾炎饮食治疗原则处理;大量蛋白尿时,按肾病综合征的饮食原则处理。总之,慢性肾炎应密切结合病情变化,调整饮食治疗方案,以利于病情稳定和恢复。

3. 营养护理

(1)做好个体化营养健康教育:让患者了解膳食营养治疗在整个治疗中的重要性,掌握营养治疗的基本原则,并学会管理自己的膳食。患者病情不仅复杂而且多变,必须加强与患者良好沟通,全面了解患者的饮食习惯,对于不良的饮食行为,不利于康复的饮食嗜好,及时给以纠正和引导。特别对病情较重,心理问题严重的患者,要全面给予该病的预防知识,心理应对的正确方法及病情的随访指标等健康教育。

(2)协助营养师工作:患者的病情变化及实验室指标要及时与营养师沟通,以调整饮食治疗方案,增加患者对营养治疗的认可度,促进营养治疗方案的顺利实施。

二、肾病综合征

肾病综合征(nephrotic syndrome,NS)是多种原因所致的一系列临床症候群。主要表现为大量蛋白尿(尿蛋白>3g/d)、低白蛋白血症、水肿和高脂血症。晚期亦可发生高血压。在各类导致 NS 的原因中,原发性肾小球疾病是最主要的诱因,其余尚有结缔组织病(如狼疮性肾炎)、代谢性疾病(如糖尿病肾病)、感染及肿瘤等。各种原因造成的肾小球基膜的通透性异常增高,使小分子蛋白质滤出增加,导致蛋白尿和低白蛋白血症。此外,血液胶体渗透压降低,加之肾素、血管紧张素及醛固酮分泌升高,以及因肾血流量降低导致的肾小球滤过率降低等因素,造成水钠潴留。水肿程度与血浆蛋白质降低成正比。

(一)代谢特点

1. 低蛋白血症　由于肾小球通透性增加从尿中排出大量蛋白质,24 小时尿蛋白定量常超过 3g,最高可达 20g 以上,丢失的蛋白以白蛋白为主。血清总蛋白降低,以白蛋白降低更为明显,多在 30g/L 以下,球蛋白正常或稍增高。此外,血浆蛋白降低也与饮食蛋白质摄入不足、肝脏蛋白质合成下降、高分解代谢状态等有关。显著低蛋白血症可导致一系列后果,包括瘦体组织减少、蛋白质-能量营养不良(PEM)、水肿、免疫力降低和感染易感性增加等。

2. 高脂血症　NS 患者脂肪代谢最显著的特点是高脂血症。其中,总胆固醇、甘油三酯、低密度脂蛋白(LDL)和极低密度脂蛋白(VLDL)均升高,高密度脂蛋白(HDL)总量正常或降低。这种持续性高脂血症及高脂蛋白血症,可导致动脉粥样硬化等心血管病变,加快肾小球硬化过程。因而对高脂血症应予积极治疗。

3. 矿物质、水和维生素代谢改变

（1）水钠潴留：因低蛋白血症引起血浆胶体渗透压降低，水分潴留在组织间隙，血容量减少，通过压力感受器，使肾素活性增高，醛固酮和抗利尿激素分泌增多，肾小管钠和水的重吸收增加，水钠潴留出现水肿，因而限制钠和水的摄入十分必要。

（2）钾：NS 患者可出现低钾或高钾血症。低钾血症者应及时补充钾制剂，高钾血症者应注意避免富含钾的食物摄入。

（3）钙和维生素 D：NS 患者常伴发低钙血症，因此，每日钙摄入量应大于 800mg，必要时补充钙剂及维生素 D 制剂。

（二）营养治疗

考点：肾病综合征的营养治疗

肾病综合征患者通过合理的营养治疗，可以减轻临床症状，改善全身营养状况和缓解病情，节约医疗支出，提高生命质量。

1. 适量优质蛋白质　膳食蛋白质的摄入水平对机体蛋白质状况及肾小球硬化的影响是不同的。高蛋白膳食可提高血浆及肌肉蛋白水平，并改善氮平衡，但同时可能加快肾小球硬化的过程；低蛋白膳的作用刚好相反。可见，NS 患者蛋白质摄入标准是个很微妙的问题。目前认为，可采用如下公式计算：

NS 患者每日蛋白质摄入量 = (0.8～1.0)g/(kg·d)+24h 尿蛋白丢失量(g)

同时，必须满足 2 个条件：①优质蛋白质占蛋白质量的 2/3 以上；②能量摄入充分，氮热比(N∶C)应保持在 1∶200 以上。

在控制蛋白质摄入量的同时，应特别注意监测患者的肾功能状态及机体的蛋白质状况。在营养支持过程中，如果出现轻或中度肾功能不全时，蛋白质摄入量可适当降低，但是不应少于 50g/d。如果蛋白质营养不良进一步发展，可提高蛋白质摄入量。

2. 供给充足能量　达到并维持理想体重，一般按 30～35 kcal/(kg·d)供给。由于患者多有消化道症状，进食量受到一定的影响，必要时可安排适量加餐。

3. 合理限制钠盐和水分　根据患者的全身状况与实验室检测指标，可采取不同量的食盐和水摄入。水摄入量一般为前日尿量加 500ml，钠盐摄入量每日不超过 2g，病情严重时钠的摄入量应限制为 500mg/d。

4. 适当控制脂肪摄入　脂肪占总能量 20% 以下，胆固醇<300mg/d。宜采用低脂肪低胆固醇膳食。

5. 保证充足的碳水化合物　患者的病情不允许摄入较多的蛋白质和脂肪，故要适当增加碳水化合物的摄入量，相应提高其在总能量中的比例达 70%。以复合碳水化合物为主，减少单、双糖的摄入。

6. 注意维生素和矿物质的合理补充　每日钙摄入量应大于 800mg，其他的维生素及矿物质则可根据病情及实验室检测指标进行适当补充。

（三）营养护理

1. 加强健康教育与咨询　开展肾病综合征的营养与健康教育，提高患者及其家属对饮食营养治疗重要性的认识，学会做好疾病的预防方法和疾病康复的相关技巧。

2. 加强与营养师的沟通　主动关心患者病情变化，全程了解患者的情况，及时与营养师沟通，协助做好患者对营养治疗方案的认可与执行工作。

三、慢性肾衰竭

慢性肾衰竭(chronic renal failure, CRF)是各种原发和继发的慢性肾脏疾患持续发展的最终结果。根据肾功能损害程度分为 4 期：肾功能不全代偿期，肾功能不全失代偿期（氮质血症），肾衰竭期（尿毒症前期），尿毒症期（肾衰竭终末期）。CRF 患者机体代谢改变和营养不良十分常见，原发病的治疗过程如透析还可加重营养不良。营养不良不仅可增加 CRF 患者的病死率和死亡率，也是影响患者预后的重要因素。因此，正确评价 CRF 患者的营养状况，及时发现营养不良及提供合理的营养支持，以维持或改善患者的营养状况，对提高 CRF 患者的生活质量，降低死亡率具有重要意义。

（一）CRF 物质代谢的改变

1. 蛋白质　CRF 患者肾小球滤过率降低，导致氮代谢物排泄减少，体内氮质潴留增加，临床可见血尿素氮升高。由于氮质潴留，向胃肠管分泌的尿素氮经细菌分解产生氨、二甲基胺及甲基尿素等物质，可刺激胃黏膜，引起食欲不振、腹泻等症状，使蛋白质及能量摄入不足，导致低蛋白血症。

2. 脂肪和糖类代谢改变　CRF 患者中 40%~60% 合并高甘油三酯血症，70%~75% 合并葡萄糖耐受降低，血糖曲线出现糖尿病样变化，空腹血糖一般正常。

3. 水代谢紊乱　在 CRF 早期，残留肾单位排泄水的能力代偿性增强。同时，通过调节血管紧张素分泌来减少肾小球对水的重吸收作用。上述变化利于维持体内水代谢平衡。但随 CRF 的进一步发展，尿浓缩能力愈来愈弱，尿渗量接近血浆渗量水平，出现多尿、夜尿，并伴口渴等。加上厌食、恶心、呕吐和腹泻等，易造成脱水。到肾衰竭后期，尿总量开始减少，以致少尿。此时，摄入水量过多，将导致水肿和低钠血症。

4. 钠代谢紊乱　正常人的肾脏对钠平衡的调节功能完善而强大，但尿毒症患者肾脏的这种能力大为减弱，主要表现为对钠的重吸收能力减退，加上本身钠盐摄入减少，易导致低钠血症。另一方面，由于肾脏不能迅速调节钠排出量，所以如果钠摄入量过多，又可导致高钠血症，造成高血压和水肿，严重时可发生充血性心衰。

5. 钾代谢紊乱　主要表现为低钾血症和高钾血症。在 CRF 早期，因摄食减少、腹泻、呕吐及排钾利尿的应用等原因，一些患者出现低钾血症，并进一步加剧肾衰竭，特别是损害肾小管浓缩功能。随着 CRF 的发展，在出现少尿和无尿后，加之合并感染、创伤、酸中毒和长期使用保钾利尿剂、β 受体阻滞剂、肾性血管紧张素转换酶抑制剂及前列腺素合成抑制剂等，或摄入高钾食物，可发生高钾血症。

6. 钙和磷代谢紊乱　CRF 患者常出现低钙血症和高磷血症。在 CRF 早期，肾小球滤过率降低，使尿磷的排出量减少，通过甲状旁腺素的调节作用，肾小球对磷的重吸收减少，磷排除增加。但随肾损害的进一步加重，磷的排出量减少，血磷升高。其上升程度与肾功能减退程度大致平行。血磷升高后，易导致低钙血症，使骨盐动员增强，产生骨质钙化障碍，导致各类肾性骨病。

（二）营养治疗

对慢性肾衰竭患者营养治疗的目的，是在达到并维持合理的营养状况的基础上，减轻氮质血症，减轻肾小球高滤过率及肾小球硬化，减轻肾小球基膜和系膜损害，纠正水、电解质紊乱及酸碱失衡，减轻并延缓心脑血管、消化道等并发症的发生和发展，以减轻患者的症状，延长病程发展，提高生存率及生存期。

1. 保证充足的能量供给　每日供能应为 35~40kcal/kg，热量主要由碳水化合物和脂肪提供，脂肪供给中应注意保持饱和脂肪酸、单不饱和脂肪酸和多不饱和脂肪酸的比例 S：M：P=1：1：1。

2. 供给适量优质蛋白质　应根据患者肾功能状况、性别、年龄和体重确定蛋白质供给量，

考点：慢性肾衰竭的营养治疗

同时确保优质蛋白质占 2/3 以上。

慢性肾衰竭各期蛋白质摄入量标准见表 6-2。

表 6-2　CRF 各期蛋白质摄入量标准

分期	内源肌酐清除率 （ml/min）	血清肌酐 （mmol/L）	血尿素氮 （mmol/L）	蛋白质摄入量 ［g/（kg·d）］
肾功能不全期	20～40	<353.6	<14.28	0.7～1.0
早期尿毒症期	10～20	353.6～707.2	14.28～28.56	0.5～0.6
尿毒症期	5～10	707.2～1060.8	28.56～42.84	0.4～0.5
晚期尿毒症期	<5	>1060.8	>42.84	0.3～0.4

摘自：于康．2006．临床营养医师速查手册．北京：科学出版社

3. 关注液体出入量　患者的尿量处于正常状态，摄入水量不用限制。少尿期则要严格限制水的入量，可用下面的公式粗略计算：

入量＝出量＋不显性失水量－体内代谢产生水分（约 300ml）

其中，出量包括尿量、呕吐物量及粪便中水分。一般在少尿期的水入量 500～1000ml（包括食物中水分）。当尿量恢复正常后，水入量可达每日 1500～2000ml。

4. 维生素和矿物质合理摄入　钾、钠、钙和磷的摄取量应根据患者血尿检查结果决定。钠盐摄入应根据患者的排尿情况时、水肿程度、血钠水平及是否出现高血压等，分别采用少盐、无盐或少钠膳食。部分患者出现低钙高磷情况时，要及时进行营养调整。同时，患者易出现维生素缺乏，要及时给予适当补充。

（三）营养护理

1. 做好疾病与营养咨询工作　耐心与患者交流沟通，让患者认识到合理营养的重要性，了解疾病营养治疗的原则和方法，鼓励患者要积极自觉坚持长期配合治疗。

2. 积极开展营养评价　分别在入院时和综合治疗后的不同阶段，对患者进行营养评价，为营养治疗方案的制订提供参考。

3. 加强与主管医生和营养师的沟通，以便根据患者的病情变化及时调整临床和营养治疗方案，保证方案的顺利实施。

案例 6-5

患者，女性，65 岁。近 3 个月来出现多尿、多饮、多食，体重减轻超过 10%。曾在当地医院诊断为 2 型糖尿病，使用优降糖治疗。体格检查：身高 165cm，体重 68kg，心肺听诊无异常，腹软，肝脾未扪及。

问题：1. 该患者应作哪些必要的实验室检查？

　2. 该患者是否需要饮食治疗，治疗原则有哪些？

　3. 在营养护理中应注意哪些方面？

第四节　代谢疾病的营养治疗

代谢疾病已成为当今流行病，糖尿病、高脂血症、肥胖症、痛风等均与营养素的摄入有密切的关系，合理的营养治疗是其综合治疗中的重要组成部分。

一、糖　尿　病

糖尿病（diabetes mellitus）是影响人们健康和生命的常见病。随着生活水平的提高、营养

知识缺乏、生活节奏加快和社会老龄化,糖尿病发病率在世界范围内逐年增加,我国糖尿病总发病率为 0.61%,现有糖尿病患者 1800 多万,并以每年新增 200 万左右患者的速度在递增。

链　接

世界糖尿病日

世界糖尿病日(World Diabetes Day,WDD)由世界卫生组织和国际糖尿病联盟于 1991 年共同发起,定于每年的 11 月 14 日。这一天是胰岛素发现者、加拿大科学家班廷的生日,其宗旨是引起全球对糖尿病的警觉和醒悟。目的和意义在于要使世界所有国家加强对糖尿病的宣传教育、防治和监测,提高对糖尿病的认识,更加关心糖尿病患者的工作与生活,加强对糖尿病的预防措施、治疗手段的研究,更好地为人类健康服务。2013 年世界糖尿病日口号为"糖尿病,保护我们的未来"。

(一) 临床特点

糖尿病是遗传因素和环境因素长期共同作用导致的一种慢性、全身性、代谢性疾病。它主要是体内胰岛素分泌不足或者对胰岛素的需求增多,引起血糖升高、尿糖出现,发生糖类、脂肪、蛋白质代谢紊乱而影响正常生理活动的一类疾病。根据病因或临床表现的不同,主要分为 1 型糖尿病、2 型糖尿病、营养不良相关型和其他类型糖尿病 4 种类型:

1. 1 型糖尿病　多发生在儿童和青少年,但也可发生于各种年龄段。患者起病比较急剧,体内胰岛素绝对不足,必须使用胰岛素治疗才能获得满意疗效,否则将危及生命。

2. 2 型糖尿病　多发生于 40 岁以上的成年人,起病比较缓和隐蔽,体内胰岛素相对不足或无法发挥正常作用,此类型占我国糖尿病患者总数的 95% 以上,而且有逐年增加的趋势。

3. 营养不良相关型　多发生于热带或者亚热带发展中国家的年轻人,常有营养不良病史,多患有消瘦明显,血糖很高,但多无显著的酮症酸中毒,这类患者我国目前报道不多。

4. 其他类型糖尿病　指由于胰腺损伤或其他内分泌疾病,造成胰岛素分泌不足或因对抗胰岛素的激素不适当升高而致的糖尿病。此外,还有葡萄糖耐受异常和妊娠糖尿病 2 大类。

糖尿病的治疗是综合治疗,包括糖尿病教育、心理治疗、饮食治疗、运动治疗、药物治疗(包括口服降糖药和胰岛素)及病情监测等。其中,饮食治疗对任何类型的糖尿病都是行之有效的、最基本的治疗措施,始终贯穿于糖尿病的整个治疗过程之中。

考点:糖尿病的营养治疗和护理

(二) 营养治疗

糖尿病营养治疗的目的是合理、有效地提供营养物质,维持良好的代谢状况,既要有利于疾病恢复,预防并治疗各类急、慢性并发症,又要能维持正常生理及活动需要,改善总体健康状态,并提高生活质量。

1. 能量　合理控制能量是糖尿病营养治疗的首要原则。能量供给应根据患者病情、血糖、尿糖、年龄、身高、体重、劳动强度、活动量大小以及有无并发症等按标准体重计算。总能量确定以维持或略低于理想体重为宜。各类糖尿病成人患者每日的能量需要量见表6-3。

表 6-3　成年糖尿病患者每日热量供给量[kcal/kg(标准体重)]

劳动(活动)强度	消瘦	正常	肥胖
重体力活动(如搬运工)	45~50	40	35
中体力活动(如电工安装)	40	35	30
轻体力活动(如坐着工作)	35	30	20~25
休息状态(如卧床)	25~30	20~25	15~20

注:年龄校正:50 岁以上者每增加 10 岁,能量可减少 10%。

摘自:于康.2006.临床营养医师速查手册.北京:科学出版社

2. 碳水化合物　碳水化合物占总能量 55%~65%，一般每日摄入量控制在 250~350g 为宜。适当的碳水化合物摄入不仅可改善糖耐量、降低胆固醇及甘油三酯水平，还可提高周围组织对胰岛素的敏感性。碳水化合物摄入不宜太高，过高可使血糖升高而增加胰岛负担；当碳水化合物摄入过低时，如每日不足 125g，可引起机体糖异生作用增强和脂肪分解增加，导致酮症酸中毒，降低糖耐量。

不同碳水化合物的血糖升高指数不同。荞麦、燕麦、玉米、杂豆等粗杂粮的血糖指数均低于细粮，可在每日主食中适当添加。糖尿病患者饮食中碳水化合物最好全部来自复合碳水化合物，尽量不食用单糖或双糖制品，如甜点心、甜饮料等。如喜欢吃甜食者可选用甜叶菊、木糖醇、阿斯巴糖等甜味剂代替蔗糖。如食用水果，应适当减掉部分主食量，妥善安排时间，最好放在两餐之间。土豆、山药、藕等块根类食物，因所含淀粉较多，如果食用则应减少部分主食量。

3. 脂肪　为防治或延缓糖尿病的心脑血管并发症，应限制脂肪的摄入。脂肪占总能量 20%~30%，限制饱和脂肪酸和胆固醇摄入，增加多不饱和脂肪酸和单不饱和脂肪酸，植物油至少占总脂肪的 1/3 以上，每日胆固醇摄入量不超过 300mg，合并高胆固醇血症时应限制在 200mg/d 以内。

4. 蛋白质　目前尚无明确证据确定糖尿病患者每日蛋白质摄入量应较正常人增高或降低，仍采用健康成人每日膳食供给量标准，即 1.0g/（kg·d），能量比为 10%~20%。一旦肾小球滤过率降低或确诊为糖尿病肾病，则需限制蛋白质摄入量，具体根据肾功能损害程度而定，一般按 0.5~0.8g/（kg·d）供给。

5. 膳食纤维　膳食纤维有控制餐后血糖和改善糖耐量的作用，但膳食纤维摄入太多，可影响矿物质和微量元素的吸收，推荐量为 20~35g/d。

6. 钠　对血压及肾功能正常的糖尿病患者，钠摄入量应小于 2400mg/d；伴高血压者，为 1000~2000mg/d；伴有高血压和肾病者，应小于 1000mg/d。

7. 矿物质和维生素　理论上，补充适量的维生素和微量元素，尤其是维生素 C、维生素 E、胡萝卜素及硒等抗氧化剂对改善预后有益，但目前尚无有力的临床证据支持该观点。相反，大规模安慰剂对照的临床研究显示，大剂量的抗氧化剂对糖尿病患者没有肯定的益处，却可导致腹泻、出血和各种毒性反应等。因此，目前认为，对于能充分摄取平衡膳食的糖尿病患者无需额外补充矿物质和维生素。

8. 餐次分配比例　糖尿病饮食的能量餐次分配比例特别重要。通常结合饮食习惯、血糖尿糖升高时间、服用降糖药，尤其是注射胰岛素时间及病情是否稳定，来确定餐次及分配比例，尽可能少量多餐，定时定量，防止一次进食量过多，加重胰岛分泌负担，或一次进食量过少，发生低血糖或酮症酸中毒。每天至少 3 餐，每餐均有碳水化合物、蛋白质和脂肪，早、中、晚餐能量按 1/5、2/5、2/5，或 30%、40%、30% 分配。用胰岛素治疗的患者和易发生低血糖的患者，应在正餐之间加餐，加餐量应从原 3 餐定量中分出，不可另外加量。

（三）营养护理

1. 积极开展健康教育　做好健康教育是防治糖尿病的关键。护理人员可与临床医师、营养师共同组成团队，承担部分健康教育工作。可采用群体与个体相结合的办法，利用录像、PPT、图片、食物模型、宣传手册等手段开展糖尿病健康讲座，使患者全面了解糖尿病的营养保健知识，科学安排饮食，养成良好生活和卫生习惯，学会自我保护、自我急救措施。

2. 做好营养咨询和饮食指导　对患者进行营养咨询和饮食指导是糖尿病综合治疗的一部分。无论是住院患者还是门诊患者，都必须进行营养咨询和饮食指导。教育患者懂得饮食治疗的重要性,正确掌握饮食营养原则,饮治疗的方法和步骤,了解饮食宜忌,知道每天主食、副食大致摄入量,主动配合开展各项治疗。

3. 正确开展摄食心理干预 针对不同糖尿病患者的病情加强糖尿病心理咨询。目前,部分患者不够重视饮食治疗,不愿意接受饮食治疗,饮食无节制;而部分患者却误认为患上糖尿病后就什么东西都不能吃,每天只吃少量、单一食物,长期处于半饥饿状态;部分患者存在悲观、忧虑、恐惧心理。这些都应积极给予指导和干预,提高患者科学膳食依从性。

4. 做好协调工作 协助主管医生和营养师做好营养治疗工作,做好患者与他们之间的协调工作,使患者能正确掌握营养治疗的原则,长期执行营养治疗计划,有效控制病情。

二、高脂血症和高脂蛋白血症

高脂血症(hyperlipiemia)是指血浆胆固醇(chol)和(或)甘油三酯(TG)浓度增高。血清中的脂类很少以游离的形式存在,主要是与蛋白质结合为复合体,以脂蛋白的形式进行转运,参与体内的脂类代谢。因此,高脂血症是脂蛋白异常的标志,两者营养治疗原则大多一致。

(一)疾病特点

高脂血症是心血管疾病的主要患病因素之一。在营养治疗时,通常分为单纯性甘油三酯增高(A型)、胆固醇增高(B型)、甘油三酯及胆固醇均高(C型)和预防型(D型)4种类型,产能营养素的分配比例各不相同(表6-4)。

表6-4 高脂血症时产能营养素分配(%)

分型	症状	碳水化合物	蛋白质	脂肪
A	单纯性甘油三酯增高	50~55	15~20	25~30
B	胆固醇增高	60	16	18
C	甘油三酯及胆固醇均高	50	20	30
D	预防型	62	14	24

摘自:蔡东联.2006.营养师必读.北京:人民军医出版社

(二)营养治疗

高脂血症和高脂蛋白血症除采取禁烟、禁酒和保持适量运动外,还应根据不同类型采取相应的营养治疗措施。

考点:高脂血症和高脂蛋白血症的营养治疗

1. A型 单纯性甘油三酯增高的营养治疗为:

(1)限制总热量,达到并维持理想体重或适宜体重。患者常有超重或肥胖,故先使体重减轻,甘油三酯可随体重减轻而降低。

(2)碳水化合物占总能量50%左右,不宜吃含含蔗糖、果糖较多的食物,如甜点心、甜饮料、蜂蜜、糖果等。烹调菜肴及牛奶、豆浆均不宜加糖。

(3)限制膳食胆固醇摄入每日小于300mg;每周食全鸡蛋3只。

(4)适当补充蛋白质,尤其是豆类及其制品、瘦肉、去皮鸡鸭、鱼类。如不控制体重,脂肪不必严格限制,占总能量25%~30%为宜。

(5)摄入足够的新鲜蔬菜及粗杂粮,可提供丰富的维生素和矿物质,其膳食纤维可增加饱腹感,降低血脂。

2. B型 单纯性高胆固醇血症的营养治疗为:

(1)严格限制胆固醇摄入:轻度增高者胆固醇<300mg/d,中度和重度增高者<200mg/d。

(2)多食新鲜蔬菜、瓜果及粗杂粮,增加膳食纤维,以利于胆固醇排出。

（3）多食洋葱、大蒜、香菇、木耳、海带、紫菜、山楂、魔芋、大豆及其制品等能降低胆固醇的食物。

3. C型　胆固醇及三酰甘油均增高。其营养治疗为：

（1）限制总热量，达到并维持理想体重或适宜体重。

（2）限制胆固醇<200mg/d，禁食高胆固醇食物。

（3）控制碳水化合物摄入，忌食蔗糖、果糖、甜点心及蜂蜜等简单糖类食品。

（4）适当增加蛋白质，占总能量15%~20%，尤其是豆类及其制品。

（5）多食新鲜蔬菜、瓜果及粗杂粮，增加膳食纤维及多种维生素和矿物质的摄入。

4. D型　此类膳食是预防中老年人心血管疾病的饮食。总能量宜随年龄增加而相应减少，碳水化合物占总能量的60%左右，蛋白质占14%~16%，脂肪占20%~25%。注意饮食平衡及每餐的比例，尤其晚餐不宜过饱。

（三）营养护理

1. 开展健康教育　强化以预防为主的意识。血脂异常和脂蛋白异常血症由于早期无明显症状，大多数患者是通过体检发现指标异常。患者对于该病易并发冠心病、脂肪肝等认识不足，往往忽视饮食预防和治疗。在护理中应不断宣传预防的重要性。

2. 加强饮食指导　向患者进行营养知识讲解，帮助患者根据自己的病情学会科学合理地选择低脂、低胆固醇食物，推荐合理膳食搭配。

三、痛　风

痛风是嘌呤代谢紊乱及（或）尿酸排泄减少所引起的一组疾病，分为原发性痛风和继发性痛风。原发性痛风由先天性或特发性嘌呤代谢紊乱引起，继发性痛风由慢性肾脏疾病、血液疾病、内分泌疾病和食物、药物等引起。痛风的急性关节炎发作与进食嘌呤含量高的饮食有直接关系。

（一）临床特点

临床特点为特征性急性关节炎反复发作；高尿酸血症；痛风石沉积；痛风石性慢性关节炎及肾脏病变（痛风性肾病、尿路结石、急性梗阻性肾病）。按病程分为4期。

1. 无症状期　在此期间通常仅有高尿酸血症，无其他临床症状。实验室检查男性和女性血尿酸含量分别为>420μmol/L和>357μmol/L。

2. 急性期　以急性关节炎为主要体征，常于暴饮暴食、酗酒、精神紧张、过度疲劳或关节损伤后发作。发作前有局部不适感，或头痛、失眠、性格改变，或消化道前驱症状。

3. 间歇期　处于2次发作期间的静止期。此时临床症状缓解，患者常误认为病情痊愈或好转。

4. 慢性期　主要表现为慢性关节炎、尿路结石及痛风症性肾炎，还可有痛风石。痛风石常在耳轮、手、足、肘及关节处，且逐渐增大变硬。久之则造成关节僵硬、强直、畸形及活动受限，甚至功能完全丧失。痛风石表面溃烂，形成瘘管，可见有乳白色的尿酸钠结晶流出。

（二）营养治疗

考点：痛风的营养治疗和护理

营养治疗的目的是减少外源性尿酸形成，同时促进体内尿酸排泄，防止痛风的急性发作，阻止病情加重和发展，逐步改善体内嘌呤代谢，降低血中尿酸的浓度，减少其沉积，防止并发症。

1. 限制嘌呤　患者应长期控制摄入含嘌呤高的食物。急性期每日嘌呤摄入量限制在150mg/d以下（为正常膳食嘌呤摄入量的15%~25%），需选用含嘌呤低的食物，禁用含嘌呤高的食物。

2. 限制能量 痛风患者多伴有肥胖、高血压和糖尿病等,故应限制能量,减轻体重至理想值或适宜状态。能量供给根据病情、标准体重、工作性质、年龄而定,通常为 1500~1800kcal。切忌减重过快,应循序渐进,减重过快促进脂肪分解,易诱发痛风症急性发作。

3. 限制蛋白质 蛋白质可按标准体重以 0.8~1.0g/(kg·d) 供给。以植物蛋白为主,牛奶和鸡蛋中不含核蛋白,可以作为蛋白质的主要来源。急性期尽量不用肉类。缓解期可适当用少量肉类,经煮沸弃汤后食用。

4. 脂肪 应予限制,约占总能量的 25%,每日摄入量控制在 50g 左右。

5. 增加液体摄入量 多喝水,液体量维持在每日 2500~3000ml,以促进尿酸排泄。肾功能不全时水分宜适量。

6. 足量维生素和矿物质 供给充足 B 族维生素和维生素 C。多供给蔬菜、水果等成碱性食物。成碱性食物能提高尿酸盐溶解度,有利于尿酸排出。痛风患者易患高血压和高脂血症等,应限制钠盐,通常每日 2~5g。

7. 禁用刺激性食品 禁用强烈香料及调味品,如酒和辛辣调味品。饮酒后体内乳酸会增加,乳酸与尿酸呈竞争性排泄,从而促使尿酸排泄减少,血尿酸增高,诱发痛风急性发作。

8. 可用食物

(1) 极低嘌呤或不含嘌呤食物:精细白米、富强粉、通心粉、苏打饼干、馒头、精细面包、胡萝卜、芹菜、黄瓜、茄子、西葫芦、番茄、土豆、果酱、植物油、精制糖、各类水果,各类糖果等。

(2) 极低嘌呤优质蛋白质来源:牛奶、脱脂奶粉、鸡蛋等。

(3) 成碱性食物:绿色蔬菜、黄色蔬菜、水果等。

(4) 富含碳水化合物的精细食物:稻米、面包等。

9. 禁用/少用食物

(1) 极高嘌呤食物(每 100g 食物嘌呤含量为 150~1000mg):动物肝脏、肾脏、胰脏、脑、肉汁、凤尾鱼、沙丁鱼等(绝对禁用)。

(2) 高嘌呤食物(每 100g 食物嘌呤含量为 75~150mg):扁豆,肥肉,禽类,肉汤,熏火腿,鱼、贝等海鲜类(痛风发作期禁用,慢性期少用)。

(3) 少量嘌呤食物(每 100g 食物嘌呤含量小于 75mg):带皮谷物、干豆类、全麦、青豆、豌豆、龙须菜、菠菜、蘑菇、火腿、菜花、四季豆、牡蛎等(少用)。

(4) 辛辣有刺激性的调味品(禁用)。

■■■ 链 接

中国的"痛风冠军城市"——青岛

"啤酒配蛤蜊"是青岛人最大的享受,可是这个享受"弄痛"了他们!青岛大学医学院附属医院内分泌科近期的痛风流行病学调查显示,青岛成年男性的痛风发病率为 2.20%,远高于全国 0.96% 的发病率。这使青岛成了中国的"痛风冠军城市"。

· ·

(三) 营养护理

1. 加强健康教育 对患者及其家属要加强饮食管理教育,使其了解痛风的预防和治疗知识,认识到痛风性关节炎的急性发作与饮食的不良习惯,如喝酒、摄入高嘌呤食物等有密切关系,应加强饮食预防,做好饮食管理。

2. 指导患者正确选用低嘌呤食物 要向患者仔细介绍嘌呤含量不同的食物,劝说患者不用或少用富含嘌呤食物,提倡选用低嘌呤或少含嘌呤的食物,鼓励增加新鲜蔬菜和水果摄入量。

四、肥　　胖

肥胖是指人体脂肪过量增加,脂肪细胞数目增多和(或)体积增大,即全身或局部的脂肪组织异常增加,与其他组织失去正常比例的状态。表现为体重超过相应身长所确定标准值的20%以上。随着社会经济发展、生活水平提高,体力劳动少的人群中,肥胖发生率明显增高。

(一) 肥胖的影响因素

肥胖的影响因素主要有遗传因素、饮食因素、体力活动因素及其他因素。

1. 遗传因素　表现在两个方面,其一是遗传因素起决定性作用,从而导致一种罕见的畸形肥胖;其二是遗传物质与环境因素相互作用而导致肥胖,此种情况最常见。有家庭肥胖史者,遗传因素起一定的作用,但不起决定作用,最重要的是决定其饮食、生活环境因素。肥胖者的饮食、生活习惯和观念对其下一代的影响比其遗传基因的影响更重要。

2. 饮食因素　对肥胖起决定作用的因素通常是能量摄入过多。肥胖者通常食欲好,他们对食物感官的反应比正常人更敏感,在进食时分泌的消化液和胰岛素比正常人多,丧失了食欲内控机制,表现为过食的行为障碍。晚餐安排丰富、过食又少动者也易肥胖。

3. 体力活动因素　是一个人能量消耗变动最大的部分,也是个人容易控制的部分。体力活动与体质指数存在负相关,体力活动水平越高,则脂肪含量越低。缺少体力活动可导致体重增加。

4. 其他因素　此外,以下因素直接或间接通过以上三种因素起作用。

(1) 年龄:超重和肥胖的发生率随年龄增加而显著增加。

(2) 经济收入:近期研究表明收入低、文化程度低、居住近郊者超重和肥胖的发生率增长较快,这部分人群是今后营养教育的主要对象。

(3) 居住地区:在1992年全国营养调查中,我国城市肥胖发生率高于农村,女性高于男性。

(4) 疾病:脑膜炎和脑炎后遗症者可能损伤下丘脑而引起肥胖。

(二) 肥胖的危害

1. 肥胖综合征　中度以上的肥胖患者常出现肥胖综合征,如通气不良综合征、心血管系症状、内分泌代谢紊乱、消化系统症状等。

2. 肥胖并发症　肥胖常导致严重的并发症,如糖尿病、冠心病、心血管疾病、胆石症、痛风、增生性骨关节炎等。

3. 儿童肥胖的影响　儿童肥胖不仅是成年后肥胖、心血管病发生和病死率高的危险因素,而且在儿童期就能造成其心肺功能损伤,肌肉有氧代谢能力减退,效率低,运动能力低下。

4. 肥胖的经济损失　美国、澳大利亚、荷兰因肥胖带来的健康问题和心理问题所导致的其直接费用、间接费用及无形损失,大约占卫生支出的4%。

(三) 肥胖的营养治疗

考点:肥胖的营养治疗　肥胖治疗必须坚持足够时间,持之以恒地改变原有生活、饮食习惯,长期控制能量的摄入和增加能量消耗,彻底纠正其能量入超,使体重逐渐下降,BMI维持在正常范围高限,血压、血糖、糖化血红蛋白等指标有不同程度的降低。饮食治疗总原则是低能量平衡膳食和有氧运动相结合。

1. 控制能量总摄入量　从事轻体力活动者膳食总能量摄入一般为20~25kcal/(kg·d)(1200~1500kcal/d)为宜。在计划能量需要量时,应该用理想体重而不是实测体重。减轻体重计划要切合实际,能量限制要逐渐降低,避免骤然降至最低安全水平(1000kcal)以下。一般来说,成年轻度肥胖者,每月可减重 0.5~1.0kg;成年中度肥胖者,每周可减重 0.5~1.0kg。禁食、骤减体重、随心所欲进食或不动、少动等不良生活方式均不可取。一般在原来饮食基础上,每天减少主食 100g,再减少烹调用油 15g;或每天减少主食 50g,再减少肉类(花生、瓜子等)100g,这两种方法可望在一周内减少体重 0.5kg。

2. 限制碳水化合物供给　碳水化合物供能占总能量的 40%~55%。碳水化合物饱食感低,易引起食欲增加,尤其是单糖类食品,因其消化吸收快,易使人体对糖负荷增加,反馈性促进胰岛素分泌增加,故要适当限制。

3. 保证蛋白质摄入　采用低能膳食的中度以上肥胖者,蛋白质供能占总能量的 20%~30%。要保证优质蛋白质的供给如瘦肉类、鱼类及禽类等。蛋白质的过度供给将增加肝肾功能的营养风险。

4. 控制脂肪供给　脂肪供能占总能量的 20%~30%,尤其要控制饱和脂肪酸的摄入,膳食胆固醇供给量每日低于 300mg。

5. 补充维生素和微量元素　低能膳食可能会引起某些维生素和微量元素的缺乏,应结合患者具体情况,针对性补充所需的维生素和微量元素,常见的有维生素 B_1、维生素 B_6、维生素 C、钾、钙、钠和锌等。

6. 烹调方法及餐次　宜采用蒸、煮、烧、氽、炖等烹调方法,忌用油煎、炸的方法,煎炸食物含脂肪较多,并刺激食欲,不利于治疗。进食餐次应因人而异,通常为每天 3~5 餐。

7. 体力活动　成功控制体重的另一重要因素就是增加体力活动。如果单独采用增加体力活动或运动的方法来治疗肥胖,3 个月可能减少体重 4~5kg。体力活动应根据个人情况和年龄来定,强调增加习惯性的日常活动,如步行、爬楼梯、家务活动等,运动强度应到中等而不必进行高强度的活动。

(四)营养护理

1. 加强健康教育　采取多种方式加强有关肥胖症防治的健康教育,包括咨询、讲座、宣传手册等,让患者了解营养防治的重要性、营养治疗的原则和方法,并持之以恒地坚持健康的生活方式和饮食习惯。

2. 加强与患者的交流、沟通,了解患者的饮食习惯、生活习惯、心理状况,有否忧虑、自卑,或对疾病治疗是否丧失信心等。要鼓励患者正确认识疾病,积极配合治疗。

3. 加强与营养师的联系,协助制订合理的营养治疗方案,指导患者坚持合理的低能量、低碳水化合物、低脂肪膳食。指导患者合理地食物选择。

4. 鼓励患者积极参加体育锻炼　在科学限制饮食的情况下,制订体育运动计划,提倡有氧运动,如快走、慢跑、游泳、乒乓球、羽毛球、跳舞等。有规律的运动不仅能减轻体重,还能改善胰岛功能。

五、原发性骨质疏松症

骨质疏松症是骨量减少,骨的微观结构退化,致使骨的脆性增加以及易于发生骨折的一种全身性骨骼疾病。临床分为原发性和继发性骨质疏松症两种。主要症状是骨痛,易骨折,生长停止,或身高下降。临床常见的原发性骨质疏松症主要有绝经后骨质疏松症和老年骨质疏松症。骨质疏松的严重后果在于任何轻微活动或创伤都可能导致骨折,不仅给患者本人造成极大痛苦,而且也会给社会和家庭带来沉重的经济负担。目前普遍认为,骨质疏松症已经构成严重威胁人类健康的营养卫生问题。

(一)相关营养因素

骨质疏松症与营养素,特别是钙、磷、蛋白质、维生素 D 有密切的关系。合理的膳食营养补充可以减少骨质疏松症及其并发症的发生。

1. 钙　钙是骨骼的主要成分,身体中总钙量的99%存在于骨骼中,成人全身总钙量为1000~1200g。人体的生长发育就是人体钙的不断补充、积蓄、代谢的过程。钙摄入不足可能妨碍骨质正常发育。儿童、青少年钙的足量摄入可获得理想的骨峰值,可减少今后发生骨质疏松的风险度。

2. 磷　成人全身量为600~900mg,在骨组织中磷占85%~95%。每天磷的最低需要量是880mg,因此每天摄入1.5g即可。血浆磷的浓度不稳定,常受年龄、饮食、代谢等影响而波动,但是血浆钙磷的比例是恒定且相互制约的。美国营养委员会明确规定,儿童和老年人钙磷比值应以2∶1为宜,不得超过此值。

3. 维生素D　人类从食物中摄取维生素D,但主要来源是通过紫外线照射,使皮肤内7-脱氢胆固醇转变为维生素D_3。维生素D主要作用于肠、肾、骨,能够刺激上皮细胞产生钙结合蛋白,增加肠钙吸收,改善降低的骨强度,提高骨质量。

4. 蛋白质　蛋白质摄入导致尿钙增加。成人每代谢1g蛋白质,尿钙就丢失1mg,蛋白质摄入高于75g/d,钙摄入低于600mg/d时,会出现负钙平衡。因此,高蛋白或高肉类摄入可能减少峰值骨密度(PBM),增加骨丢失和髋骨骨折危险。但是蛋白质摄入过少,会导致营养不良,也不利于骨质形成,增加骨折的危险。因此应保证适量优质蛋白摄入。

5. 钠　尿钠排出增加必然伴随尿钙增加,肾脏每排出2300mg钠,就要排出20~60mg的钙。高钠摄入可导致尿中钠、钙增加,血钙减少,血PTH增加与骨丢失。

6. 维生素K　维生素K缺乏可导致血骨钙结合蛋白(BGP)减少,BGP羧化程度降低,以及BGP结合到羟磷灰石上的能力减弱。在深绿色蔬菜和动物肝脏中维生素K含量较丰富。

7. 维生素C　维生素C与微量元素锌、铜、锰、氟都参与骨有机质的合成。

8. 食物中的生理活性物质　由牛奶中提取的酪蛋白磷肽能够促进人体钙质吸收,还有大豆中提取的异黄酮等都对钙吸收有益。

📚 链　接

骨质疏松症的诊断

1994年WHO建议根据骨密度(BMD)或骨矿含量(BMC)值对骨质疏松症进行分级诊断:正常为BMD或BMC在正常成人骨密度平均值的1个标准差(SD)之内;骨质减少为BMD或BMC较正常成人骨密度平均值降低1~2.5个标准差;骨质疏松症为BMD或BMC较正常成人骨密度平均值降低2.5个标准差以上;严重骨质疏松症为BMD或BMC较正常成人骨密度平均值降低2.5个标准差以上并伴有1个或1个以上的脆性骨折。该诊断标准中BMD或BMC可在中轴骨或外周骨骼测定。

考点: 原发性
骨质疏松症的
营养治疗

(二) 营养治疗

营养治疗目的是通过饮食补充钙、磷和维生素D及其他相关营养素,以预防或治疗骨质疏松症。

1. 保证充足的钙摄入　保证每日800~1000mg钙的供应。更年期后的妇女和老年人,每日钙的摄入标准更高为1000~1500mg。膳食补钙时要多选富含钙的食物,如牛奶、虾皮、芝麻等。在膳食补钙不足的情况下,应选择钙制剂予以补充。

2. 适量磷的摄入　保证每天1~1.5g磷的摄入,但不能过高,否则会影响钙的吸收。含磷丰富的食物有豆类、坚果类、巧克力制品、杂粮、粗粮、火腿、肉干、肉松、虾、贝、动物内脏、蛋黄、乳酪、茶、汽水、咖啡、可乐等。

3. 注意维生素D的供给　适量增加日光浴,可增加钙的吸收能力;同时可以增加富含维生素D的膳食,如沙丁鱼、鳜鱼、青鱼、牛奶、鸡蛋等,也可增加适量的鱼肝油,但需注意不能过量摄入。

4. 适量的蛋白质摄入　适量蛋白质可增加钙的吸收与储存,有助于骨骼的再生和延缓骨质疏松的发生。摄入蛋白质产生的能量占总能量 15% 左右。

5. 补充微量元素　补钙同时,补充微量元素锌和铜比单纯补钙效果好。锌缺乏时,骨中多种含锌酶活性下降,骨生长受抑制。含锌高的食物主要有红肉、内脏、海鱼、牡蛎、蛋类、豆类、坚果等。含铜高的食物主要有虾、蟹、贝类、动物内脏、坚果、蘑菇、干黄豆、巧克力、可可粉等。

6. 膳食纤维不宜过多　过多的膳食纤维可增加钙的丢失。

(三) 营养护理

1. 积极开展营养健康教育　加强骨质疏松的营养健康教育,正确引导患者采用平衡膳食,合理补钙。向患者介绍食物中钙的含量,让患者自己能初步掌握钙的合理摄入原则,学会选择含钙丰富的食物。

2. 提倡科学运动　在平衡膳食、合理补钙的同时,鼓励患者进行科学运动。让患者知晓运动对预防骨质疏松的好处,应选择的运动种类、强度,以及运动中的安全注意事项等,避免骨折。

3. 开展营养咨询　与营养师合作,根据患者的年龄、性别以及病情不同,进行个体化的营养咨询,制定合理的营养治疗方案。

案例 6-6

患者,男性,45 岁,乙肝病史 10 余年,感右上腹胀痛不适 1 个月,CT 检查显示右肝有一个 6cm×8cm 占位病变,甲胎蛋白(AFP)700g/L,诊断为肝癌。

问题:1. 患者术前是否禁食?

　　　2. 如何对患者进行营养支持与治疗?

第五节　肿瘤的营养治疗

一、概　　述

恶性肿瘤(malignant tumor)是机体在多种内在与外在致瘤因素的作用下,导致细胞异常增生而形成的新生物。恶性肿瘤发病有不断增加的趋势,目前已成为人类死亡的第二大原因。临床上,肿瘤患者营养不良的发生率相当高,有 1/3~2/3 可发生恶病质,表现为厌食、进行性体重下降、贫血、低蛋白血症等,肿瘤患者晚期常最终死于恶病质。因此,合理、有效地提供营养支持,对大部分营养不良的肿瘤患者是有积极意义的。肿瘤患者的营养支持可以起到延缓患者生存时间,改善患者生存质量,延缓癌症进展的基础辅助治疗作用。

肿瘤患者并发营养不良时可导致各种抗癌治疗并发症和死亡率增加,同时对抗癌治疗的反应下降。肿瘤恶病质是影响治疗效果的重要因素。

肿瘤患者出现营养不良及恶病质的原因和机制颇为复杂,有肿瘤本身的原因,也有肿瘤治疗的影响,常见因素主要有:

(一) 厌食

食物摄入不足是引起恶病质的主要因素之一,其产生原因包括对食物厌恶、气味改变、味觉改变、肿瘤性梗阻、外科手术、化疗、放疗等,均可影响食欲,导致食物摄入不足。

（二）解剖因素

患有头颈部肿瘤的患者,存在部分和完全性阻塞的倾向,常会引起吞咽困难及牙关紧闭,导致经口摄入减少。胃肠道肿瘤可以引起部分或消化道梗阻,腹部不适、恶心和呕吐等,影响营养素的摄入。

（三）肿瘤治疗方面的影响

抗癌治疗容易引起癌症患者进食不足或吸收不良。手术会延迟经口摄食的时间,当并发瘘、吻合口漏和感染等情况时,不能进食的时间可能会持续数周。对肿瘤所在器官的切除常伴有特定的营养改变,胃切除常导致铁、维生素 B_{12}、叶酸、内因子的缺乏和引起倾倒综合征;胃切除后胃储备消失也导致每餐食量的减少;广泛小肠切除后会导致短肠综合征;胰腺切除会引起胰腺内分泌或外分泌的不足。对头颈部肿瘤的放射治疗可导致口干舌燥、口腔黏膜炎、嗅觉障碍、吞咽困难、下锁骨的放射性坏死、口腔溃疡、牙关紧闭、放射性黄疸等症状;肠道对放射治疗早期反应如腹泻、恶心、呕吐等可导致营养不良的一系列症状和后期合并症包括瘘、纤维变性、肠狭窄、肠梗阻和肠穿孔等。化疗同样会影响癌症患者的营养状态,某些化疗药物会产生严重的胃肠道反应(如恶心、呕吐和肠炎)。

（四）营养物质代谢改变

肿瘤患者营养不良的另一个重要原因是营养物质代谢异常。机体能量消耗改变,碳水化合物代谢异常,蛋白质转变率增加、骨骼肌及内脏蛋白消耗、血浆氨基酸谱异常,脂肪动员增加、机体体脂储存下降,水、电解质失衡等,均是恶性肿瘤患者营养物质代谢的特征,也是导致营养不良和恶病质的主要原因。

二、肿瘤患者的营养支持与治疗

考点:肿瘤患者的营养支持与治疗　　营养支持的目的是为机体提供适当的营养底物,纠正和延缓体重下降及蛋白质-热量营养不良,将充足的营养转化为临床治疗上的优势,克服和减轻药物及手术治疗本身引起的毒副作用,减少抗癌治疗引起的并发症和死亡率,增加患者对治疗的敏感性,维持其良好的生活质量。

（一）营养支持与治疗原则

1. 若有严重营养不良或因胃肠道障碍和其他代谢、药物、治疗或毒性因素预期患者饮食不足超过 1 周者应给予肠内或肠外营养支持,并尽可能同时进行抗癌治疗。

2. 营养良好或仅有轻度营养不良并预期自然饮食足够的癌症患者在手术、放疗或化疗时不需要特殊的营养支持。

3. 目前尚无证据表明,对化疗或放疗无效的进展期癌症患者,肠外营养能产生有益的作用。

（二）营养素供给量

1. 能量　无明显消耗的患者可按 25~45kcal/（kg·d）供给;已有明显消耗的患者能量供给可达 50~60kcal/（kg·d）。

2. 蛋白质　营养状况良好者可按 0.8~1.2g/（kg·d）供给;严重营养消耗者蛋白质供给量可达 1.5~2.0g/（kg·d）。

3. 水和电解质　水一般按 30~50ml/（kg·d）给予。最主要的仍是参照生化指标及出入量记录,遵循"量出为入"和"按缺补入"两个原则,使患者每日尿量维持在 1000~1500ml,血清电解质维持在正常范围。老年人,有心、肺、肾等脏器功能衰竭的患者特别注意防止液体过多。

（三）癌症患者营养支持的方式选择

1. 没有一种适合所有患者的营养支持途径,应视每个患者的具体情况用最适合的途径给入。

2. 应遵循"只要肠道功能允许,应首先使用肠道途径",这一营养支持的基本原则。

3. 肠道途径应视患者消化和吸收功能情况按步骤进行。首先在有可能时鼓励患者口服,口服不足或不能时,再用管饲补充肠内营养制剂。

4. 只有在消化道高位梗阻、高位和高排量肠瘘、消化道严重出血、广泛黏膜炎症、严重肠功能紊乱或不能耐受经肠营养时,方考虑肠外途径。

5. 对手术的患者,预期手术后需较长时间营养支持者,尽可能术中经空肠造瘘置入营养管。

6. 需进行较长时间营养支持的癌症患者,如无经腹手术机会,则尽可能采用借助于内窥镜经皮经胃置入营养管于十二指肠或空肠内,以便实施肠内营养。

（四）营养护理

1. 加强健康教育 肿瘤重在预防。要加强营养健康教育,让群众了解饮食、营养与肿瘤的关系,通过切实可行、合理的饮食措施和健康生活方式减少肿瘤的发生率。

2. 熟悉病情,做好心理疏导 注意患者的病情变化,掌握患者的膳食心理状态,鼓励患者增强战胜疾病的信心,使患者治疗得以顺利实施。

3. 做好营养咨询 及时与营养师沟通,为患者制订合理的营养方案,指导患者选择合理的食物和加工烹调方法。

4. 做好营养评估 认真记录患者的各项营养指标并作出客观的评价,保持与营养师的良好沟通,以便根据患者的营养状态和病情确定营养供给标准和补给方式。

链 接

防止肿瘤发生的饮食建议

肿瘤研究根本目的是要降低发病率和死亡率。降低发病率主要靠预防,降低死亡率主要靠治疗,而降低死亡率最根本办法,仍是防止新的肿瘤发生。

通过切实可行、合理的饮食措施和健康生活方式,可望全球癌症发病率减少30%~40%,世界癌症研究基金会(WCRF)和美国癌症研究会(AICR)专家小组提出以下14条饮食建议。

(1) 食物多样:吃多种蔬菜、水果、豆类和粗加工的富含淀粉的主食,以营养适宜植物性食物为主。

(2) 维持适宜体重:成人期平均体质指数(BMI)在21~23范围内,个人可维持在18.5~25.0;避免体重过重过轻,成人期体重增加应不超过5kg为宜。

(3) 保持体力活动:每天至少1小时快步走,加上每周1小时跑步或类似运动量,使体力活动水平达到1.75以上,体力活动水平指某人24小时消耗总能量与其基础代谢能量的比值。

(4) 蔬菜水果:每天吃400~800g蔬菜和水果,提供能量占1天总能量7%~14%;每天保持3~5种蔬菜,2~4种水果,特别注意摄入富含维生素A原的深色蔬菜,富含维生素C的水果。

(5) 其他植物性食物:吃多种来源淀粉,或富含蛋白质植物性食物,尽可能少吃加工食物,限制甜品,使其能量在总摄入能量10%以下。

(6) 含酒精饮料:建议不要饮酒,禁止过度饮酒,孕妇、儿童、青少年不应喝酒。如要饮酒,应尽量减少饮用量。男性每天饮酒不要超过1天总摄入能量的5%,女性不要超过2.5%。

(7) 肉食:每天红肉(指牛、羊、猪肉及其制品)摄入量在80g以下,能量在总摄入量的10%以下,应尽量选择禽肉和鱼肉。

(8) 总脂肪和油:总脂肪和油供能在总能量15%~30%,限制动物脂肪摄入,选择植物油也要限量。

(9) 盐:成人每天食用盐不要超过6~9g,儿童按4.18MJ(1000kcal)能量摄入3g盐计,可以用加碘食盐以预防甲状腺肿。

（10）储藏：注意防止易腐烂变质的食物受真菌污染；不吃霉变食物。

（11）保存：未吃完的易腐食物，应保存在冰箱或冷柜内。

（12）食品添加剂和残留物：应对食物添加剂、农药及其残留物及其他化学污染物制定并监测安全限量，在经济不发达国家尤其要注意。

（13）食品制备加工：烹调鱼、肉时温度不要太高，不吃烧焦食物，避免肉汁烧焦，尽量少吃烤肉、腌腊食物。

（14）饮食补充剂（dietary supplement）：如遵循以上饮食原则，则不必用饮食补充剂，以减癌症危险性。

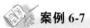

案例 6-7

患儿，男性，8 个月。1 周前因 3 个月来肤色苍白、食欲减退入院，出生后一直牛乳喂养，未加辅食。体检：营养差，皮肤、黏膜苍白。实验室检查：血红蛋白 60g/L，红细胞 $3.0×10^{12}$/L。

问题：1. 该患儿可能患何种疾病？

2. 治疗该患儿的根本措施是什么？

第六节　血液系统疾病的营养治疗

与营养关系密切的血液系统疾病主要是营养缺乏病。铁、叶酸、维生素 B_{12} 与造血密切相关，缺乏这些营养素很容易发生贫血。

一、贫　　血

贫血（anemia）是指周围血中单位容积内血红蛋白（Hb）的浓度、红细胞计数（RBC）及红细胞压积（HCT）低于相同年龄、性别和地区的正常标准。我国贫血诊断标准（平原地区）为：成年男性 Hb<120g/L，RBC<4.5×10^{12}/L 和（或）HCT<42%；成年女性 Hb<110g/L，RBC<4.0×10^{12}/L 和（或）HCT<37%。常见类型包括：①营养性巨幼红细胞性贫血；②再生障碍性贫血；③缺铁性贫血；④溶血性贫血；⑤恶性贫血；⑥失血性贫血。

（一）缺铁性贫血

1. 临床特点　缺铁性贫血是指由于各种原因使体内储存的铁不足，影响体内血红蛋白的合成，而使红细胞成熟受到影响的贫血。红细胞体积变小，血色素含量降低，即所谓小细胞低血色素贫血。多发于生育年龄妇女和婴幼儿。临床表现为头晕，头痛，乏力，心悸，活动后气短，耳鸣眼花，食欲减低及腹胀等。儿童及青少年体格发育迟缓，体重降低，体力下降，注意力不集中等。缺铁常见原因见第二章第六节"矿物质中的铁"。

2. 营养治疗

（1）首先积极治疗原发病，去除病因。

（2）口服铁剂：硫酸亚铁最为常用，进餐时或餐后服用以减少胃肠道反应。口服不能耐受或吸收障碍者，可选择铁剂肌肉注射。

（3）补充富含铁的食物：动物性食物含血红素铁丰富，铁的吸收率高，约为 20%。植物性食物中的铁主要为非血红素铁，吸收率较低，约为 1%~7%。因此，补铁应以增加动物性食物为主。

（4）补充维生素 C：维生素 C 可作为还原性物质，在肠道内将三价铁还原为二价铁而促进铁的吸收。应多选用富含维生素 C 的新鲜蔬菜、水果。此外,水果中除维生素 C 外,其所含有机酸、果糖等也有助于铁的吸收。

(5)采用铁制炊具烹调。

(6)纠正偏食和素食等不良的饮食习惯,忌饮浓茶,茶叶中的鞣酸会影响铁的吸收。

3. 营养护理

(1)开展营养健康教育:单纯性贫血患者一般不需要特别护理,以营养宣教为主。应向患者及家属强调均衡膳食中一定要含有适量肉类食物的重要性,帮助患者纠正挑食、偏食的不良饮食习惯,不盲目节食或一味追求素食;婴幼儿 4~6 个月后要及时添加富含铁的辅食如鸡蛋黄、肉泥等。

(2)配合营养师做好营养评价:根据患者的血象、骨髓象、体内铁含量、贫血症状,协助医生、营养师评估患者贫血严重程度和一般营养状况,密切观察患者对营养治疗的效果。

(二) 巨幼红细胞性贫血

1. 临床特点　巨幼红细胞性贫血是因造血物质叶酸和维生素 B_{12} 缺乏,或某些药物影响,使细胞中脱氧核糖核酸(DNA)合成障碍而引起的一种红细胞体积增大、血色素含量正常的所谓大细胞正色素性贫血(又称为大细胞性贫血)。临床表现为乏力,头昏,面色苍白,活动时气促,心悸,急性发作的患者可有轻度黄疸。典型症状是舌炎,伴灼痛感和味觉异常,整个舌面和舌背呈鲜红色(所谓"牛肉样舌");有时可见舌面小溃疡,舌乳头萎缩、光滑("镜面舌")。常见于婴幼儿期,也见于孕妇和乳母,其他年龄较少见。

2. 营养治疗

(1)摄入均衡饮食,食物多样化:自然界中的叶酸多以二氢叶酸形式广泛存在于各类动植物性食物中。动物性食物中含有天然的维生素 B_{12},而植物性食物中基本不含维生素 B_{12}。因此应注意均衡饮食,同时摄入动物性食物和新鲜蔬菜、水果等植物性食物以补充叶酸和维生素 B_{12}。

(2)补充叶酸制剂:口服叶酸至贫血症状消失,如无原发病不需维持治疗。如有维生素 B_{12} 缺乏者,需同时补充。

(3)补充维生素 B_{12}:根据患者不同病情,选择口服或者肌注维生素 B_{12}。巨幼红细胞性贫血如合并有神经系统症状表现,应持续治疗半年到 1 年;恶性贫血患者则需终身治疗。

(4)禁酒。

(5)避免高温长时间烹制含叶酸丰富的食物。

(6)食物选择:选择富含叶酸和维生素 B_{12} 的食物。①富含叶酸的食物:绿色新鲜蔬菜、水果、酵母、动物肝脏、花生米、豆类及其制品等;②富含维生素 B_{12} 的食物:动物肝、肾脏和肉类。

3. 营养护理

(1)开展营养健康教育:指导患者改变偏食、挑食的不良饮食习惯;指导患者合理选择富含叶酸和维生素 B_{12} 的食物;孕妇和备孕女应及时给予叶酸补充;服用干扰核苷酸合成的药物的患者需同时补充叶酸和维生素 B_{12}。

(2)做好营养咨询:与营养师沟通合作,根据患者具体病情,结合患者的饮食习惯与嗜好做好个体化的营养指导和咨询工作。

考点:巨幼红细胞性贫血的营养治疗

二、白 血 病

白血病是原因不明的造血组织的恶性疾病,其特点为造血细胞异常增生,分化成熟障碍,大量原始、幼稚的,或分化成熟障碍、形态异常的白血病细胞浸润各种组织和器官,并进入外周血液循环。

（一）临床特点

考点:白血病
的营养治疗

临床表现为贫血、出血、发热、感染,肝脾淋巴结肿大等。根据病程及白细胞的成熟度可分为急性白血病和慢性白血病;根据不同白血病系列的异常增生可分为粒细胞性白血病、淋巴细胞性白血病和单核细胞性白血病。临床化学治疗可引起食欲不振,恶心,呕吐等,由于化疗后又将进一步加重全血细胞减少,所以应加强支持治疗。

（二）营养治疗

根据患者病情,选择适宜的营养支持途径,补充人体需要的营养素和能量,纠正和预防营养不良,尽量维持患者健康体重,改善其体质以更好地配合治疗。

1. 高能量、高蛋白质饮食　白血病是消耗性疾病,为增强机体免疫力和抗感染能力,日常生活中应摄入足量的能量和蛋白质。患者能量摄入按 35~40kcal/（kg·d）计算,甚至更高,以达到或维持理想体重;蛋白质摄入量为 1.5g/（kg·d）,以优质蛋白质为主,以期减少或纠正负氮平衡。

2. 选用清洁、清淡、细软、易消化的食物　白血病患者机体抵抗力差,应给予清洁卫生的食物,避免因进食引起的感染;患者常有消化道黏膜损伤,日常饮食宜细软、少渣、易消化;为改善放疗、化疗引起的食欲减退,应注意食物的色、香、味以刺激患者食欲。

3. 摄入足量的水　鼓励患者多饮水,每日饮水 2000~3000ml,特别是化疗引起高尿酸血症时,最好 24 小时持续静脉输液,使每小时尿量在 150ml 以上。为保持尿液碱性,可食用对胃肠道刺激少、较为温和的新鲜果汁、菜汁。

4. 补充充足维生素和矿物质　特别是注意补充富含维生素 C、复合 B 族维生素、钠、钾、氯、钙等。

5. 对不能经口进食或经口进食不足者可选择管饲途径使用肠内营养制剂。对不能进食者应采用肠外支持,同时注意监测各项代谢参数。

（三）营养护理

1. 常规饮食护理　做好饮食营养的常规护理工作和管饲饮食、肠外营养等特殊饮食护理。保证饮食清洁卫生,进餐后用消毒液漱口。

2. 坚持耐心做好营养咨询　让患者了解营养在疾病治疗中的重要作用,鼓励患者尽量自己经口进食,不挑食、不偏食,摄入均衡营养。让患者及家属掌握合理的烹调方法,进食时细嚼慢咽,以免损伤口腔黏膜。化疗期间有消化道反应时,可少食多餐,也可使用肠内营养制剂进行营养补充。

3. 协助营养师工作　在营养治疗前后对患者进行营养评价,以便营养师能根据患者病情及营养治疗效果及时调整营养支持方案。

 案例6-8

患者,女性,43 岁,因消瘦、烦躁 3 个月入院,诊断为甲状腺功能亢进。
问题:该患者应该怎样搭配膳食?

第七节　内分泌系统疾病的营养治疗

内分泌系统主要是通过腺体分泌高生理效能的激素起到调节生理功能的作用。内分泌系统腺体或组织发生病变时,都会不同程度地影响营养素的代谢,而可能导致疾病。只有掌握正确的营养学观点,才有利于内分泌系统疾病的预防和治疗。

一、甲状腺功能亢进症

甲状腺功能亢进症(hyperthyroidism)简称甲亢,是指各种原因导致甲状腺功能增高、分泌激素增多或因甲状腺素在血液循环中浓度增高所致的一组内分泌疾病,其主要原因属于内分泌自身免疫性疾病。典型表现为高代谢症候群,甲状腺肿大,伴有或不伴有不同程度的突眼症。由于发病机制的不同甲亢的临床分型有多种,其中弥漫性甲状腺功能亢进,亦称 Grave's 病,是甲亢中最常见的一种。

(一) 相关营养因素

1. 碘　碘是参与甲状腺激素合成的独具生理意义的元素,人体中的碘 70%~80% 在甲状腺。碘本身在体内蓄积过多也可能诱发甲亢,称为碘甲亢。如应用碘化钾治疗多结节性甲状腺肿或用含有碘化物的造影剂进行检查时,都可能发生甲亢。但是对于正常人即使一次摄入碘过多,仍可保持正常的生理功能。

2. 微量元素　患有甲亢者,血中的钡、镁、锌等微量元素明显降低。血镁浓度还与 T_3 浓度呈显著负相关。甲亢患者由于肠蠕动增强、锌的吸收减少,同时汗液中锌的丢失增加而引起身体低锌,并可能导致月经周期延长甚至闭经。低锰可能导致卵巢功能紊乱、性欲减退或糖耐量异常。

3. 能量　甲亢患者基础代谢率异常增高,三大营养物质代谢加速,产热和散热明显增多,故每天需要增加能量,才能纠正体内能量的消耗。

4. 三大营养物质代谢　生理剂量甲状腺激素能刺激蛋白质合成,而过多的甲状腺激素能够加速蛋白质的分解,导致负氮平衡。甲状腺素还能促进脂肪动员,加速脂肪氧化和分解,促进体内胆固醇合成。但甲亢患者由于胆汁排出速度超过胆固醇的合成,使血胆固醇偏低。过量的甲状腺激素能促进肠道对糖的吸收,促进葡萄糖的氧化和利用,促进肝糖原分解。

5. 水盐代谢　甲状腺激素不但有利尿作用,还能够加速矿物质的的排泄。在尿液中,钾的排泄较钠多,加上钾大量转入细胞内,因此甲亢患者常常并发低钾血症或合并周期性麻痹。此外,甲状腺激素对破骨细胞和成骨细胞均有兴奋作用,使骨骼更新率加快,导致骨质脱钙、骨质疏松的发生。

6. 维生素代谢　甲状腺激素是多种维生素代谢的必需激素。甲亢患者 B 族维生素、维生素 C 及维生素 A 在组织中的含量减少。维生素 B_1 对甲状腺有一定的抑制作用,而甲亢患者对维生素 B_1 的需要量及尿中的排出量均增加,对维生素 C 的需要量也增加。

(二) 营养治疗

营养治疗的目的是通过高热量、蛋白质、高维生素及钙磷补充,纠正因代谢亢进而引起的消耗,改善全身营养状况,防止营养不良的发生。营养治疗原则是"三高一限",即高热量、蛋白质、高维生素,限制碘的摄入。

考点:甲状腺功能亢进症的营养治疗

1. 增加能量供给　每天给予充足的碳水化合物,以纠正过度的能量消耗。每天能量供给可以达到 3000~3500kcal,比正常人增加 50%~70%,以满足过量的甲状腺素分泌引起的代谢率增加。

2. 保证蛋白质供给　每日每千克体重蛋白质 1.5g 以上,并保证优质蛋白质的摄入量。

3. 充足的维生素供给　应供给丰富的多种维生素。由于高代谢消耗能量而消耗大量的酶,多种水溶性维生素容易缺乏,尤其是 B 族维生素。维生素 D 是保证肠钙、磷吸收的主要物质,应保证其充足供给。同时应补充维生素 A 和维生素 C。

4. 适当的钙磷摄入　为了防止骨质疏松症及其并发的病理性骨折,应适当增加钙、磷的摄入,尤其对于症状长期不能控制和老年患者应更为注意。

5. 忌食富含碘的食物和药物　碘是合成甲状腺的原料,摄入大量的碘可能加速甲状腺激素的合成而诱发甲亢,或使甲亢症状加剧,因此应忌食富含碘的食物和药物,如海带、紫菜、发菜等;中药的牡蛎、昆布、海藻、丹参等也应忌用;对各种含碘的造影剂也应慎用。

6. 注意补钾　甲亢常伴有低钾血症或周期性麻痹,应该及时补钾,选用富含钾的食物,如扁豆、蚕豆、黄豆、竹笋、口蘑、橘子、苹果、香蕉等。严重者可酌情加用氯化钾或枸橼酸钾口服液或静脉补钾。

7. 限制膳食纤维　甲亢患者常伴有排便次数增多或腹泻的症状,所以应适当限制摄入含膳食纤维多的食物。

8. 增加餐次　为了纠正体内消耗,在每日三餐外,还可以在两餐间增加点心或富含营养素的食物,以改善机体的代谢紊乱。

(三) 营养护理

1. 开展健康教育　开展营养咨询和营养健康教育,强化患者的营养知识和营养认知能力,指导患者采用合理的膳食搭配,教会患者食物选择技巧,全面掌握院外的营养配餐原则。

2. 配合营养师工作,做好住院患者的营养配餐工作　如发现患者膳食中存在不符合甲亢营养治疗原则的食物,如海带、碘盐等,应及时给予纠正。

3. 认真观察病情　全面了解患者的症状与体征,如发现有某种营养素缺乏的症状应及时报告医生。特别是低钾引起的系列症状,尤其是心律失常应高度警惕,做好甲亢危象的预防工作。

4. 做好营养监测与评价　对甲亢患者可开展治疗前、后的营养评价工作,相关营养支持与血中营养素水平的比较研究,不断积累临床经验。教会患者及时做好治疗后体重的复查登记及病情的随访。

二、碘缺乏与甲状腺功能减退症

人体内碘缺乏可引起甲状腺功能减退症,简称甲减,是由多种原因引起的甲状腺激素合成减少或生物效应不足所致的全身性内分泌疾病。根据病因可分为原发性甲减、继发性甲减、再发性甲减、周围性甲减4型。在各型发病的后期均可表现为黏液性水肿。

(一) 相关营养因素

1. 碘代谢紊乱　人体碘主要来自食物、食盐、水、空气,每天摄入 $300\sim500\mu g$。碘是碘甲腺原氨酸合成的原料,缺碘可能使甲状腺激素合成不足,从而反馈性抑制甲状腺激素(TSH),致使甲状腺增生肥大(甲状腺肿),发生甲减。碘对人体有重要作用,缺碘可直接影响大脑组织的发育,也可导致胎儿甲状腺功能低下而间接影响大脑发育。在缺碘地区,无论是甲状腺肿患者还是无甲状腺肿居民,都存在体内缺碘的情况,甲状腺肿大只是缺碘代偿性表现。相反,长期食用富含碘的食物,也可发生因碘化物过高所致的地方性甲状腺肿,应当注意同缺碘引起的甲状腺肿相鉴别。

2. 促甲状腺肿物质　某些蔬菜及药物有促甲状腺肿的作用。如卷心菜、白菜、油菜等食物,内含促甲状腺肿的物质。此外,食用木薯、核桃等食物也是缺碘地区发生甲状腺肿的因素之一。经临床验证,由于促甲状腺肿物质影响甲状腺激素合成而导致的暂时性甲减的患者,当停用促甲状腺肿物质时,甲状腺功能可以自行恢复。

3. 蛋白质缺乏　在蛋白质营养不良的条件下,甲状腺功能有低下的趋势。要使甲状腺肿的发病率降低,除了应保证供给食物中的碘以外,还应提供充足的蛋白质和热量,才能改善甲状腺功能。

4. 脂肪代谢紊乱　脂肪是人体热量和脂溶性维生素供给的重要来源。甲减患者血浆胆固醇合成速度虽然不快,但是排除速度缓慢,因此容易出现高甘油三酯和高胆固醇血症,这在原发性甲减时更加明显,其血脂增高程度与血清 TSH 的水平呈正相关,因此应限制脂肪的摄入。

5. 甲状腺激素对造血功能的影响　甲状腺激素不足可能影响红细胞生成素的合成而致骨髓造血功能减低,有月经过多、铁吸收障碍等,可引起小细胞低色素性贫血。

(二)营养治疗

营养治疗的目的是给予一定量的碘补充和忌用促甲状腺肿的物质,保证蛋白质供给,改善和纠正甲状腺功能。

考点:甲状腺功能减退症的营养治疗

1. 补充适量的食物碘,忌用促甲状腺肿物质。

(1) 补充碘盐:国内一般采用 1/50 000～1/10 000 的碘盐浓度,即每 2～10kg 盐添加 1g 碘化钾,用来防止甲状腺肿大,使发病率明显降低,适用于地方性甲状腺肿流行区域。此外,对于生育期妇女更要注意碘盐的补充,防止因母体缺碘而导致后代的克汀病。

(2)忌用促甲状腺肿物质:避免食用卷心菜、白菜、油菜等食物,以免发生甲状腺肿大。

2. 供给充足蛋白质　蛋白质摄入量以 1.0～1.2g/(kg·d) 计算,成人每天需要 50～70g 蛋白质,其中应保证 1/3 的优质蛋白质,以维持人体蛋白质平衡。甲减患者因小肠黏膜更新速度减慢,消化液分泌腺体也受到影响而导致酶活性下降。一旦出现白蛋白降低,应补充必需氨基酸,供给足量蛋白质,改善病情。

3. 限制脂肪和富含胆固醇的饮食　甲减患者往往伴有高脂血症,应限制脂肪摄入,每天脂肪供热量在 20% 左右,并限制富含胆固醇的食物。

4. 纠正贫血　有贫血者应补充富含铁质的饮食,同时补充维生素 B_{12},例如摄入动物肝脏等,必要时还应供给富含叶酸的食物或铁制剂等。

5. 食物选择

(1) 因缺碘引起的甲减患者需要食用适量的海带、紫菜,也可以食用碘盐、碘蛋或面包加碘。炒菜时应注意,碘盐不宜直接放入沸油中,以免碘挥发而降低碘浓度。蛋白质补充宜选用蛋类、乳类、各种鱼类;植物蛋白可互补,如黄豆及其制品等。供给动物肝脏可纠正贫血,还要保证供给各种蔬菜和新鲜水果。

(2) 忌食各种促甲状腺肿食物,如卷心菜、白菜、油菜、木薯、核桃等;忌食富含胆固醇的食物,如蛋黄、奶油、动物脑及内脏等;限制高脂肪食物,如食用油、硬果类食物、芝麻酱、火腿、五花肉等。

(三)营养护理

1. 坚持使用碘盐教育　积极向患者宣传为预防与控制碘缺乏病而使用碘盐的意义,这与提高人的智力,提高生命质量有重要关系。指导患者正确使用碘盐,注意避免日光照射碘盐和烹饪时过早放入碘盐而造成的碘破坏,最终达不到补碘的目的。

2. 积极配合营养师,做好营养咨询　主动关心患者的每日食谱内容是否合理,食物选择是否恰当。鼓励患者学习营养知识,做好合理的膳食搭配,尽快纠正甲状腺功能。

案例 6-9

患者,女性,33 岁,6 天前出现发热、乏力、恶心、食欲下降,查巩膜轻度黄染,肝肋下 1cm,质软,丙氨酸转氨酶(ALT)760U/L,总胆红素 54μmol/L。

问题:1. 考虑该患者的诊断应是哪种疾病?

2. 如何指导该患者进行膳食?

第八节　感染性疾病的营养治疗

　　感染性疾病是由病毒、细菌、真菌、螺旋体、立克次体、原虫、蠕虫等病原体感染所致的疾病,包括传染性和非传染性感染性疾病。病原体侵入人体后能否引起疾病,取决于病原体的致病能力和机体的免疫功能两个因素。机体的营养状况直接影响免疫功能,营养不良多伴有不同程度的免疫功能受损,使人体发生感染性疾病的可能性增大,而且会进一步影响疾病的病程和预后。因此,感染性疾病的预防和治疗均与营养密切相关。

一、病毒性肝炎

(一) 临床特点

　　病毒性肝炎(viral hepatitis)是由多种肝炎病毒引起的以肝脏损害为主的传染性疾病,按病原学可分为甲型、乙型、丙型、丁型和戊型,按临床表现和病程可分为急性或慢性;或是黄疸型、无黄疸型。主要传播方式为粪-口传播、血液传播、体液传播。病毒性肝炎的主要病变为肝细胞变性坏死及肝间质性炎性浸润。少数乙型肝炎及非甲非乙型肝炎病程迁延,可转成慢性肝炎,甚至肝硬化。主要临床表现为乏力、食欲缺乏、恶心、腹胀、便溏、肝区痛、肝功异常;部分患者有发热、黄疸等;体检有肝大、巩膜及皮肤黄疸。生化检查有转氨酶等指标升高,或伴有血清胆红素增高。

　　病毒性肝炎目前尚无特效药,多采用中西医结合的方法,促进肝代谢,调整免疫功能及缓解某些症状,故饮食营养治疗极为重要。合适的营养能为受损肝细胞提供恢复的物质基础,有助于病体康复。

(二) 营养治疗

考点:病毒性肝炎的营养治疗

　　营养治疗是肝病治疗的基本措施。要合理调配饮食营养,尽量减轻肝代谢负担,主张采用高蛋白质、高维生素、低脂肪、适量碳水化合物和能量的饮食,以促使肝组织修复再生与功能恢复。

　　1. 急性肝炎的营养治疗　　在急性肝炎初期或慢性肝炎急性发作期,患者常有厌食、食欲缺乏、脂肪吸收障碍,此时不能强迫进食。食物供给应量少、质精、易消化、少渣、少胀气,以流质、半流质为佳,尽可能照顾患者口味,并注意其吸收利用情况,如进食过少,可采取静脉营养加以补充,以满足患者需要。

　　2. 慢性肝炎或肝炎恢复期患者营养治疗　　患者饮食基本为平衡饮食,其具体营养治疗如下:

　　(1) 能量供给适量:高能量膳食增加肝脏负担,加重消化功能障碍,可导致肥胖,诱发脂肪肝、糖尿病,影响肝功能恢复。能量不足,也可增加机体组织蛋白质损耗。故肝炎患者能量供给量需要与其体重、病情及活动状况相适应,尽可能保持能量出入平衡,维持理想体重。能量适当可减少蛋白质消耗,有利于组织蛋白的合成,每天供给 30~35kcal/kg 理想体重为宜。

　　(2) 蛋白质充足:蛋白质按 1.5g/(kg・d)左右供给。蛋白质应质优、量足、产氨少,以维持氮平衡,提高肝中各种酶活性,增加肝糖原储存,改善肝细胞脂肪变性,有利于肝细胞修复和肝功能恢复。食物中奶类产氨最少,蛋类其次,肉类最多。大豆蛋白质含支链氨基酸较多,与动物蛋白质合用,更能发挥其互补作用和减少氨的来源。但肝功能衰竭或肝性脑病时,应限制蛋白质供给量,特别是富含芳香族氨基酸的动物性食物如猪肉、牛肉、羊肉等。

　　(3) 脂肪适量:每天供给脂肪 40~50g。脂肪不宜过多。肝炎患者胆汁合成和分泌减少,脂肪消化和吸收功能减退,故脂肪过多易沉着于肝内,影响糖原合成,使肝功能进一步受损,也易导致脂肪泻。饮食脂肪也不宜过分限制,以免影响食欲和脂溶性维生素的吸收。肝炎患者每天脂肪供给量应以本人能够耐受,又不影响其消化功能为宜,烹调用油以植物油为宜。

(4) 适量碳水化合物:全日碳水化合物摄入量为 300~500g。碳水化合物有节约蛋白质的作用,促进肝脏利用氨基酸修复肝细胞。碳水化合物最好选用主食或副食中含有的天然糖类来供给,但也不宜过度,否则多余的糖会转化为脂肪蓄积,致高脂血症及肥胖。

(5) 充足的维生素:维生素与肝病有密切关系,多种维生素储存于肝内,并直接参与肝内生化代谢。病毒性肝炎发生时,可影响许多维生素吸收与代谢,致维生素 C、维生素 B_1、维生素 B_2、维生素 K、维生素 E、维生素 A 缺乏。增加维生素供给量,有利于肝功能修复,增加减毒功能,提高机体免疫力。所以应选用维生素含量丰富的食物,如绿叶蔬菜、豆类、乳类、蛋类、水果、番茄、胡萝卜、肝等食物,必要时补充维生素制剂。

(6) 限制食盐:每天食盐6g以下,合并腹水时食盐摄入应限制在 1.5~2.0g/d。饮食少量多餐,每日进餐4~5 次。每次食量不宜太多,既要预防低血糖的发生,又不能增加肝脏负担。

(7) 科学烹调:用蒸、煮、炖、烩、熬等烹饪方法,做成柔软、易消化的食物。忌用油炸、煎、炒等方法及强烈调味品如胡椒、辣椒等。戒酒、不吃霉变食物,避免加重肝损伤。

(三) 营养护理

1. 加强传染病的健康教育　减少传染源接触,如保持饮食卫生、减少在外就餐次数、养成良好的卫生习惯等。

2. 做好营养宣教咨询　让患者了解合理营养在肝病治疗中的重要作用,肝病营养治疗的基本原则。指导患者合理选择食物及搭配,采用合理的烹调方法,宜以蒸、煮、炖、烩为主。

3. 积极配合临床医生和营养师做好疾病管理　仔细观察患者临床表现,如面色、精神状况、食欲、贫血、腹水等;了解患者的饮食习惯。及时与医生和营养师沟通,制订合理的治疗方案,教会患者做好自己的疾病管理。

二、结　核　病

结核病(tuberculosis)是由结核杆菌引起的慢性传染病,可累及肺、肠、肾、骨、脑等多个脏器,以肺结核最为多见。

(一) 营养因素

1. 蛋白质-能量营养不良　结核病是慢性、消耗性疾病,病原菌不断排出毒素物质,使机体的营养状态受到损害,导致中毒和全身性反应,机体长期不规则低热,消耗增加,蛋白质分解显著增加,蛋白质丢失过多,出现负氮平衡,可累及全身组织。同时,结核病活动期,全身毒血症使患者食欲减退、腹痛、腹泻、恶心呕吐等,将影响摄入而丢失增加,使能量及蛋白质摄入严重不足,共同作用使患者极易出现蛋白质-能量营养不良。

营养不良导致免疫力下降,机体易受到感染,同时因缺乏病灶修复所需纤维蛋白、多糖和弹性纤维等基质,对病原菌的包围和病灶修复延缓,如不及时补充,最终可导致恶病质。

2. 钙　结核病病灶修复时有"钙化"过程,钙是促进病灶钙化的原料。但结核病发病时,大多数细胞的矿物质与氮成比例丢失,出现血清钙降低、低钾等;钙不足对结核病灶钙化不利,影响疾病恢复。

3. 维生素　结核病因分解代谢增强、能量消耗增加,各种维生素需要量和丢失量也均有增加,尤其在长期低热时,如果维生素补充不足,容易发生各种缺乏病。

4. 脂肪　结核病患者脂肪和类脂质代谢也发生障碍,如果饮食脂肪摄入过多,容易致肝脂肪浸润,并抑制胃液分泌,出现消化不良和食欲缺乏。

5. 糖类　肺结核患者可出现各种形式低氧血症和缺氧,致糖代谢障碍,患者血糖曲线与糖尿病患者血糖曲线相似。

(二) 营养治疗

考点: 结核病的营养治疗

合理营养可增强机体抵抗力,促进疾病痊愈。休息、营养和药物治疗是结核病治疗不可缺少的 3 个重要环节,其中营养治疗有不可忽视的重要作用。营养治疗和药物治疗相互配合,给予高能量、高蛋白质、高维生素,适当矿物质和微量元素的平衡饮食,可减少药物副作用,加速结核病病灶钙化,提高机体免疫力,促进康复。

1. 充足能量　发热、咳嗽、腹泻等任何症状都需要消耗能量,要求总能量供应高于正常人,应以能维持正常体重为原则。毒血症不明显,消化功能良好时,全天总能量 2500 ~ 3000kcal 为宜。若急性期严重毒血症影响消化功能和食欲等,应结合实际情况,采取循序渐进的方式,逐渐增加能量。结核病肥胖者和老年伴心血管疾病者,总能量不宜过多。

2. 足量优质蛋白质　结核病者多消瘦、抵抗力差,病灶修复需要大量蛋白质,提供足量优质蛋白质有助于免疫球蛋白生成和纠正贫血。每天蛋白质供给量 1.5 ~ 2.0g/kg,优质蛋白质占 50% 以上,如肉类、乳类、蛋类、禽类和豆制品等,酪蛋白有促进结核病灶钙化的作用,因此应尽量用含酪蛋白高的食物。

3. 适量的矿物质　结核病灶修复需要大量钙质。牛奶中钙含量高,吸收好,每天可饮牛奶 250 ~ 300ml,以增加饮食中钙供给量。除牛乳外,豆制品、贝类、虾皮等也是钙的良好来源。少量反复出血的肺结核、肠结核、肾脏结核患者,常伴有缺铁性贫血,应注意饮食中铁的补充,如动物肝、动物血液、瘦肉等。必要时尚需补充钙片或铁剂。进行性肺结核患者多极度衰弱,并伴有慢性肠炎和多汗等症状,应注意补钾、钠等元素。

4. 充足碳水化合物和适量脂肪　碳水化合物是能量主要来源,可按患者食量而定,不必加以限制,可以适当采用加餐等方式增进进食量。伴有糖尿病时,每天碳水化合物供给量为 250 ~ 300g,脂肪为 80g 左右为宜。肠结核患者摄入脂肪过多会加重腹泻,应给予低脂肪饮食,每天脂肪总量应少于 60g;避免过于油腻的食物,以免妨碍食物消化吸收。

5. 充足的维生素　供给充足维生素,包括维生素 A、维生素 D、维生素 C、B 族维生素等。其中维生素 B_6 可对抗异烟肼而致的副作用,应供给充足。可多摄入富含维生素的鲜蔬菜和水果,鼓励患者行日光浴或户外活动,以增加维生素 D。

6. 膳食纤维和水　足够的膳食纤维和水是保证大便通畅、预防便秘、防治消化不良和避免体内废物集聚的必要措施。提倡食物多样,荤素搭配,不偏食。

7. 食物选择　多选用肉、禽、水产、乳、蛋及豆制品和新鲜蔬菜,特别是深绿叶菜、黄红蔬菜和水果。不宜食用油炸、煎和不易消化的食物。饮食应少刺激性,少用或不用辛辣食物和调味品。禁烟和烈性酒。乙醇能使血管扩张,加重肺结核患者的气管刺激症状,加重咳嗽和咳血。

(三) 营养护理

1. 强化结核病的营养健康教育　让患者了解营养治疗在结核治疗中的重要作用。指导患者科学选择食物,合理搭配,提供充足的营养,促进康复。

2. 定期随访　观察患者的结核病临床表现,如发热、盗汗、乏力、食欲减轻、体重下降等症状,结合营养相关指标如血清白蛋白、血红蛋白、血糖、血脂等评估者的病情和营养状况,及时与临床医生和营养师沟通,调整临床和营养治疗方案。

三、急性肠道传染病

肠道传染病(intestinal communicable diseases)是指病原体经口侵入肠道并能由粪便排出病原体的传染病。临床常见的急性肠道传染病包括霍乱、细菌性痢疾、细菌性食物中毒、病毒感染性腹泻、伤寒、副伤寒、阿米巴病等,主要经粪-口途径传播,临床表现以胃肠道症状为主,重型可出现肠出血、肠穿孔、腹膜炎、急性肾衰竭、周围循环衰竭等严重并发症。营养状况差、免疫力低下的患者感染后容易发病,且病情较重。

(一) 痢疾

痢疾是由痢疾杆菌或溶组织阿米巴所致的常见肠传染病。常年散发,夏秋多见。生活接触、污染食物、水和苍蝇均为重要传播途径。根据病原体不同可分为阿米巴痢疾和细菌性痢疾。传播途径为经消化系统传播,污染食物及水源可致爆发流行。预防措施为管理传染源、切断传播途径和保护易感人群。

1. 临床特点　细菌性痢疾是由志贺菌属所致的传染病,又称志贺菌病。临床以腹痛、腹泻、里急后重和黏液脓血便为特征,并伴有发热及全身毒血症症状,主要病变在乙状结肠和直肠,严重者累及全结肠回肠下段,根据病程可分为急性期、慢性两期。结肠主要功能是吸收水分、储存食物残渣并形成粪便排除体外。在痢疾急性期,排便次数增多,使大便水分和电解质排除体外,易导致水、电解质失衡。慢性痢疾长期腹泻会致营养不良;患者常有消化不良、发热、腹泻造成营养消耗和失水现象,同时因病变肠管对食物刺激特别敏感,故痢疾患者饮食应始终富有营养和水分,易于消化吸收,且无刺激性。

2. 营养治疗　痢疾的营养治疗应供给充足的营养素,促进机体康复;减少肠内刺激,缓解患者腹泻症状;预防和纠正水电解质紊乱。

考点：痢疾的营养治疗

(1) 急性发作期:腹痛、发热症状明显,腹泻频繁时应该禁食。症状缓解后,应进食清淡、营养丰富、易消化、脂肪少的流质饮食或半流质饮食。如浓米汤、藕粉、果汁、豆腐脑,并适当加用咸汤,以补充水分和矿物质。每日 6 餐,每餐 250ml。忌食多渣、油腻及辛辣刺激性食物;忌酒类、咖啡、辣椒等;忌豆类、薯类等易产气的食物;蔬菜瓜果、冷饮及生冷食物,牛奶、豆浆及过甜流质饮食也应限制使用,以免导致腹胀。

(2) 恢复期:病情稳定,腹泻次数减少后,可由少渣、低脂半流质饮食逐步过渡到软食。细菌性痢疾的肠损害通常比较表浅,一旦症状消失可尽快恢复正常固体食物,如米粥、面条、面片、豆腐、蒸蛋、混沌、小肉丸、鱼丸、菜泥等。每天 3~5 餐,每餐主食量不宜超过 100g,注意适当增加 B 族维生素和维生素 C 摄入。因痢疾有不同程度脱水和毒血症,应多喝水,以利毒素排出。禁食油腻坚硬、含膳食纤维素的食物,如油炸食物、芹菜、韭菜、酒类、咖啡、浓茶、刺激性调味品、生冷食物等,避免刺激肠道,加重肠内负担。

3. 营养护理

(1) 做好常规护理:做好肠道传染病的消毒隔离工作。

(2) 开展营养健康教育:肠道传染病的预防工作很重要,护士应对患者及家属进行相关的营养健康教育。为预防肠道传染病的发生,应养成饭前便后要洗手的良好习惯;避免进食未煮熟的肉类、海鲜类食物,特别是自身易携带病原菌的螺、贝壳、螃蟹、虾等海产品,不宜使用生吃、半生吃、酒泡等方式;不食用变质食物,食物保存、烹饪、加工要得当,特别是夏秋季节,易变质的食物应冷藏存放,剩菜剩饭食用前应彻底加热,生食和熟食加工、存放要分开;保证环境、餐具干净卫生,尽量不到卫生条件差、不正规的餐馆就餐。不偏食,不挑食,合理营养,增强自身抵抗力。

（3）进行营养评估：观察患者临床表现，如发热、乏力等全身毒血症状和食欲减退、恶心、呕吐、腹痛、腹胀、腹泻等消化系统症状，评估患者的病情和营养状况，及时与营养师沟通，为患者制订合理的营养支持方案。

（二）伤寒与副伤寒

1. 临床特点　　伤寒与副伤寒是由伤寒杆菌所致的急性传染病，又称肠伤寒。传播途径是通过污染水源、食物，日常生活接触，苍蝇、蟑螂等传递病原菌而传播。主要临床表现为持续性高热、相对缓脉、神经系统中毒症状、脾大、玫瑰疹及白细胞减少、小肠淋巴组织增生、坏死、少数可并发肠出血及肠穿孔。病程分为 4 期，即侵袭期、极期、缓解期、恢复期。

（1）初期：初期也称侵袭期，病程的第 1 周。起病大多缓慢，发热是最早症状，伴有全身不适，乏力，食欲减退，咽喉疼痛、咳嗽等症状。

（2）极期：病程第 2~3 周，易出现并发症。持续高热、腹胀、肝脾大，少数以腹泻药主。有神经系统症状，如表情淡漠、呆滞、反应迟钝、听力减退；重症出现昏迷。

（3）缓解期：病程第 3~4 周。机体对伤寒杆菌的防御能力逐渐增强，体温出现波动并开始下降，食欲、腹胀好转，但仍可发生各种并发症。

（4）恢复期：病程第 5 周。如无并发症，体温可逐渐正常，各种症状渐渐消失，进入恢复期；通常在 1 个月左右完全恢复健康。

2. 营养治疗　　伤寒营养治疗要求供给丰富的营养，满足患者营养需求，减少肠内机械性和化学性刺激，避免并发症发生，促进机体康复。

考点：伤寒与副伤寒的营养治疗

（1）提供高能量：因患者长期高温，体力消耗很大，体温每升高 1℃，基础代谢率增高 13%，每天应按每千克体重供给 40~50kcal 能量。成人每天能量应在 3000kcal 左右。

（2）供给高蛋白质饮食：疾病时蛋白质分解加强，机体消瘦，足量蛋白供给极为重要。按每天 1.5~2.0g/kg 体重，或 100g/d 左右。宜选用奶类、蛋类、豆腐、去骨鱼、肉类等易于消化、吸收的含优质蛋白质食物。

（3）足量碳水化合物和适量脂肪：每天供给碳水化合物 350~500g，能量不足还可以静脉滴注葡萄糖来补充。脂肪的供给量应根据患者消化能力而定，无腹泻者每天可供给脂肪 60~70g。可选用易消化的脂肪，以提高能量供给及帮助脂溶性维生素吸收。

（4）供给足够水分、维生素和矿物质：伤寒者消耗大大增加，为保证患者正常代谢，促进细菌毒素排泄和恢复健康，水分、维生素和矿物质的供给也应增加。水分每天应摄入 3000ml 左右，以促进细菌毒素排出体外，并补充因高热而消耗的水分。B 族维生素及维生素 C 应供给充足，并注意钾、钠等矿物质的补充。多用橘子水、番茄汁和菜汁等流质饮食，蔬菜应选用少渣和不胀气的种类，做成菜泥后使用。提供饮食要避免对肠道有刺激性。限制粗杂粮、全豆类、干果等粗糙食物。

（5）注意事项：饮食应细软、少渣、易消化、清淡，多用蒸、煮、余、烧、烩等方法，禁用酒类、咖啡、汽水及辛辣食物和调味品，避免对肠道的刺激。如胀气或腹泻时，应减少牛奶、蔗糖等容易引起胀气的食物。如合并肠出血和肠穿孔，则应予禁食。待病情好转后，再由流质饮食过渡至半饮食和少渣软饭。通常在退热后 15 天左右逐渐恢复普通饮食。

（6）少吃多餐：在急性高热期采用流质饮食，以后随体温的下降适当地加以调整。通常病程 4 周内，以易消化少渣饮食为主。饮食不宜过量，以免致肠出血和肠穿孔。

（7）分期饮食治疗：①侵袭期和极期：发热期患者处于侵袭期和极期，患者食欲差，消化力弱，宜多给予水分，以利毒素排泄，维持水与电解质平衡，可用流质饮食或少渣半流质饮食。可给牛奶、藕粉、米汤、蒸蛋、稀饭、菜泥、果汁等食物。②缓解期：患者食欲开始好转，常有部分细菌穿过肠黏膜再度侵入肠壁淋巴组织，使已肿胀的淋巴结组织发生强烈过敏反应，加重肠壁的坏死和溃疡。这时应特别注意饮食。否则,将致肠出血和肠穿孔等症状。饮食要少量多餐,给予无渣半流质或无渣软饭。禁食含膳食纤维及其他刺激肠蠕动、肠胀气的食物;蔬菜和水果应加工成菜泥、果泥、菜汤、果汁等形式再食用,禁食牛奶、豆浆、蔗糖及其他产气食物;通常用至病程第5周为止。患者有肠出血、肠穿孔等并发症时,需禁食。③恢复期:可根据情况,逐渐改为半流质饮食、少渣软饭,如无特殊禁忌,则可给予普食。

四、获得性免疫缺陷综合征

获得性免疫缺陷综合征(acquired immunodeficiency syndrome,AIDS)简称艾滋病,是由人类免疫缺陷病毒(HIV)引起的乙类传染病。HIV主要破坏T淋巴细胞,引起免疫功能全面低下,并在此基础上出现机会性感染、恶性肿瘤及中枢神经系统损害等一系列临床症状。在整个病程中,患者最突出的一个表现就是进行性体重下降和营养不良。因此,合理的营养对纠正AIDS患者的营养状况、改善患者的生活质量、提高机体的免疫能力、抵御感染的能力均有明显的作用。

(一)急性HIV感染者和无症状HIV感染者营养治疗

急性HIV感染者和无症状HIV感染者营养治疗的目的是通过合理补充营养素,调节和改善HIV感染者的免疫系统功能,增加抗感染力,改善患者的营养状况,延缓AIDS前期的到来,推迟抗反转录病毒治疗。在HIV诊断明确后就应该及时进行营养治疗。

1. 营养物质的需要

(1)能量需要量:HIV感染早期患者能量消耗比正常健康人要高10%~15%。因此,在饮食中可适当增加碳水化合物的量。此外,脂肪由于单位体积热能高,且使食物具有更好的味道,增加食欲,在患者身体情况允许下也可适当增加脂肪摄入量。HIV患者每日所需能量推荐量可见表6-5。

表6-5　HIV患者每人每日所需能量推荐量(kcal)

活动水平	轻度	中度	重度
男性	2600~2800	2900~3000	3300~3500
女性	2300~2400	2500~2700	3000~3100

摘自:吴国豪.2006.实用临床营养学.上海:复旦大学出版社

(2)蛋白质需要量:虽然在HIV感染早期,体重未明显下降,但补充蛋白质对机体免疫系统的调节有或多或少的作用。由于HIV感染者比正常健康人面临更大的机会感染的危险,补充蛋白质可增强患者体质,提高免疫力,减少感染的可能。临床病情稳定的患者推荐蛋白质为0.8~1.25g/(kg·d),临床有症状的患者推荐蛋白质为1.5~2.0g/(kg·d)。

(3)电解质需要量:正常膳食下无需补充多余的电解质。若患者呕吐频繁,可以适当补充一些钾。

(4)维生素需要量:通过摄入多样化食物、强化食品和相关制剂,使维生素摄入量达到每日推荐摄入量水平。鼓励进食富含B族维生素、维生素A、维生素E、维生素C、维生素D的食物。在HIV感染早期,维生素B_6缺乏相对比较普遍,因此在膳食中需特别注意补充富含维生素B_6的食物,当然也可以在膳食外补充维生素B_6制剂。

(5)微量元素需要量:微量元素对机体免疫有着重要的作用。正常的饮食可以保证健康人从食物中获取足够的微量元素,但对于HIV感染者来说,由于各种原因包括食欲不佳、心理作用等,往往不能从食物中摄取足够的微量元素。因此,合理膳食外适当补充此类微量元素是十分重要的。

2. 营养物质供给途径

（1）急性 HIV 感染和无症状 HIV 感染者一般状况较好，多种影响进食的并发症尚未产生，患者可从平时膳食中补充足够的营养物质，必要时可口服制剂以补充维生素、蛋白质、微量元素等。

（2）对于无法通过口服保持一定蛋白质和热量摄入，且具有一定胃肠功能的患者，可考虑肠内营养支持。治疗时间的长短、胃肠道功能、误吸风险等均是选择肠内营养制剂和途径时需考虑的因素。短期（小于 30 天）肠内营养支持可通过放置鼻胃、胃十二指肠或鼻空肠管进行喂养。对于需要长期肠内营养支持的患者，选择胃造瘘、空肠造瘘途径进行喂养。标准型肠内营养制剂适合于大多数 HIV 感染者，但也有一些适合于 HIV 感染者的特殊制剂，如含ω-3 多不饱和脂肪酸、精氨酸、谷氨酰胺、核苷酸的免疫增强型肠内营养制剂。

（3）当 HIV 感染患者出现严重的胃肠功能障碍（如顽固性腹泻、急性胰腺炎等），高营养素需求或液体限制时，适合肠外营养或肠外营养联合肠内营养。

（二）AIDS 患者的营养治疗

随着时间的推移，感染 HIV 患者最终会进入 AIDS 前期，出现持续或间接性的全身症状和机会性感染，即出现艾滋病相关综合征（ARC）。全身症状包括持续性全身淋巴结肿大、乏力、厌食、发热、体重减轻、盗汗、反复间歇性腹泻、血小板减少。感染多表现于口腔、皮肤黏膜，包括口腔念珠菌病、口腔毛状黏膜白斑、特发性口疮、牙龈炎；皮肤真菌感染、带状疱疹、单纯疱疹（生殖器疱疹）、毛囊炎、脂溢性皮炎、搔痒性皮炎等。

AIDS 患者的营养治疗应该遵循以下的原则：首先，营养治疗应根据每个患者营养不良的情况、病情进展、疾病的不同临床阶段和并发症慎重考虑，营养治疗方案应当个体化。其次，要充分考虑患者经济状况和社会、心理因素，尽可能维护和保持患者的饮食要求和习惯，通过口服或经肠内营养，使患者得到足够的食物。

1. 成年患者的营养支持

（1）对于肠道功能尚好的患者，口服和肠内营养可以保护和维持其肠道黏膜的结构和功能，减少感染的危险性。

（2）厌食或上消化道病变如口腔念球菌感染、病毒性胃炎等均可明显影响患者食欲，建议使用高能量、高蛋白质、富含膳食纤维的营养液。由于此类患者常有不同程度的免疫功能低下，因此应注意饮食卫生，避免食用生的或烤制的食物。

（3）随着疾病的发展，当口服不能摄入足够的营养时，应采用管饲肠内营养。营养液的选择原则根据患者的消化吸收功能及是否耐受乳糖和脂肪而选用整蛋白质营养制剂、多肽类营养制剂、无乳糖营养制剂、低脂肪营养制剂，必要时选用要素营养制剂，以利于营养素的吸收，减少腹胀、恶心、呕吐、腹泻等消化道症状。

（4）对于 AIDS 合并肠梗阻、难治性腹泻、难治性呕吐或肠内营养不能满足机体需要的患者，则应该使用肠外营养。

2. 儿童患者的营养支持　AIDS 患儿间接性肺炎和细菌性感染发生率高，90% 以上的患儿有生长停滞和严重消瘦，腹泻和吸收不良也很常见。此外，小儿较成人更易发生维生素和微量元素的缺乏，这在消化道症状严重的患者尤为常见。

AIDS 患儿的营养治疗需要高能量、高蛋白、富含微量元素和维生素的饮食。根据患儿的年龄和性别，所需蛋白质的量可以是推荐膳食营养供给量标准的 150%~200%。根据患儿的活动情况确定所需能量，可以是推荐膳食营养供给量标准的 150%~200%。小儿维生素和微量元素储备少，易发生叶酸、锌、硒、铁等缺乏，尤其是对腹泻者更应注意观察、监测和补充。除了食物中提供的多种维生素外,还应该向患儿提供 100% 推荐膳食营养供给量标准的维生素量。营养治疗的途径尽可能采用经肠营养,且最好在夜间用输液泵匀速输入。儿童易发生乳糖酶缺乏或缺失,应及时诊断,确诊者给予无乳糖制剂或补充含乳糖酶的饮食。

(三) 营养护理

1. 重视营养教育　所有 HIV 感染者均应接受有关营养的知识和教育,配合医生积极治疗,以维持机体的营养状况和体重。应有计划地对患者进行营养教育,饮食指导,保证患者进食良好,使之处于良好的营养状态,延缓病情发展,消除患者紧张情绪。

2. 常规饮食护理　向患者提供清洁卫生、营养丰富、易消化的食物,对于管饲饮食或胃肠外营养的患者,要做好相关的护理工作。

3. 做好营养评估　观察患者的临床表现如全身不适、盗汗、恶心、呕吐、腹泻等;观察免疫球蛋白、血红蛋白、体重变化、患者的体力活动和精神状况,及时与医生和营养师沟通,为患者制定合理的营养支持方案。

第九节　围术期的营养

围术期(perioperation)是指从确定手术起到与手术有关的治疗基本结束为止,包括术前准备和术后恢复 2 个阶段,一般认为是术前 5~7 天至术后 7~12 天。由于手术是一种创伤性治疗手段,手术带来的创伤可能引起机体一系列内分泌和代谢变化,导致体内营养物质消耗的增加、机体营养状况下降以及免疫功能受损等。

一、概　　述

手术带来的创伤是一种刺激,机体通过自身反应和调节机制对刺激做出应答,以改变、适应和抵制刺激造成的损害,引起组织和细胞的坏死和炎症为主的反应,称为应激(stress)。应激可以使机体产生如下反应。

(一) 高能量代谢

为应付创伤,机体代谢表现出超高的需求,以适应损伤造成的非生理性改变和维持内环境的稳定,为组织修复提供足够的能量,机体的能量加强。

(二) 高血糖现象

手术创伤引起交感神经兴奋,儿茶酚胺分泌增加,儿茶酚胺和去甲肾上腺素结构类似,儿茶酚胺刺激胰岛 α 细胞使胰高血糖素分泌增加,导致高血糖现象。在术后几小时发生,可持续数日,最高可为正常值的数倍。

(三) 脂肪分解增强

脂肪是机体能量的主要储存形式,交感神经兴奋时,肾上腺素、去甲肾上腺素、胰高血糖素、ACTH 及 TSH 等脂肪分解激素分泌增加,引起脂肪动员增加。

(四) 负 氮 平 衡

创伤使蛋白质分解增强,尿氮排出增加,术前负氮平衡的患者术后负氮平衡维持的时间较久,主要发生原因有两个,其一是蛋白质分解代谢增强,其二是蛋白质合成代谢减弱,都与激素分泌有关。

(五) 水 代 谢 改 变

水是人体生命活动的基础,人体重一半以上为水分。损伤导致的出血、血浆渗透、体液损失等,机体会通过肾的水钠重吸收功能维持有效循环量,造成钠的绝对排出量减少,即尿钠潴留,严重者可引起细胞水肿等,也可能导致电解质紊乱。

因此,在手术前机体应储存足够的能量和营养物质。手术期间患者对手术创伤和麻醉的耐受力以及术后营养素的适当补充都是影响患者术后恢复情况的决定性因素。患者术前营养状况影响着术中风险、术后并发症以及术后恢复,术后营养状况也直接影响到术后康复状况及康复时间。通过合理补充营养,可以改善围术期患者的营养状况,对提高患者手术耐受力、抵抗力、减少并发症、促进伤口愈合及促进术后恢复都有重要意义。

二、营养支持与治疗

通过各种营养支持的途径,给患者提供合理的膳食,保证充足营养素的补充,增强机体免疫力,有利于保护患者手术组织、脏器和创面,促进伤口愈合和康复。

(一) 能量

能量的摄入直接影响到患者的手术耐受性、术中风险、伤口愈合、并发症的发生甚至术后恢复等,不同患者的能量补充应有一定的差别。摄入的总能量可按应激系数、营养支持方式等进行计算。

1. 按应激系数计算　手术是一种应激,不同手术、创伤有相应的应激系数,不同手术或创伤的应激系数见表6-6。

表6-6　不同手术或创伤的应激系数

手术	应激系数	手术	应激系数
外科小手术(如阑尾切除)	1.0~1.1	复合性损伤	1.6
外科大手术(如食管癌手术)	1.1~1.2	癌症	1.1~1.45
感染(轻度)	1.0~1.2	烧伤(20%以下)	1.0~1.5
感染(中度)	1.2~1.4	烧伤(20%~39%)	1.5~1.85
感染(重度)	1.4~1.8	烧伤(40%以上)	1.85~2.0
骨折	1.2~1.35	脑外伤(激素治疗)	1.6
挤压伤	1.15~1.35		

摘自:黄承钰.2006.疾病营养治疗.成都:四川大学出版社

基础代谢(BM)一般以基础能量消耗(BEE)代替,不同年龄、性别的基础能量消耗分别按下列公式进行计算:

男性 $BEE = 66.47 + 13.75W + 5H + 6.76A$

女性 $BEE = 655.1 + 9.56W + 1.85H - 4.6A$

式中:W 为体重(kg),H 为身高(cm),A 为年龄(岁)。

全天能量总的消耗为:全天能量消耗 = BEE×活动系数×应激系数

式中的活动系数:卧床为1.2,轻度活动为1.3。

2. 按营养支持方式计算　能量的补充可根据营养支持方式不同,分别按下列公式进行计算:

完全胃肠外营养时总能量 = 1.75×BEE

肠内营养时总能量 = 1.5×BEE

恢复期肠内营养总能量 = 1.2×BEE

3. 也可以用如下方式对患者需要的能量进行估计　①手术前患者:推荐摄入量为 2000~2500kcal/d,如安静卧床和发热者,体温每升高 1℃,增加基础代谢的 13% 左右;如果在病床周围活动者,则增加 BM 的 10% 左右,如果在室内外活动者,则增加 BM 的 20%~25%。②手术后患者:对于无并发症者,能量为术前的 110%,如伴有感染者,可增加到术前能量的 150%。

(二)蛋白质

为了减少术中风险,术前应做充足的营养状况评估,尤其应监测机体的蛋白质营养状况,可通过某些体格测量和血生化指标反应,如体质指数(BMI)、皮褶厚度、血红蛋白(HB)、白蛋白(ALB)、前白蛋白(PA)等。蛋白质是更新和修补创伤组织的原料,如缺乏则可能引起血容量减少、血浆蛋白降低、血浆渗透压下降、伤口愈合能力减弱、免疫功能低下及肝功能损害等。因此应保证手术患者充足的蛋白质摄入,且增加优质蛋白的比例。

1. 手术前患者　蛋白质供给量 1.5~2.0g/(kg·d),且优质蛋白质占 50% 以上,利于纠正负氮平衡,蛋白质供能比 15%~20%。

2. 手术后患者　在术后 0~3 天一般为术后反应期,应注意支链氨基酸如 L-亮氨酸、L-异亮氨酸等的供给,促进伤口愈合和全身康复,建议蛋白质 100~140g/d。手术 3 天后,蛋白质供能比按 15% 供给,优质蛋白质占一半以上。

(三)脂肪

脂肪不仅作为能量的来源,也是脂溶性维生素的载体,围术期患者应保证一定量的脂肪摄入,有助于脂溶性维生素的吸收和利用。脂肪一般占供能比的 20%~30% 为宜,还应结合患者病情,如胃肠功能差或有肝、胆、胰脏器疾病的患者应适当减少脂肪摄入量,但应保证必需脂肪酸(EFA)和中链脂肪酸(MCT)的供应。如长期采用 TPN,应保证充足的必需脂肪酸摄入量。

(四)碳水化合物

碳水化合物是机体能量最经济、最有效的来源,体内某些组织或细胞(如红细胞、周围神经细胞、创面愈合必需的成纤维细胞和吞噬细胞等)只能利用葡萄糖。为增加肝糖原的储存量,应功给充足且易消化的碳水化合物。碳水化合物应占总能量的 60%~70%,碳水化合物摄入不足可能使饮食蛋白质作为能量被利用掉,延缓了创面的愈合。建议碳水化合物的摄入量为 300~400g/d。

制订营养支持方案时,应结合患者的实际情况调整三大产能营养素的供给量。消瘦患者:增加能量和蛋白质的供给,提高血浆蛋白水平,促进伤口愈合和全身恢复。肥胖患者:应低能量低脂肪膳食,以免体脂过多影响伤口的愈合。消化功能低下者:应给予适宜能量、低脂肪、低膳食纤维膳食。

(五)矿物质

手术患者由于渗出物流失等原因,常出现钠、钾、镁、锌和铁等矿物质的丢失或失调,同时创伤后随着尿氮的丢失,铁、钾、镁、硫、磷和锌等排出量也随之增加,因此需要补充矿物质。矿物质的补充应注意方式,肠内营养时可以从食物补充,相对比较安全,但肠外营养时,血浆矿物质水平直接影响机体代谢甚至危及生命,因此一定要严密监测血浆电解质水平,以合理调节电解质的供应。骨折的患者还应适当补充高钙食物,如牛奶、虾皮等。

(六)维生素

由于创伤后机体处于应激状态,各系统代谢旺盛,维生素的参考摄入量应适当增加。一般认为术前缺乏者应马上补充;本身营养状况较好者,术后脂溶性维生素无需供给太多,水溶性维生素供给量则以正常情况的 2~3 倍为宜。维生素 C 是合成胶原蛋白的原料,是伤口愈合所必需,因此术后建议每日 1~2g。B 族维生素与能量代谢密切相关,对伤口愈合和失血耐受力都有影响,随着患者术后对能量需求的增加,对 B 族维生素的需求量也大大增加,建议每日供给量:维生素 B_1 2~4mg、维生素 B_2 2~4mg、维生素 B_6 2~5mg、维生素 B_{12} 0.5mg。有骨折者还应补充维生素 D,促进钙磷代谢,利于骨折愈合。肝胆外科患者或肠道菌群紊乱者,由于维生素 K 减少或需求增加,影响凝血酶原形成,应适当增加维生素 K。

1. 手术前患者　手术前 7~10 天维生素 C 供给增加到 200mg 左右;维生素 B_1、烟酸和维生素 B_6 每日分别 5mg、50mg 和 6mg;为促进伤口愈合和凝血,应补充胡萝卜素 3mg/d、维生素 K15mg/d。

2. 手术后患者　主要补充水溶性维生素,维生素 C 供给量可达 1~2g,B 族维生素增加到正常量的 2~3 倍。

三、营 养 护 理

(一) 做好常规护理

做好围术期的消毒等常规工作。

(二) 开展营养健康教育

护士应对患者及家属进行相关的营养健康教育,为手术做好充分的准备,保证患者术后及时恢复;保证环境、餐具干净卫生。患者尽量不到卫生条件差、不正规的餐馆就餐,不偏食,不挑食,合理营养,增强自身抵抗力。

(三) 进行营养评估

观察患者临床表现,评估患者的病情和营养状况,及时与营养师沟通,为患者制定合理的营养支持方案。

 目 标 检 测

一、名词解释

1. 围手术期　2. 应激

二、填空题

1. 冠心病的危险因素有_____、_____、_____、_____、_____和_____。

2. 高脂血症在营养治疗时,通常分为_____、_____、_____和_____。

3. 肥胖的影响因素主要有_____、_____、_____和_____。

4. 临床常见的原发性骨质疏松症主要有_____和_____。骨质疏松的严重后果_____。

5. 甲状腺功能减退症根据病因可分为_____、_____、_____、_____ 4 型。营养治疗的目的是_____。

6. 急性肠道传染病主要经_____传播,临床表现以_____为主。

三、单项选择题

1. 患者,男性,15 岁,身高 168cm,体重 100kg,属肥胖。医生建议控制饮食减轻体重,对该患者进一步检查发现血压明显高于正常,而且观察 1 周始终仍然高于正常范围,对该患者给予的饮食为(　　)。
A. 低蛋白　　　　B. 低糖
C. 低盐　　　　　D. 低脂
E. 低纤维

2. 患者,女性,35 岁,风湿性心脏病心力衰竭,应用洋地黄和利尿药物后,出现恶心、呕吐,心电图示室前期收缩呈二联律及三联律。下列饮食护理不正确的是(　　)。
A. 低盐　　　　　B. 富含维生素
C. 适量维生素　　D. 高热量
E. 少量多餐

3. 患者,男性,60 岁。血压 140/90mmHg,诊断为

Ⅰ级高血压,遵医嘱给予非药物治疗,下列不正确的是( )。
A. 合理膳食
B. 减轻体重
C. 保持大便畅通
D. 参加举重活动
E. 避免情绪激动

4. 不宜向上述男性高血压患者建议的是( )。
A. 增加饮食中的镁
B. 长期卧床
C. 低钠盐饮食
D. 戒烟
E. 少饮酒

5. 患者,男性,50岁,收缩压为160mmHg、舒张压为90mmHg,血脂偏高,劳累后感到心前区疼痛,休息后可缓解,心电图检查不正常,诊断为冠心病收入内科。患者对自己的高血压有些紧张,护士在指导患者与护理时不正确的是( )。
A. 嘱患者注意休息
B. 避免情绪激动
C. 低钠饮食
D. 注意安慰患者
E. 减少烟酒

6. 下列关于冠心病营养治疗中不正确的是( )。
A. 维持热量平衡,防止肥胖,达到并维持理想体重或适宜体重,肥胖者控制体重
B. 切忌暴饮暴食,避免过饱,最好少量多餐,每天4~5餐
C. 减少动物脂肪和胆固醇摄入,摄入适量优质蛋白质
D. 饮食中应有丰富的维生素、充足矿物质和钠盐
E. 避免辛辣刺激性食物,不饮用浓茶、咖啡

7. 慢性胃炎患者的饮食护理,下列( )不适宜。
A. 忌暴饮暴食
B. 宜少量多餐
C. 宜定时定量
D. 为帮助消化,餐后宜从事体力劳动
E. 胃酸低者多喝鸡汤和肉汤

8. 患者,男性,43岁,患慢性胆囊炎,护士嘱咐患者应用的饮食是( )。
A. 低盐   B. 低蛋白
C. 低脂肪   D. 低糖
E. 高蛋白

9. 患者,男性,66岁,因肝硬化腹水入院,血压200/100mmHg。根据患者的病情,应给予( )。
A. 低蛋白饮食   B. 高蛋白饮食
C. 低盐饮食   D. 低脂肪饮食
E. 软质饮食

10. 上述肝硬化患者可食用( )。
A. 大米粥   B. 咸菜
C. 皮蛋   D. 虾米
E. 香肠

11. 患者,女性,58岁,急性胰腺炎恢复期,护士应指导其( )。
A. 高蛋白饮食
B. 低脂肪饮食
C. 低盐饮食
D. 低蛋白饮食
E. 高热量饮食

12. 患者,女性,28岁。劳累受凉、水肿3天,尿少(500ml/d),血压150/98mmHg;血红蛋白60g/L,红细胞$2×10^{12}$/L,胆固醇7.8mmol/L,血清白、球蛋白各3%;尿蛋白(++),尿红、白细胞均(+)。下列( )不符合该患者的膳食要求。
A. 低热量膳食
B. 优质低蛋白膳食
C. 增加糖的摄入
D. 低磷膳食
E. 限制钠盐的摄入

13. 患者,男性,39岁。既往有慢性肾小球肾炎病史,因病情稳定上班。近日体检发现血压升高,双下肢水肿,慢性肾小球肾炎急性发作,对患者适宜的饮食是( )。
A. 优质高蛋白饮食
B. 高磷饮食
C. 多补水
D. 低能量饮食
E. 高能量、优质低蛋白饮食

14. 患者,女性,40岁。因"肾病综合征"收治入院,其适宜的饮食为( )饮食。
A. 高蛋白
B. 低热能
C. 低脂低胆固醇
D. 低碳水化合物
E. 少渣饮食

15. 患者,女性,53岁。因间歇性水肿10余年,伴恶心、呕吐2周加重1周入院。查体:血红蛋

白 80g/L,血压 156/105mmHg,尿蛋白(++),颗粒管型 2~3 个/HP 尿比重 1.010~1.012,初步诊断为慢性肾衰竭。下列对该患者的处理措施中,不正确的是( )。

A. 优质低蛋白饮食

B. 保证供给充足的能量

C. 限制含磷丰富的食物摄入

D. 尿量超过 1000ml,一般无需限钾

E. 每日液体入量为前 1 天出量

16. 患者,男性,46 岁,体型肥胖,无"三多一少"症状,空腹血糖 7.0mmol/L,空腹尿糖阴性,餐后 3 小时血糖 13.0mmol/L,尿糖(++)。此患者首选的治疗方案是( )。

A. 胰岛素

B. 饮食控制+胰岛素

C. 口服降糖药+胰岛素

D. 饮食控制+运动疗法+胰岛素

E. 饮食控制+运动疗法+口服降糖药

17. 对任何类型的糖尿病都是行之有效的、最基本的治疗措施是( )。

A. 运动疗法

B. 心理治疗

C. 饮食治疗

D. 口服降糖药

E. 胰岛素治疗

18. 患者,男性,54 岁,午夜突发踇关节剧痛而惊醒。考虑可能为痛风,护士在指导患者膳食时,下列不正确的是( )。

A. 控制饮食总量

B. 避免高嘌呤食物和进食高蛋白

C. 可适量的饮酒

D. 每天饮水量至少为 2000ml

E. 可适量饮用牛奶等碱性食物

19. 在下列骨质疏松患者的饮食护理中,正确的是( )。

A. 高热量、高脂肪、高糖

B. 高蛋白、高能量、高纤维素

C. 高蛋白、低盐

D. 高蛋白、低脂肪、高维生素

E. 高糖、高纤维素、低脂肪

20. 患者,女性,71 岁。近 1 年来腰背疼痛,久坐久立加重,诊断为骨质疏松。下列膳食营养指导中不正确的是( )。

A. 多晒太阳

B. 高钙、高蛋白质饮食

C. 补充适量的磷

D. 大量运动,维持骨质和骨密度

E. 注意维生素 D 的供给

21. 患者,男性,25 岁。因胃癌进行胃大部切除术后 10 天,进餐后感上腹饱胀、恶心、呕吐、头晕、心悸、出汗,平卧数分钟后症状缓解。为预防上述症状,下列措施中不正确的是( )。

A. 少食多餐

B. 宜高糖、低蛋白饮食

C. 宜低糖、高蛋白饮食

D. 避免过咸、过浓流质

E. 避免过甜、过浓流质

22. 患儿,男性,8 个月,1 周前因 3 个月来肤色苍白、食欲减退入院,出生后一直牛乳喂养,未加辅食。体检:营养差,皮肤、黏膜苍白。化验:血红蛋白 60g/L,红细胞 3.0×10^{12}/L。该患儿可能为( )贫血。

A. 感染性

B. 营养性缺铁性

C. 溶血性

D. 营养性巨幼细胞

E. 再生障碍性

23. 患者,女性,43 岁。因消瘦、烦躁 3 个月入院,诊断为甲状腺功能亢进。该患者的膳食应为( )。

A. 低脂肪   B. 低热量

C. 低蛋白   D. 高热量

E. 高纤维素

24. 慢性肝炎患者饮食基本上是平衡膳食,在下列具体的营养治疗中,正确的是( )。

A. 高能量膳食

B. 低蛋白膳食

C. 高脂膳食

D. 适量天然糖

E. 充足矿物质

25. 糖尿病患者需行大手术,术前对高血糖的处理是( )。

A. 使血糖略低于正常

B. 控制血糖于正常水平

C. 血糖呈轻度增高

D. 尿糖需阴性

E. 不需处理

26. 把因能量和(或)蛋白质摄入不足导致的营养不良称为( )。

A. PEM

   B. 能量缺乏症

   C. 维生素缺乏症

   D. 负氮平衡

   E. 正氮平衡

27. 卧床休息的患者应激系数是( )。

   A. 1.3　　　　　　　B. 1.2

   C. 1.5　　　　　　　D. 1.0

   E. 1.1

28. 为了维持氮平衡,术前患者一般建议蛋白质摄入量为( )。

   A. 1.2~1.5g/(kg·d)　B. 1.0~1.2g/(kg·d)

   C. 1.3~1.7g/(kg·d)　D. 1.5~2.0g/(kg·d)

   E. 2.0~3.0 g/(kg·d)

29. 术后患者优质蛋白质应占总蛋白质的( )以上。

   A. 30%　　　　　　　B. 40%

   C. 50%　　　　　　　D. 25%

   E. 20%

30. 维生素C因能促进胶原蛋白合成而促进伤口愈合,术后0~3天一般建议每日摄入( )。

   A. 1~2g　　　　　　B. 2~5g

   C. 0.1~0.5g　　　　D. 0.1~0.2g

   E. 2~3g

四、简答题

1. 试述高血压的营养治疗及营养护理要点。

2. 试述糖尿病的营养治疗及营养护理要点。

3. 试述肿瘤患者的营养支持与治疗。

4. 简述再生障碍性贫血的营养治疗。

5. 简述白血病的营养治疗。

6. 简述成年 AIDS 患者的营养支持

7. 简述围术期的患者生理改变。

8. 术后患者能量的摄入标准及计算。

(吴晓娜　贺　生　黄小明)

第七章 不同人群的营养

案例 7-1

新闻报道某贫困家庭喜得双胞胎，但因母亲营养不良，没奶水，就给孩子喂奶粉；又因奶粉太贵，为节省，将奶粉和面粉搅合在一起给孩子喂食，孩子就这样慢慢长大了。孩子上学时发现看不清黑板上的字，配戴的眼镜度数从 300 度发展到 500 度，女儿甚至达到了 600 度。

问题：不同生理时期的人各有什么营养需求？

处于不同人生阶段的人体由于生理特点不同而对各种营养素的需求存在较大的差异。因此，应根据不同人群的生理特点、营养素需求进行合理的膳食安排，以保证合理营养与平衡膳食、避免出现营养疾病。

第一节 孕妇的营养

孕妇除了要提供自身所需的营养素外，还要提供胎儿生长所需要的各种营养素。孕期营养状况的优劣不仅影响孕妇的健康，对胎儿生长发育的影响也十分巨大。因此，孕妇的合理营养非常重要。

一、生 理 特 点

（一）激素与代谢

受精卵在子宫着床后，孕妇的绒毛膜促性腺激素分泌增多，黄体产生的孕激素刺激子宫内膜促使胎盘形成，胎盘绒毛随后生成大量雌激素、孕激素和催乳素，刺激子宫和乳腺发育。同时，孕妇的甲状腺功能增强，基础代谢水平升高。这些激素水平的改变导致孕妇体内的合成代谢增高，需要消耗更多的能量和营养素。

（二）消化系统

孕酮水平的升高可引起消化道平滑肌松弛，肠蠕动减慢，消化液分泌减少，故孕妇容易发生胃肠胀气和便秘，孕早期还常有恶心、呕吐等妊娠反应。

（三）肾功能

胎儿的代谢产物需经母体排出，故孕期肾功能出现明显的生理性调节，表现为肾小球滤过水平增高，排出尿素、尿酸、肌酐的功能明显增强。

（四）血容量与血液成分

孕妇的血容量从孕中期起明显增加，至孕晚期其血容量可比孕前增加约 40%。其中血浆容量增加 50%，而红细胞只增加 20%，虽然血红蛋白总量增加，但由于血液相对稀释，血液中血红蛋白的含量反而下降，呈现生理性贫血。孕 20~30 周，血浆容量上升的速率明显高于红细胞上升的速率，故此时的生理性贫血现象最为明显。

（五）体重增长

健康孕妇如不限制饮食，孕期平均增重约 12kg，其中胎儿约 3kg，胎盘及羊水约 1.5kg，子宫和乳房增加约 1.4kg,血液增加约 1.2kg,细胞外液约增加 1.5kg,脂肪组织增加 3～4kg。孕期脂肪储存主要发生在孕 10～30 周,即胎儿快速生长期以前,可能更多是由于孕酮的作用而不是简单地由膳食摄入量增加所致,其生理意义是为孕晚期及哺乳期作能量储备。

二、营养需求

由于孕妇在妊娠期各种生理功能的改变和胎儿的生长发育,其对能量和各种营养素的需求也发生相应的改变。

(一) 能量

孕期由于胎儿、胎盘以及母亲体重增加和基础代谢率增高等因素的影响,在整个正常怀孕期间需要额外增加部分能量。中国营养学会制订的 DRIs 中孕妇能量推荐摄入量(RNI)为孕中、晚期在非孕妇女能量 RNI 的基础上每日增加 836MJ(200kcal)。

(二) 宏量营养素

1. 蛋白质　为了满足母体、胎盘和胎儿生长的需要,孕期对蛋白质的需要增加。中国营养学会制订的 DRIs 中孕妇蛋白质 RNI 为在非孕妇女蛋白质 RNI 的基础上,孕早、中、晚期分别增加 5g、15g、20g。孕妇膳食中优质蛋白质宜占蛋白质总量的 1/2 以上。

2. 脂类　在妊娠过程中脂类的生理变化最为明显,从妊娠开始,母体需要储备大量的脂肪,以保证胎儿的正常发育及脂溶性维生素的吸收,尤其是必需脂肪酸,对胎儿脑细胞和神经组织的发育具有重要作用。妊娠过程中孕妇平均需储存 2～4kg 脂肪。孕妇脂肪供能约占总能量的 20%～30%。

3. 碳水化合物　葡萄糖是胎儿的唯一能源,耗用母体的葡萄糖较多,妊娠后半期肝糖原合成及分解增强,因此碳水化合物需求增加。如果母体摄入碳水化合物过少,则易引起脂肪氧化供能,产生酮体,对胎儿发育造成不良影响。

(三) 微量营养素

1. 钙　钙是孕期营养中一个十分重要的物质,它是构成胎儿骨骼和牙齿的主要成分。若母体钙摄入不足,则会动用母体的钙储备;若母体钙储备耗尽,则动用母体骨钙,以满足胎儿的营养需要。中国营养学会制订的孕妇钙适宜摄入量(AI)为:孕早期每日 800mg,孕中期每日 1000mg,孕晚期每日 1200mg。

2. 铁　孕期母体对铁的需要量增加,除胎儿本身造血和构建肌肉组织需要外,肝脏还要储备一份,供出生后 6 个月内消耗。中国营养学会制订的孕妇铁 AI 为:孕早期每日 15mg,孕中期每日 25mg,孕晚期每日 35mg。

3. 锌　锌对胎儿器官的形成及生长发育十分重要,因此孕期,主要在孕中期和孕后期对锌的需要量增加。中国营养学会制订的孕妇锌 RNI 为:孕早期每日 11.5mg,孕中期和晚期每日 16.5mg。

4. 碘　碘是合成甲状腺激素所必需的营养素,而甲状腺素可促进蛋白质的合成和胎儿的生长发育。中国营养学会制订的孕妇碘 RNI 为每日 200μg,比孕前增加 50μg。

5. 维生素　母体维生素可经胎盘进入胎儿体内,孕期对各种维生素的需要量增加,因此必须保证充足的食物供给。

三、常见的营养问题

孕妇营养失衡对母体和胎儿将造成不良的影响,常见的营养问题分别为:

考点: 孕妇常见的营养问题

（一）孕期营养不良对母体的影响

妊娠期妇女营养素摄入不足时，常常可发生以下几种营养缺乏病。

1. 营养性贫血　包括缺铁性贫血和缺乏叶酸、维生素 B_{12} 引起的巨幼红细胞性贫血。

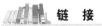 **链　接**

孕妇贫血发病情况和原因

妊娠期发生贫血十分普遍（以缺铁性贫血为主），全世界妊娠期妇女贫血患病率平均为 51%，据调查我国各地妊娠期妇女贫血患病率平均为 35% 左右，农村高于城市，以妊娠末期患病率最高。主要原因是膳食铁摄入不足；来源于植物性食物的膳食铁吸收利用率差，吸收率仅 10% 左右；母体和胎儿对铁的需要量增加；某些其他因素引起的失血等。巨幼红细胞性贫血在我国的患病率较低，以叶酸缺乏所致者较为常见，维生素 B_{12} 缺乏所致者罕见。

2. 骨质软化症　维生素 D 的缺乏可影响钙的吸收，导致血钙浓度下降。为了满足胎儿生长发育所需要的钙，必须动用母体骨骼中的钙，结果使母体骨钙不足，引起脊柱、骨盆骨质软化，骨盆变形，重者甚至造成难产。

3. 营养不良性水肿　妊娠期蛋白质严重摄入不足所致。蛋白质缺乏较轻者仅出现下肢水肿，严重者可出现全身水肿。此外，维生素 B_{12} 严重缺乏者亦可引起浮肿。

（二）孕期营养失衡对胎体的影响

妊娠期妇女营养素摄入不足时，对胎体的不良影响以下述几种为主：

1. 先天畸形　妊娠早期妇女因某些营养素摄入不足或摄入过量，常可导致各种各样的先天畸形儿出生。

2. 低出生体重儿　指新生儿出生体重小于 2500g。低出生体重儿死亡率为正常儿的 4～6 倍，不仅影响婴幼儿期的生长发育，还可影响儿童期和青春期的体能与智能发育。低出生体重儿的患病率和死亡率都较高。

3. 巨大儿　指新生儿出生体重大于 4000g。近年来随着生活水平的提高，我国一些大中城市巨大儿发生率也逐渐上升，有些地区已达 8% 左右。巨大儿与孕妇营养的关系尚在研究之中，但已发现妊娠后期血糖升高可引起巨大儿。此外，孕妇盲目进食或进补，造成某些营养素摄入过多，孕期增重过多，也可导致胎儿生长过度。巨大儿不仅给分娩带来困难，还容易在出生后发生营养缺乏症。

4. 脑发育受损　胎儿脑细胞数的快速增殖期是从妊娠第 30 周至出生后 1 年左右，随后脑细胞数量不再增加而细胞体积增大。因此，妊娠期的营养状况，尤其是妊娠后期母体蛋白质和能量的摄入量是否充足，直接关系到胎儿的脑发育，还可影响其日后的智力发育。

四、合理营养与膳食安排

针对孕妇的生理特点和常见的营养问题，孕妇的合理营养与安排为如下。

（一）孕妇合理营养的原则

1. 必须满足孕妇各期能量和营养素的需要。

2. 按照《中国居民膳食指南》原则配制平衡膳食。

3. 膳食要色、香、味俱全及多样化。

4. 配膳要适合季节的变化。

5. 尽可能照顾用饮食习惯。

6. 合理的烹调食物。

7. 膳食制度合理。

（二）孕妇膳食的食物选择

1. 主食米、面不要过分精细,尽量采用中等加工程度的米面。主食不要太单一,应米面、杂粮、干豆类掺杂食用,粗细搭配。

2. 蔬菜应多选用绿叶蔬菜或其他有色蔬菜。

3. 水果含维生素和矿物质丰富,应注意补充,且不能和蔬菜相互代替。选择当季、当地水果。

4. 动物性食品尽量选择蛋白质含量高,脂肪含量低的品种。

5. 奶类蛋白质主要成分酪蛋白具有足够的必需氨基酸,是一种完全蛋白质。奶中脂肪熔点低,颗粒细小,易于消化吸收;尤其是奶含钙丰富,易吸收,是膳食中钙的良好食物来源。

6. 大豆是植物性食物中蛋白质含量最高,质量最佳的食物,且价格低廉。

第二节　乳母的营养

乳母是处于哺乳特定生理状态的人群。乳母除需逐步补偿妊娠、分娩时消耗的营养素储备,促进各器官功能的恢复外,还需泌乳哺育婴儿,满足 6 个月以内婴儿的营养需要。

一、生理特点

（一）乳腺发育

乳汁分泌是一个非常复杂的神经内分泌调节过程。一般分娩后 72 小时内乳腺开始分泌乳汁,婴儿吸吮乳头的动作会不断刺激母亲乳房的乳腺组织,乳腺组织接受外界刺激越多就越发达。

（二）乳汁生成

母体血液中的营养物质有些可通过细胞膜直接进入乳汁,有些可作为原料在乳房的腺体组织中合成乳汁成分。

（三）泌乳和排乳

泌乳是指乳腺的腺泡细胞将合成的乳汁分泌到腺泡腔内。婴儿吸吮乳头可刺激乳母垂体产生催乳素,引起乳腺腺泡分泌乳汁,并存集在乳腺导管内,此种现象称为产奶反射。

二、营养需求

（一）能量

乳母除满足自身的能量需要外,还要供给乳汁分泌所需,因此其能量需求较大。衡量乳母摄入能量是否充足,可以泌乳量和母亲体重来判断,一是泌乳量能否满足婴儿需要,二是母亲体重较未孕前下降为能量摄入不足,过重则表示能量摄入过多。中国营养学会制订的乳母能量 RNI 为在非孕妇女基础上每日增加 500kcal。

（二）宏量营养素

1. 蛋白质　蛋白质的质和量都会影响乳汁的分泌量和蛋白质氨基酸的组成。如果膳食供给的蛋白质生物价值低,则转变成乳汁蛋白质的效率会更低。中国营养学会制订的乳母蛋白质 RNI 为在非孕妇女基础上每日增加 20g。

2. 脂肪　脂肪是乳儿能量的重要来源,乳儿中枢神经系统的发育及脂溶性维生素的吸收也需要脂肪,故乳母膳食中应有适量的脂肪,乳母膳食脂肪供能占总能量的 20%~30%。

3. 矿物质

(1)钙:乳汁中钙含量较为稳定,不受乳母膳食中钙水平的影响,但当膳食中钙摄入量不足时,虽然不会影响乳汁的分泌量,但仍可能会动用母体骨钙储备,以保持乳汁中钙含量的稳定。因此,乳母应多食一些高钙食物,同时还要适当多晒太阳。中国营养学会建议乳母膳食钙的 AI 为 1200mg/d。

(2)铁:铁不能通过乳腺输送到乳汁,故乳汁中铁的含量极低,不能满足乳儿的需要。同时,乳母本身为防治贫血及促进产后身体恢复,也应多食含铁丰富且吸收率高的食物以及富含维生素 C 的食物。乳母每日铁的需要量大约为 2mg。

4. 维生素　乳母膳食中各种维生素必须相应增加,以维持乳母健康,促进乳汁分泌,保证乳汁中营养成分的稳定,满足乳儿及乳母的营养需要。

5. 水分　乳汁分泌量与摄入的水量密切相关,摄入水分不足时,直接影响泌乳量。乳母除每天喝白开水外,还要多吃流质食物,多喝骨头汤、肉汤、鸡汤、蛋汤、鱼汤等。

考点: 乳母常见的营养问题

三、常见的营养问题

(一) 乳母营养不良

哺乳期摄入营养素不足时,乳汁分泌量就会下降。在泌乳量下降不明显前,如果乳母的各种营养素摄入量不足,体内分解代谢就会增加。实际上哺乳期已经存在着母体营养的不平衡,最明显的表现是乳母的体重减轻,甚至可出现骨质疏松等营养缺乏病的症状。

(二) 乳汁分泌减少和营养成分降低

健康而营养状况良好的乳母,其膳食状况并不会明显影响乳汁中所有的营养素,乳汁中的蛋白质含量是比较恒定的,也不受膳食蛋白质偶尔减少的影响。但是如果乳母在孕期和哺乳期的蛋白质与热量均处于不足或缺乏边缘状态,则乳母的营养状况就会影响乳汁中营养素的分泌水平。乳汁中脂溶性和水溶性维生素的含量,均不同程度受乳母膳食中维生素摄入量的影响,特别是当母体处于缺乏这些维生素状况时将更为明显。

(三) 便秘

产后皮肤排泄功能旺盛,出汗量多,尤以睡眠时更明显,又由于产后卧床较多,腹肌和盆底肌松弛,易发生便秘。

(四) 产后肥胖

产后活动较少,进食高蛋白、高脂肪的食物较多时,易发生产后肥胖。

四、合理营养与膳食安排

1. 保证供给充足的优质蛋白质。
2. 摄食含钙丰富的食品。
3. 重视食用蔬菜和水果。
4. 粗细粮搭配、膳食多样化。
5. 注意烹调方法,以煮或煨为最好,少用油炸。
6. 食量、奶量、运动三者平衡,保证适宜体重。

第三节　婴幼儿的营养

婴儿期指从出生到满 1 周岁前,幼儿期为 1 周岁到 3 周岁前。婴幼儿正处于人体生长发育尤其是智力发育的重要时期,此时的营养状况对其一生均有影响。

一、生 理 特 点

婴幼儿处于快速生长发育时期,主要的特点有:

1. 婴儿期体重将增至出生时的 3 倍,身长为出生时的 1.5 倍。

2. 脑细胞的数目增加,细胞体积也增大。

3. 婴儿期消化器官尚未发育成熟,胃容量很小,消化功能亦不完善。

二、营 养 需 求

由于婴幼儿处于快速生长发育时期,因此对能量和各种营养素的需求量较大。

(一) 能量

婴幼儿的合成代谢旺盛,能量的需要量相对较高。通常按婴幼儿的生长发育状况可判断能量供给是否适宜。

(二) 蛋白质

蛋白质是组织细胞的基本组成成分,婴幼儿期有一半左右的膳食蛋白质被用于满足生长的需要。对婴幼儿而言,年龄越小,生长越快,蛋白质需要量相对越高。中国营养学会建议的 0~12 个月婴儿的蛋白质 RNI 为 1.5~3g/(kg·d)。在喂养大于 6 个月的婴幼儿时尤其应注意蛋白质的质量,如在米、面等食物中适当加入奶类、蛋类或豆类可通过混合食物的蛋白质互补作用提高蛋白质的营养价值。由于婴儿的肾脏及消化器官尚未发育完全,蛋白质摄入量不应高于每日 3g/kg,否则可能产生负面影响。

(三) 脂肪

脂肪是婴幼儿能量和必需脂肪酸的来源,也是脂溶性维生素的载体。其中多不饱和脂肪酸对神经组织的发育及视觉功能非常重要。0~6 个月婴儿脂肪供能占总能量的 45%~50%,6~12 个月占 30%~40%,以后逐渐降低至 25%~30%。

(四) 碳水化物

碳水化物主要提供能量,有助于婴幼儿的生长发育。婴幼儿的乳糖酶活性高于成年人,有利于对奶类所含乳糖的消化吸收。婴儿 2~3 个月时由于缺乏淀粉酶,对淀粉类食物尚不能消化,故米、面等淀粉类食品应在 3~4 个月以后开始添加。在碳水化物摄入过多而蛋白质不足时,婴儿体重虽增长迅速,外表肥胖,但肌肉松弛,机体的抵抗力差,易受感染。

(五) 矿物质

钙、铁、锌、碘是婴幼儿较容易缺乏的元素,不仅影响婴幼儿的体格发育,还可影响婴幼儿的行为及智能发育。

(六) 维生素

维生素 A 摄入不足会影响婴幼儿体重的增长。维生素 D 对生长期儿童也极为重要,摄入量应为成人的 2 倍。由于奶类维生素 D 含量不高,婴幼儿可适当补充鱼肝油等维生素 A、维生素 D 制剂,但应注意防止摄入过量。

三、常见的营养问题

(一) 佝偻病

佝偻病发生在骨骼处于生长期的幼儿,以 3~18 个月婴幼儿最为多见。其主要原因是缺乏维生素 D 而引起钙磷代谢失调和骨骼钙化不全。佝偻病常严重影响儿童的正常生长发育。由于母乳和牛乳中维生素 D 含量都很低,为了预防佝偻病,新生婴儿自 2 周起可补充维生素 D,每日 10μg(400IU)。此外,适当晒太阳可增加皮肤合成的维生素 D,一般每日晒 1 小时可达到预防效果。

(二) 缺铁性贫血

乳类是贫铁食品,无论母乳或牛乳中铁的含量均不高,故婴儿出生后主要依靠胎儿期体内储存的铁满足需要。一般足月儿至 4~6 个月,早产和低出生体重儿至 2~3 个月时,体内储存铁已基本用完,此后必须从膳食中摄入足够的铁,否则可能发生缺铁性贫血。婴幼儿贫血多见于出生 5 个月后,发病高峰在 6~18 个月。为了预防缺铁性贫血,婴幼儿从 4 个月起即应补充含铁食物如蛋黄、肝泥、肉沫等,同时应增加果汁、水果、蔬菜汁、蔬菜泥等富含维生素C的食物以促进铁的吸收。

(三) 其他营养缺乏症

幼儿缺锌可导致生长发育迟缓、食欲不振、味觉减退以及异食癖等。锌缺乏可能与幼儿偏食、挑食而造成富含锌的动物性食物摄入不足有关。乳母维生素 B_1 摄入不足时,常可使乳汁中维生素 B_1 含量下降,严重时婴儿可因缺乏维生素 B_1 而患婴儿脚气病,表现为心力衰竭或抽搐、昏迷等症状。

四、合理营养与膳食安排

(一) 婴儿喂养

1. 母乳喂养　母乳喂养是人类最原始的喂养方法,也是最科学、最有效的喂养方法。世界卫生组织和儿童基金会提出,鼓励、支持、保护、帮助母乳喂养。母乳中营养成分能满足出生后 4~6 个月婴儿的全部营养需要,母乳是婴儿最佳的天然食物和饮料。

2. 人工喂养　因各种原因不能用母乳喂养婴儿时,可采用牛乳、羊乳等动物乳或其他代乳品喂养,这种非母乳喂养婴儿的方法即为人工喂养。由于不同种动物的乳严格来讲只适合相应种类动物的幼子,并不适宜人类婴儿的生长发育,同时亦不适宜直接喂养婴儿。因此,特别是对 0~4 个月的婴儿,只有在母乳喂养绝对无法实现时才采用人工喂养。常用的婴儿代乳品主要有:①配方奶粉;②牛乳;③豆制代乳粉。

3. 混合喂养　因各种原因母乳不足或不能按时喂养,在坚持用母乳喂养的同时,用婴儿代乳品喂养以补充母乳的不足。对于 6 个月以下,特别是 0~4 个月的婴儿,这比完全不吃母乳的人工喂养要好。混合喂养时代乳品补充用量应以婴儿吃饱为止,具体用量应根据婴儿体重、母乳缺少的程度而定。

4. 婴儿辅食的添加　在通常情况下,4~6 个月时应逐步添加辅助食品,但因婴儿个体差异,开始添加辅食并没有一个严格时间规定。

添加辅助食品应遵循以下几个原则:①逐步适应:一种辅食应经过 5~7 天的适应期,再添加另一种食物,然后逐步扩大添加辅食的品种。首先添加的辅食是米粉类,因为大米蛋白质很少过敏。每种新的食物可能尝试多次才会被婴儿接受。②由稀到稠:如刚开始添加米粉时可冲调稀一些,使之更容易吞咽。婴儿习惯后就可以逐步变稠。③量由少到多,质地由细到粗;开始的食物量可能仅 1 勺,而后逐渐增多。食物的质地开始要制成泥或汁,以利吞咽;当乳牙萌出后可以适当粗一些和硬一点,以训练婴儿的咀嚼功能。④因人而异:婴儿的生长发育有较大的个体差异,这也决定了婴儿对食物摄入量的差异。

(二) 幼儿膳食的基本要求

1. 营养齐全、搭配合理　幼儿膳食应包括前文所述 5 类食物。此外应注意在各类食物中,不同的食物轮流使用,使膳食多样化,从而发挥出各类食物营养成分的互补作用,达到均衡营养的目的。

2. 合理加工与烹调　幼儿的食物应单独制作,质地应细、软、碎、烂,避免刺激性强和油腻的食物。食物烹调时还应具有较好的色、香、味、形,并经常更换烹调方法,以刺激幼儿胃酸的分泌,促进食欲。加工烹调也应尽量减少营养素的损失。

3. 合理安排进餐　幼儿的胃容量相对较小,肝储备的糖原不多,加上幼儿活泼好动,容易饥饿,故幼儿每天进餐的次数要相应增加。在 1~2 岁每天可进餐 5~6 次,2~3 岁时可进餐 4~5 次,每餐相间隔 3~3.5 小时。一般可安排早、中、晚 3 餐,午点和晚点两点之间加餐。

4. 营造幽静、舒适的进餐环境　安静、舒适、秩序良好的进餐环境,可使幼儿专心进食。环境嘈杂,尤其是吃饭时看电视,会转移幼儿的注意力。另外,在就餐时或就餐前不应责备或打骂幼儿,因为幼儿情绪波动时,消化液分泌减少降低食欲。

5. 注意饮食卫生　幼儿抵抗力差,容易感染,因此应特别注意幼儿的饮食卫生。餐前、便后要洗手;不吃不洁的食物,少吃生冷的食物;瓜果应洗净后食用,动物性食品应彻底煮熟、煮透。

第四节　儿童的营养

儿童时期分为 2 个阶段,3~6 岁是学龄前期,6~12 岁是学龄期。

一、生理特点

(一) 学龄前儿童的生理特点

1. 生长速度较婴儿期相对缓慢,但仍处于生长发育阶段,除维持新陈代谢外,尚需满足组织生长发育的需要,单位体重的营养素和能量需要量仍高于成年人。

2. 个体间的发育速度差别较大。

3. 胃肠道对粗糙食物尚不太适应,肝脏储存糖原的能力不及成年人,对外界有害因素的抵抗力较弱。

(二) 学龄期儿童的生理特点

生长发育逐渐平稳,但至后期即小学高年级时又进入人生第 2 次生长发育加速期。学龄期儿童体重每年可以增加 2.0~2.5kg,身高每年可以增加 4.0~7.5cm。但个体差异较大,与性别、活动状况、进入青春期迟早有密切关系。此期儿童体格维持稳步增长,智力发育迅速,除生殖系统外的器官,系统逐渐发育接近成人水平。

二、营 养 需 求

(一) 能量

儿童的能量处于正平衡状态,能量需求较大。

（二）宏量营养素

1. 蛋白质 摄入蛋白质的最主要目的是满足细胞、组织的增长。因此,对蛋白质的质量,尤其是必需氨基酸的种类和数量有一定的要求。中国营养学会建议学龄前儿童蛋白质摄入量为 45~55g/d,蛋白质供能占总能量的 14%~15%。7~9 岁儿童为 60~65g/d;10~13 岁儿童为 70~80g/d,学龄儿童蛋白质供能占总能量的 12%~14%。优质蛋白质的供给应占全天蛋白质来源的 30%~40%。

2. 脂肪 儿童生长发育所需的能量、免疫功能的维持、脑发育和神经髓鞘的形成都需要脂肪,尤其是必需脂肪酸。学龄前儿童需脂肪 4~6g/(kg·d),学龄期儿童脂肪以占总能量的 25%~30% 为宜。

3. 碳水化合物 经幼儿期的逐渐适应,学龄前期儿童的膳食基本完成了从以奶和奶制品为主到以谷类为主的过渡。儿童应注意避免摄入过多的食用糖,特别是含糖饮料。

（三）矿物质

1. 钙 儿童期生长迅速,钙的需求量大。奶和奶制品是钙的最好食物来源,其含钙量高,吸收率也高。

2. 铁 铁缺乏除引起贫血外,也可能降低其学习能力、免疫和抗感染能力。动物血、肝脏及红肉是铁的良好来源,含铁高,吸收好。

3. 锌 儿童缺锌的临床表现是食欲差,味觉迟钝甚至丧失,严重时引起生成迟缓,性发育不良及免疫功能受损。贝壳类海产品、红色肉类和动物内脏等都是锌的良好来源。

4. 碘 碘缺乏在儿童期的主要表现为甲状腺肿。含碘最高的食物是海产品,包括海带、紫菜、海鱼等。应坚持食用碘盐,并注意碘盐的保存和烹调方法。

（四）维生素

1. 维生素 A 婴幼儿和儿童维生素 A 缺乏的发生率远高于成人。动物肝脏,如羊肝、鸡肝、猪肝含有丰富的维生素 A。

2. 维生素 B_1 精加工谷类的普及造成儿童维生素 B_1 的缺乏,成为目前的营养问题。维生素 B_1 广泛存在天然食物中,动物内脏如肝、心、肾、肉类、豆类和未经加工的粮谷类中含量丰富。

3. 维生素 B_2 儿童紧张的学习生活,使其易发生维生素 B_2 缺乏症。富含维生素 B_2 的食物主要是奶类、蛋类、肝脏,谷类、蔬菜水果含量较少。

4. 维生素 C 新鲜的蔬菜、水果是维生素 C 丰富的食物来源。

三、常见的营养问题

考点:儿童常见的营养问题

学龄前儿童常见的营养问题主要有缺铁性贫血,佝偻病,维生素 A、锌的缺乏及农村地区的蛋白质、能量摄入不足。

学龄期儿童的主要时间在学校渡过,环境、时间分配、体力、精力付出与学龄前有很大差别。学习紧张,体力活动也增加,加上饮食行为不合理,如不重视早餐,零食的时间及种类不恰当等都可能影响其营养状况。学龄期儿童较常见的营养问题有缺铁性贫血,维生素 A、B 族维生素缺乏,钙、锌缺乏等。此外,看电视时间过长,体力活动减少,加上饮食的不平衡而导致超重和肥胖在这一时期也比较突出。因此,这一时期营养不良与由饮食不平衡导致的超重同时并存。

四、合理营养与膳食安排

(一) 学龄前儿童的膳食

1. 膳食制度 烹调上由软饭逐渐转变成普通米饭、面条及糕点,避免油炸、油腻、质硬或刺激性强的食品,学龄前宜三餐两点式供应食物。

2. 培养良好饮食习惯 此期是孩子性格形成的重要时期,形成良好的饮食习惯也可避免挑食、偏食的发生。

3. 膳食烹调 加工烹调仍需注意儿童特点,烹调多用蒸、煮、炖等方式,软饭逐渐转变成为普通米饭、面条及糕点。肉类食物应加工成肉糜,蔬菜要切碎、煮软。经常变换烹调方法。

4. 正确选择零食 所谓零食是指正餐以外所进的食物和饮料,以补充能量与营养素的不足,应注意正确选择。如乳制品,鲜鱼、虾肉制品,鸡蛋、豆腐、豆浆、坚果,各种新鲜蔬菜水果可在间餐补充,而少选油炸食品、糖果、甜点,少喝含糖量高的饮料等。

(二) 学龄期儿童的膳食

1. 保证吃好早餐。让孩子吃饱和吃好每天的三顿饭,尤其是早餐,食量应相当于全日量的1/3。

2. 少吃零食,饮用清淡饮料,控制食糖摄入。

3. 重视户外活动。少数孩子饮食量大而运动量少,故应调节饮食和重视户外活动,避免发胖。

第五节 青少年的营养

青少年是儿童过渡到成人期的过渡时期,是身心发育的关键阶段。13~18岁为青春期或少年期。

一、生 理 特 点

青春期体格生长加速,第二性征出现,生殖器官及内脏功能日益发育成熟,大脑功能和心理的发育也进入高峰,是体格和智力发育的关键时期,也是人体生长发育的第二个高峰。青春期青少年个性特征日益突出,情感生活日益丰富,性意识逐渐增强。

二、营 养 需 求

(一) 能量

青少年由于生长发育快,基础代谢率高,活泼爱动,体力脑力活动量大,故所需能量接近或超过成年人。

(二) 蛋白质

由于合成新组织多,学习任务繁重,思维活跃、认识新事物增多,故必须保证供给充足的蛋白质。如果蛋白质供给不足,可导致生长发育迟缓、体格虚弱、学习成绩低下。11岁学龄男童、女童的蛋白质 RNI 均为75g/d;14岁以上的男、女青少年蛋白质的 RNI 分别为85g/d 和80g/d。

(三) 矿物质

此期间由于骨骼生长发育快,性器官发育成熟,矿物质的需要量明显增加。

（四）维生素

此期间由于体内三大营养物质代谢反应十分活跃,学习任务重、用眼机会多,因此有关能量代谢、蛋白质代谢和维持正常视力、智力的维生素必须保证充足供给,比如维生素 A、维生素 E、维生素 B_1、维生素 B_2、维生素 B_6、维生素 B_{12}、叶酸、尼克酸,尤其要重视维生素 A 和维生素 B_2 的供给。

（五）水

青少年每摄入 1kcal 能量需要 1.0~1.5ml 水。当运动、夏天、发热、腹泻、失血等情况下体液丢失多时,要特别注意主动补水。

三、常见的营养问题

1. 青少年时期由于快速生长发育,膳食中某些营养素,如蛋白质、铁、钙、锌、碘摄入不足的现象时有发生。

2. 体重超重和肥胖症。

3. 一些青少年为了追求理想的体重,尤其是女性,盲目节食,甚至发展成厌食症,造成严重的蛋白质-能量营养不良,影响身体发育。

四、合理营养与膳食安排

（一）膳食多样化

考点：青少年合理营养的要求

多吃谷类,每天约需摄入谷类 400~500g,以供给充足的能量。保证鱼、肉、蛋、奶、豆类和蔬菜的摄入,提供人体需要的各种营养素。在烹调加工上应注意色、香、味以及营养。

（二）养成健康的膳食习惯

一日三餐定时定量,吃好早餐,避免暴饮暴食、偏食与挑食,少吃零食与碳酸饮料,保持理想的体重,促进正常的生长发育。

（三）加强体育锻炼,避免盲目节食

正确的减肥方法是合理控制饮食,少吃高热量的事物如肥肉、糖果、巧克力和油炸食品等,同时应增加体力活动,使能量的摄入与消耗达到平衡,以保持适宜的体重,预防肥胖。

（四）不抽烟,不喝酒

青少年时期身体各个器官、系统发育还未完全成熟,对外界不良刺激的抵抗力较差,因此抽烟喝酒对青少年造成的危害远高于成人。

（五）加强户外运动

平时应注意尽可能少玩电脑,少看电视,多进行户外运动。

（六）注意考试期间的饮食安排

应注意考试期间的营养和饮食,保证身体健康。

第六节　中、青年人的营养

中、青年人在工作和生活上承担着重大责任,身心压力较大,多数处于亚健康状态,合理营养对健康十分重要。

一、生　理　特　点

中年人处于生理功能全盛时期,同时也是开始进入衰老的过渡期,身体经历着从旺盛到

衰老的变化过程,其生理特点主要表现为:基础代谢率随着年龄增高而逐渐下降,肌肉等实体组织逐渐减少,脂肪组织增多。消化、循环系统功能减退,易出现消化系统疾病及心脑血管疾病。此外,机体的其他功能也逐渐减退,如 40 岁以后视力、听力、感觉、嗅觉等开始降低,情绪易波动;妇女开始进入围绝经期,易出现内分泌紊乱、骨质疏松等问题。

二、营养需求

(一) 能量

根据劳动强度和性别的不同,中年人对能量的需求量也不同。一般男性高于女性,且劳动强度越大,对能量的需求量越高。随年龄的增长,应适当减少能量摄入,原则为维持标准体重。

(二) 蛋白质

人们对蛋白质的需求量也与劳动强度和性别有关。中等体力劳动的男性蛋白质的 RNI 为 90g/d,女性为 80g/d。在保证蛋白质供给量的基础上,适当选择优质蛋白质,且应占蛋白质来源的 30%。

(三) 脂肪和碳水化合物

过量的脂肪摄入常易诱发肥胖、高血压、高脂血症和结肠癌、乳腺癌等。成年人每天脂肪的摄入量不应超过总能量 30%,胆固醇的摄入量每天不超过 300mg。碳水化合物应能提供 55%~65% 的膳食总能量。碳水化合物的来源要多种多样,同时要限制纯能量食物的摄入量。

(四) 其他营养素

中年人膳食中应注意摄入钙、铁、硒及维生素 A、维生素 E 和 B 族维生素,以预防缺铁性贫血、骨质疏松的发生及保持体内良好的抗氧化状态。

三、常见的营养问题

中年人存在的与营养有关的问题,主要有超重或肥胖、高血压、血脂异常、脂蛋白异常血症、心脑血管疾病、糖尿病、骨质疏松及肿瘤等,其发生常与膳食结构不合理,营养素摄入不平衡有关。

四、合理营养与膳食安排

中年人的合理营养需遵循中国营养学会制订《中国居民膳食指南》,要做到每日增加膳食蛋白质的摄入,少食精制糖及脂肪类食物,食不过饱,控制体重,多食蔬菜水果以增加维生素和膳食纤维的摄入。每日饮牛奶或豆奶一杯,以补充钙质。主食应粗细搭配,避免食加工过精的食物,少食食盐,每日不超过 6g。膳食安排为三餐制为宜,早餐能量占总能量的 30%,午餐占 40%,晚餐 30%。此外,还应该注意经常参加有氧活动和体育锻炼,避免过度劳累及精神紧张,保持良好的心态。

第七节　老年人的营养

随着社会和经济的发展,世界人口老龄化日趋明显,我国已经步入老龄社会。为促进老年人的身体健康,预防控制老年病的发生与发展,应高度重视老年人的合理膳食。

一、生 理 特 点

随着年龄的增加,老年人的生理功能出现一系列的改变。

(一) 形体变化

皱纹增多、发须变白、脂褐斑、老年疣、步态不稳、动作迟缓、变矮变胖等。

(二) 身体成分变化

代谢组织的总量随年龄而减少,老年期有代谢功能的组织占总体组织的比例(30%)仅为青春期(60%)的一半。

(三) 代谢降低

人体随着年龄增加,合成代谢降低,而分解代谢加强。

(四) 器官功能衰退

消化、循环、泌尿、内分泌、生殖、感觉、运动、神经各系统功能衰退。

(五) 免疫功能下降

老年人细胞免疫和体液免疫功能均降低,使老年人对内外有害因素的抵抗力下降,衰老过程加快。

二、营 养 需 求

(一) 能量

由于基础代谢下降、体力活动减少和体内脂肪组织的比例增加,老年期对能量的需要量相对减少,因此每日膳食总能量的摄入量应适当降低,以免引起肥胖。能量摄入量应随年龄增长逐渐减少,能量的摄入量与消耗量以能保持平衡并可维持正常体重为宜。

(二) 宏量营养素

1. 蛋白质　老年人蛋白质的摄入应质优量足,占一天总能量的12%~15%,膳食蛋白质的RNI男性为75g/d,女性为65g/d。老年人肝功能、肾功能降低,过多的蛋白质可加重肝、肾负担,应选择生物利用率高的优质蛋白质,每日需有一小部分蛋、奶、肉、鱼等动物蛋白,而豆腐、豆制品等豆类蛋白质可较多食用。

2. 脂肪　脂肪的摄入不宜过多,脂肪种类上应控制饱和脂肪酸含量多的动物脂肪的摄入量,如猪油、牛油、羊油及奶油,而以富含多不饱和脂肪酸的植物油为主。每日食物中胆固醇含量不宜多于300mg。

3. 碳水化合物　老年人碳水化合物应占总能量的55%~65%。老年人不宜食含蔗糖高的食品,过多的糖在体内还可转变为脂肪,并使血脂增高。应选择复合碳水化合物的淀粉类为主食,且多食用粗杂粮增加食物纤维的摄入,以利于增强肠蠕动,防止便秘。

(三) 矿物质和维生素

1. 钙　老年人对钙的吸收能力下降,钙的摄入不足易使老年人出现钙的负平衡,体力活动的减少又可降低钙在骨骼中的沉积,以致骨质疏松症,股骨、颈骨骨折比较多见。但钙的补充不宜过多,以免引起高钙血症、肾结石及内脏不必要的钙化。钙RNI为1000mg/d。

2. 铁　老年人对铁的吸收利用能力下降,造血功能减退,血红蛋白含量减少,易出现缺铁性贫血。为使老年人获得较充足的可利用铁,在选择食物时应注意选择血红素铁含量高的食品,如动物肝脏、畜肉等,同时还应食用富含维生素C的蔬菜、水果,以利于铁的吸收。

3. 维生素　老年人由于食量减少,生理功能减退,易出现维生素缺乏,导致多种疾病的发生,因此膳食中应注意多补充相应的食物,必要时可服用维生素补充剂。

(四) 水分

老年人对失水与脱水的反应较迟钝,对水分的要求高于中青年人,因此,老年人不应在感到口渴时才饮水,而应该有规律地主动饮水。

三、常见的营养问题

(一) 微量营养素缺乏

微量营养素是机体的保护性营养素,对调节体内代谢、清除自由基、防止衰老具有重要作用。老年人容易出现钙、铁缺乏、高钠低钾和一些抗氧化维生素缺乏。

考点:老年人的常见营养问题

(二) 能量失衡

能量失衡指能量摄入过多或过少,或体力活动不当,其结果表现为体重增加或减少过多,即肥胖或消瘦,此问题在老年人中出现较多。

(三) 营养性疾病

随着年龄增大、抵抗力降低,老年人出现的营养性疾病也较多,比如糖尿病、高血压、心血管疾病、便秘、胃肠功能紊乱等。

四、合理营养与膳食安排

老年人的饮食营养调理,要根据各自的生理特点而定。总的原则是"四足四低",即老年人的膳食中应有足够蛋白质、足够矿物质、足够维生素、足够膳食纤维和低热能、低脂肪、低胆固醇、低盐。具体来说,老年人应多吃鱼、豆制品、乳类、蔬菜、菌藻类和水果,吃适量的瘦肉、禽类;少吃动物内脏、盐腌食品或熏制品。做到饮食有节、清淡、荤素均食、粗细搭配。具体要求如下:

1. 食物多样化,搭配合理。
2. 食物宜清淡、易消化。
3. 膳食安排以少食多餐为宜。
4. 增加抗氧化营养素的摄入。

 目 标 检 测

一、单项选择题

1. 当妊娠期妇女体内(　　)缺乏时,无法满足自身和胎体的需要,导致发生巨幼红细胞性贫血。
   A. 叶酸　　　　　　B. 蛋白质
   C. 铁　　　　　　　D. 维生素 A
   E. 维生素 D

2. 下列维生素中,(　　)几乎不能通过乳腺,故母乳中的含量很低。
   A. 维生素 A　　　　B. 维生素 B
   C. 维生素 C　　　　D. 维生素 D
   E. 维生素 K

3. 婴幼儿和青少年的蛋白质代谢状况应维持

(　　)。
   A. 氮平衡　　　　　B. 负氮平衡
   C. 排除足够的尿素氮　D. 正氮平衡
   E. 零平衡

4. 婴幼儿佝偻病主要是由(　　)缺乏引起的。
   A. 维生素 A　　　　B. 维生素 C
   C. 维生素 D　　　　D. 硫胺素
   E. 核黄素

5. 小于 6 月龄的婴儿宜选用蛋白质含量(　　)的配方奶粉。
   A. 小于 12%　　　　B. 12%～18%
   C. 18%～25%　　　　D. 25%～30%

E. 大于 30%

6. 母乳喂养可以满足(　　　)个月内婴儿的营养需要。

A. 3　　　　　　　　　　B. 4~6

C. 6~7　　　　　　　　 D. 7~10

E. 10~12

7. 老年人的饮食应注意(　　　)。

A. 蛋白适量而质优

B. 控制碳水化合物的摄入,应以蔗糖为主

C. 尽可能多摄入植物油

D. 按正常成人的总热能摄入

E. 胃肠功能差,应减少新鲜蔬菜的摄入

8. 老年人易出现骨质疏松是由于体内(　　　)含量减少引起的。

A. 铁　B. 硒　C. 钙　D. 锌　E. 氟

二、多项选择题

1. 导致新生婴儿先天畸形的孕妇营养因素(　　　)。

A. 铁缺乏　　　　　　　B. 叶酸缺乏

C. 维生素 A 过量　　　 D. 碳水化合物不足

E. 脂肪过多

2. 学龄儿童可出现的营养问题有(　　　)。

A. 缺铁性贫血　　　　　B. 维生素 A 缺乏

C. 维生素 B_1 缺乏　　 D. 肥胖

E. 锌缺乏

3. 可使孕妇出现贫血的维生素包括(　　　)。

A. 维生素 A　　　　　　B. 维生素 B_1

C. 维生素 B_{12}　　　　D. 叶酸

E. 维生素 E

4. 母乳中含量低于牛乳的营养素包括(　　　)。

A. 蛋白质　　　　　　　B. 脂肪

C. 碳水化合物　　　　　D. 钙

E. 磷

5. 妊娠期营养不良可使胎儿发生(　　　)。

A. 佝偻病　　　　　　　B. 先天畸形

C. 低出生体重　　　　　D. 脑发育受损

E. 肥胖

6. 幼儿膳食的基本要求(　　　)。

A. 营养齐全、搭配合理

B. 合理加工与烹调

C. 合理安排进餐

D. 营造幽静、舒适的进餐环境

E. 注意饮食卫生

7. 婴儿添加辅食的原则(　　　)。

A. 量由少到多　　　　　B. 逐步适应

C. 由稀到稠　　　　　　D. 由粗到细

E. 因人而异

(李　娜)

第八章 社区营养

案例 8-1

患者，男性，45 岁。因近期感到身体虚弱、疲倦、口痛、有时眼痒来院就诊。自述素日工作繁忙，很少运动，喜食油炸食品，并经常大量喝酒。查体：体温 37.2℃，血压 125/85mmHg，身高 175cm，体重 93kg，眼结膜充血，口角炎，舌紫红有裂痕和不规则侵蚀。

问题：1. 请计算该男子的理想体重和 BMI 值，并判断其肥胖情况。

2. 该男子可能存在哪些营养素摄取过多或不足？

3. 对该男子营养方面的主要建议是什么？

社区营养是指在社区内运用营养科学理论、技术和社会性措施解决社区营养问题，主要包括食品生产、供给、膳食结构、饮食文化、营养教育以及营养性疾病的预防等内容。社区营养的目的是通过开展营养调查、营养干预、营养监测、营养教育等工作，提高社区人群的营养知识水平，改善膳食结构，增进健康，进一步提高社区人群的生活质量；同时，为国家或当地政府制定食品营养政策、经济政策以及卫生保健政策提供科学依据。

第一节 膳食营养素参考摄入量

为了衡量人们所摄取的营养素是否适宜，并帮助个体和群体制订膳食计划，也为食品的生产、加工、分配、强化以及人群营养教育提供科学依据，营养学家通过研究提出了适用于不同年龄、性别、生理状态及劳动强度人群的膳食营养素供给量。

一、营养素生理需要量

营养素生理需要量是指能保持人体健康，达到应有发育水平，能高效率地完成各项体力和脑力活动的、人体所需要的能量和各种营养素的必需量，它是一个最低基本数量。

制订营养素生理需要量的原则包括人群调查验证和实验研究 2 大方面。

属于人群调查验证的情况有 2 种：一种情况是，调查确定为健康人群，常年从饮食中实际摄入的量就是其生理需要量；另一种情况是，临床有明显缺乏或不足者，通过食物补充营养状况得以恢复，由此估计生理需要量。

属于实验研究的情况也有 2 种：一种是广泛应用的氮和钙平衡实验，即确定为补偿人体正常代谢所必然损失的量为生理需要量；另一种是饱和实验，如水溶性维生素常利用饱和量作为生理需要量。

二、膳食营养素供给量

膳食营养素供给量（RDA）是指在生理需要量的基础上，综合考虑人群个体差异、饮食差异、烹调损失、食物消化率、营养素间的相互影响及社会条件、经济条件而提出的一日膳食中应供给的能量和各种营养素种类和数量的建议。供给量是在营养素生理需要量的基础上，为确保满足群体中绝大多数个体需要而提出的一个比较安全的数量。

　　为了帮助人们合理地摄入各种营养素,许多国家和地区制订了本国和地区的膳食营养素推荐供给量标准,并且每4~5年修订一次。我国于1938年由中华医学会公共卫生委员会制定了《中国民众最低限度之营养需要量》,中国营养学会于1952年提出了营养素的供给量,并先后于1955年、1962年、1967年、1981年及1988年进行了5次修改。

三、膳食营养素参考摄入量

　　随着营养科学的发展、食物资源的增加、食品加工技术的进步、人民生活水平的提高及膳食模式改变影响健康等新问题的出现,人们对营养在某些疾病发生和发展中所起的有利或有害作用的认识逐步加深,营养素的供给量标准已不能适应当前多方面的应用需要,参照国际营养学的发展状况,中国营养学会于2000年10月制定并出版了适用于各类人群的《中国居民膳食营养素参考摄入量(DRIs)》。

考点:膳食参考摄入量所包括4个营养水平指标及其指导意义

　　膳食营养素参考摄入量是在每日膳食营养素供给量基础上发展起来的一组每日平均的膳食营养素摄入量的参考值,其包括平均需要量(EAR)、推荐摄入量(RNI)、适宜摄入量(AI)和可耐受最高摄入量(UL)4个营养水平指标。

(一) 平均需要量

　　平均需要量是指某一特定性别、年龄及生理状况群体中个体对某营养素需要量的平均值。营养素摄入量达到平均摄入量水平时,可以满足人群中50%个体对该营养素的需要。平均需要量是制定推荐摄入量的基础,也可用于评价或计划群体的膳食摄入量,或判断个体某营养素摄入不足的可能性。

(二) 推荐摄入量

　　推荐摄入量是指可以满足某一特定性别、年龄及生理状况群体中绝大多数个体(97%~98%)需要量的某种营养素摄入水平。长期摄入推荐摄入量水平,可以满足机体对该营养素的需要、保持健康和维持组织中有适当的营养素储备。推荐摄入量相当于传统使用的膳食营养素供给量,主要用途是作为个体每日摄入该营养素的推荐值,是健康个体膳食摄入营养素的目标,但不作为群体膳食计划的依据。

(三) 适宜摄入量

　　适宜摄入量是通过观察或实验获得的健康人群某种营养素的摄入量。适宜摄入量主要用作个体的营养素摄入目标,也可用于评价群体的平均摄入水平。当某群体的营养素平均摄入量达到或超过适宜摄入量时,则该人群之中摄入不足者的比例很低。当健康个体摄入量达到适宜摄入量时,出现营养缺乏的危险很小;如果摄入超过适宜摄入量,则有可能产生毒副作用。

　　适宜摄入量与推荐摄入量相似之处是两者都可作为目标人群中个体营养素摄入量的目标,可以满足目标人群中几乎所有个体的需要。适宜摄入量与推荐摄入量的区别在于适宜摄入量的准确性远不如推荐摄入量,并可能高于推荐摄入量。

(四) 可耐受最高摄入量

　　可耐受最高摄入量是平均每日可以摄入某营养素的最高限量。"可耐受"是指这一剂量在生物学上一般是可以耐受的,但并不表示可能是有益的。对一般人群来讲,摄入量达到可耐受最高摄入量水平对几乎所有个体均不致健康损害,但并不表示达到此摄入水平对健康是有益的;当摄入量超过可耐受最高摄入量而进一步增加时,损害健康的危险性随之增大。

　　可耐受最高摄入量的主要用途是检查个体摄入量过高的可能,避免发生中毒。近年来,营养素强化食品和营养素补充剂日益发展并被普遍接受使用,某些营养素的摄入量有可能增加,有的甚至可达到相当高的水平,影响了人体健康甚至对人体产生危害,因此很有必要制定可耐受最高摄入量来指导安全消费。许多营养素还没有足够的资料来制定其可耐受最高摄入量,所以未定可耐受最高摄入量并不意味着过多摄入没有潜在的危害。

第二节　居民营养状况调查与评价

营养状况调查是指运用各种手段准确地了解某人群或特定个体各种营养指标的水平,以判断其当前的营养和健康状况,是公共营养的基本方法和内容。我国先后于 1959 年、1982 年、1992 年和 2002 年分别进行了 4 次全国性营养调查,并于 2002 年首次将中国居民营养状况调查与肥胖、高血压和糖尿病等慢性病调查同时进行,获得了更为客观的营养与健康状况数据。2010 年起,我国建立了营养监测制度,对居民的膳食、营养及慢性病进行动态监测。

营养状况评价是根据营养状况调查的结果,结合相应的标准进行全面的营养、健康评定,并据此制定和评价相应的社会发展政策,以改善国民营养和健康状况,促进社会经济的协调发展。

一、居民营养状况调查

(一) 营养调查的目的、内容与组织

考点: 营养调查的目的

1. 营养调查的目的　营养调查的目的包括:①了解不同地区、年龄和性别人群的能量和营养素摄取现况;②了解与能量和营养素摄入不足、过剩有关营养问题的分布和严重程度;③探索营养相关疾病的病因和干预策略;④预测膳食结构变迁及其发展趋势;⑤提供权威性营养与健康状况数据;⑥为国家或地区制定营养政策提供信息。

2. 营养调查的内容　营养调查一般由 4 部分组成:①膳食调查;②人体测量;③人体营养水平的生化检验;④营养相关疾病临床体征及症状检查。上述 4 部分内容互相联系、相互验证,一般应同时进行。

3. 营养调查的组织　应根据调查目的精心设计整个调查过程,包括:①组织和动员调查对象;②根据调查方案科学安排工作流程;③指定专人完成调查内容及生物样品收集、分析;④调查员培训;⑤现场协调与质量控制等。

(二) 营养调查方法

人群营养调查的方法包括膳食调查、人体测量、临床检查和实验室检查。具体调查方法、测量的指标及测定方法见本书第五章第四节。

二、居民营养状况评价

(一) 能量和营养素摄入量方面的评价

考点: 营养状况评价在能量和营养素摄入量方面的内容

1. 能量和营养素摄入量　将能量和各种营养素的摄入量与其推荐的参考摄入量比较以评价其满足程度。但对个体而言,其摄入量和参考值都是估算值,所做出的需求评价并非十分准确。因此,准确描述摄入量和恰当选择参考值十分重要。同时,对结果的解释也应谨慎,必要时可结合该个体的人体测量、临床检查、生化检测结果进行综合评价,以确定其能量和营养素的摄入量是否适宜。

2. 能量和蛋白质的食物来源　着重评价豆类、动物性食物提供的优质蛋白质占总蛋白质的比例,三大供能营养素所提供的能量占总能量的构成比。

3. 各餐能量分配比例　一般人群就餐应定时和定量,早餐要营养充足,午餐要吃好,晚餐

要适量,三餐能量比约为3∶4∶3,儿童和老人可以在三餐之外适当加餐。此外,可选择一些营养素含量高而能量低的食物,如新鲜水果和奶类,作为一日三餐之外的营养补充。

4. 加工烹调方法和饮食习惯　分析判断食物来源、储存条件、加工烹调方法是否合理,提出提高各种营养素吸收和利用、减少各种营养素损失的方法;分析判断被调查者饮食习惯、就餐方式等是否合理,不合理的要提出矫正办法。

(二) 膳食结构模式方面的评价

膳食结构是指膳食中各类食物的数量及其在膳食中所占的比重,依据动、植物性食物在膳食构成中的比例不同将膳食结构模式大致分成4种类型:一是发达国家模式,也称富裕型模式,主要以动物性食物为主,属于营养过剩型膳食;二是发展中国家模式,也称温饱模式,主要以植物性食物为主,动物性食物为辅,属于营养缺乏型膳食;三是日本模式,也称营养模式,是一种动、植物性食物较为平衡的膳食结构,既保留了东方膳食的传统特点,又吸取了西方膳食的长处,动物性食品摄入量较高;四是地中海模式,为居住在地中海地区的居民所特有,突出特点是饱和脂肪摄入量低,不饱和脂肪摄入量高。

以营养状况调查为基础,以《中国居民膳食指南》、"中国居民平衡膳食宝塔"为依据,以合理膳食、合理营养为目标,通过适当地干预促使膳食结构模式向更利于健康的方向发展。

第三节　营养监测

营养监测是20世纪70年代逐步形成的概念和方法,是营养研究工作深入、提高的必然产物。营养监测工作着眼于全局,从环境、社会经济条件等方面调查人群的营养状况,探讨从政策上、社会措施上改善人群营养状况和条件的途径,从宏观上采取措施,以改善人群的营养状况。

一、营养监测概述

(一) 营养监测的概念

营养监测是指长期动态监测人群的营养状况,收集与人群营养状况有关的社会、经济等方面的资料,探讨从政策上、社会措施上改善营养状况和条件的途径。在营养监测中,大多同时收集与食物生产、食物消费、食物分配有关的信息,因此营养监测又称食物营养监测。

(二) 营养监测的目的

考点: 营养监测的目的

营养监测的目的是在社会发展的过程中了解和掌握食物消费的变化及人民营养状况,分析其发展趋势,为政府决策、制定干预措施等提供信息,具体包括以下几个方面:

1. 估计人群营养状况及营养问题在时间、地点和人群中的分布情况。
2. 动态监测人群营养状况的变化趋势。
3. 找出出现营养问题的易感人群,确定影响人群营养状况的有关因素,为制定合理的干预措施提供依据。
4. 通过连续监测资料的分析,通过人群中发病率、患病率等的变化,评价营养干预措施的效果。
5. 确定食品与营养规划的工作重点。
6. 为国家制定和修改与营养工作有关的政策和规划提供基础资料。

(三) 营养监测的分类

依据营养监测的目的不同,营养监测可分为3大类,具体包括:

1. 为制定保健和营养发展规划而进行的营养监测　对社会人群的营养状况及制约因素如自然条件、经济条件、文化科技条件等进行长期动态的观察、分析和预测,为制定与公共营养有关的各项政策与规划提供科学依据。

2. 为评价已有的营养规划的实施效果而进行的评价性营养监测　通过监测人群营养指标的变化,对已制定的营养政策和规划的实施效果进行评价。

3. 为及时预报营养不良和制定干预规划而进行的营养监测　这种营养监测的目的在于发现、预防和减轻重点人群营养状况的短期恶化。

二、营养监测的工作程序

营养监测的工作程序可概括为数据收集、数据分析、信息发布及利用三个方面,具体包括以下几个方面。

考点:营养监测的工作程序的几个方面

(一) 监测人群的确定与监测点的选择

监测人群的确定与监测点的选择是建立营养监测系统的基本环节。监测人群选择的基本原则是既要保证样本有代表性,又要避免过多耗费人力和财力。监测点可以是一个区县,也可以是一个社区、一个学校或一个其他单位,可以是随机抽样或选择其他的抽样方法获得。确定监测点的标准:

1. 领导重视,组织健全。

2. 有健全的监测工作网络。

3. 具体监测工作由培训过的专人负责。

4. 有健全的工作制度、工作程序、工作质控和考核制度、资料管理制度。

5. 能保质保量完成监测任务。

6. 能分析利用当地的营养监测资料,为制定政策提供科学依据。

(二) 确定监测指标

营养监测就是定期、有规律地收集某些指标的数据,通过对指标的分析与评价,来说明被监测人群当前或未来的营养状况,所以确定监测指标是营养监测的重要工作。

1. 确定监测指标时应考虑的问题　选择营养监测指标时,在考虑监测指标的灵敏性、特异性与可行性基础上,还要考虑监测指标的数量,原则上宜少不宜多,并尽可能选择无损伤性的监测指标。此外,在监测实践中还要考虑到所需的人力、物力及调查对象接受的程度。

2. 营养监测的常用指标　营养监测常用指标包括健康指标、社会经济指标和饮食行为与生活方式指标3大类。

(1) 健康指标:应根据得到的资料和基线调查数据确定,可分为一般健康指标、特殊情况下的附加指标、肥胖和有退行性疾病人群的指标三类。

(2) 社会经济指标:常用的指标为经济状况指标、环境指标和各种服务指标。

(3) 饮食行为与生活方式指标:饮食行为和生活方式影响人们对食物的选择和营养素的摄取,因而与营养状况及许多慢性疾病的发生、发展密切相关。饮食行为与生活方式的常见监测指标为吸烟、饮酒、体力活动、体育锻炼、生活规律及知识、态度和行为的改变等。

(三) 营养监测的数据收集

1. 营养监测数据的收集方式　①人口普查资料;②政府相关部门的统计资料;③卫生部门常规收集的资料;④监测过程中调查获得的资料,如营养素和食物摄入情况,体格检查和生化检查数据等。

2. 营养监测数据收集的要求　①必须明确数据收集者的职责和分工;②收集的数据达

到正确性、完整性、可靠性和可比性的控制标准。

（四）营养监测资料的分析

营养监测的资料分析就是从所收集的大量数据中，选择合理的统计指标，采用相应的统计分析方法，从中得出有价值的结论。根据营养监测系统收集的资料性质、涉及人群、营养摄入状况、相关的影响因素及其趋势、干预的效果评价等，从多方面对数据进行分析。分析方法一般有描述性分析方法、趋势性分析方法和干预性分析方法。

（五）营养监测资料的信息发布及利用

营养监测的结果可以通过监测系统、正式简报、非正式报告、出版物等多种方式发布。营养监测结果的利用包括：

1. 常规营养监测　发现高危人群，制定或评价营养目标以及监测食物的生产和销售。

2. 制定营养相关项目。

3. 制定相关法律、政策和指南。

4. 营养的科学研究　制定营养素需要量，开展食物营养成分分析，研究食物与经济发展，评价营养教育。

5. 还可用于建立国家营养领域的信息系统，加强营养信息交流，促进营养信息资源共享。

 目 标 检 测

一、名词解释

1. 营养素生理需要量　2. 膳食营养素参考摄入量　3. 体质指数　4. 营养监测

二、填空题

1. 制定营养素生理需要量的原则包括_____和_____2大方面。

2. 营养调查一般由_____、_____、_____和_____4部分组成。

3. 膳食调查常用的方法为_____、_____和_____。

4. 营养监测的常用指标包括_____、_____和_____。

三、简答题

1. 营养调查的目的包括哪些？

2. 我国成人体质指数营养状况判断标准是什么？

3. 从能量和营养素摄入量方面进行营养状况评价包括哪几个方面？

4. 营养监测的目的包括哪些？

（刘俊须）

实习指导

实习一　食谱的编制与评价

［目的要求］

1. 了解食谱编制的概念、目的和意义。

2. 熟悉食谱编制的依据和原则。

3. 掌握食谱编制的步骤和方法。

4. 学会编制不同人群的食谱并进行初步评价。

［时间安排］　2学时。

一、食谱编制的概念

食谱编制是指根据人们身体的需要,按各种食物的营养素含量,设计1天、1周或1个月的食谱,使人体摄入的蛋白质、脂肪、碳水化合物、维生素、矿物质等营养素比例合理,即达到平衡膳食。

二、食谱编制的目的和意义

1. 营养配餐可以将各类人群的膳食营养素参考摄入量具体落实到用膳者的每日膳食中,使他们能按需要摄入足够的能量和各种营养素,同时又防止营养素或能量的过高摄入。

2. 可根据群体对各种营养素的需要,结合当地食物的品种、生产季节、经营条件和厨房烹饪水平,合理选择各种食物,达到平衡膳食。

3. 通过编制营养食谱,可指导食堂管理人员有计划地管理食堂膳食,也有助于家庭有计划地管理家庭膳食,并且有利于成本核算。

三、食谱编制的理论依据

(一) 中国居民膳食营养素参考摄入量(DRIs)

DRIs是每日平均膳食营养素摄入量的参考值,包括平均需要量(EAR)、推荐摄入量(RNI)、适宜摄入量(AI)和可耐受最高摄入量(UL)。制定DRIs的目的在于更好地指导人们膳食实践,评价人群的营养状况并为国家食物发展供应计划提供依据。DRIs是营养配餐中能量和主要营养素的确定依据。

(二) 中国居民平衡膳食指南和平衡膳食宝塔

膳食指南是合理膳食的基本规范,平衡膳食宝塔是膳食指南的量化和形象化表达。

(三) 营养平衡理论

1. 膳食中3种宏量营养素需要保持一定的比例平衡　膳食中产能营养素各自提供的能量占总能量的百分比,蛋白质占10%~15%,脂肪占20%~30%,碳水化合物占55%~65%。

2. 膳食中优质蛋白与一般蛋白保持适宜的比例　动物蛋白和大豆蛋白质称为优质蛋白质,其数量为蛋白质总供给量的 1/3 以上。

3. 饱和脂肪酸、单不饱和脂肪酸和多不饱和脂肪酸之间的平衡　三者比例以 1∶1∶1 为宜,且脂肪酸、单不饱和脂肪酸和多不饱和脂肪酸提供的能量分别占总能量约 7%、10% 和 10% 为宜,必需脂肪酸提供的能量不低于总能量的 3% 。

4. 能量和维生素的平衡　维生素 B_1、维生素 B_2、烟酸等与能量的代谢有关,因此这些维生素的供给应与能量的消耗保持平衡。

四、营养食谱的编制原则

(一) 保证营养平衡

1. 品种多样,数量充足　膳食既要能满足就餐者需要又要防止过量。对一些特殊人群,如生长期的儿童和青少年、孕妇和乳母,还要注意易缺营养素如钙、铁、锌等的供给。

2. 各营养素之间的比例要适宜　膳食中能量来源及其在各餐中的分配比例要合理。要保证蛋白质中优质蛋白质占适宜的比例;要以植物油(不饱和脂肪酸)作为油脂的主要来源,植物油与动物脂肪的比例以 1∶0.7 为宜;同时还要保证碳水化合物的摄入;各矿物质之间也要配比适当。

3. 食物的搭配要合理　注意成酸性食物与成碱性食物的搭配、主食与副食、杂粮与精粮、荤与素等食物的平衡搭配。

4. 膳食制度要合理　一般应该定时定量进餐,成人一日三餐,儿童三餐以外再加一次点心,老人也可在三餐之外加点心。

(二) 照顾饮食习惯

根据不同人群的膳食习惯,尽可能地做到膳食多样化。合理选择烹调方法,尽量做到色香味美、质地宜人、形状优雅,以提高食欲。

(三) 考虑季节和市场供应情况

熟悉市场供给食物情况,并了解其营养特点。

(四) 兼顾经济条件

既要使食谱符合营养要求,又要使进餐者在经济上有承受能力,才会使食谱有实际意义。

五、编制食谱的基本方法

(一) 计算法

步骤如下:

1. 确定用餐者全日能量供给量　根据体力活动水平、年龄、性别、生理状况等确定膳食营养素参考摄入量,具体数值的确定还要依据用餐者的身高、体重、健康状况、具体职业、饮食习惯等调整。

2. 计算产能营养素全日应提供的能量　根据用餐者具体状况确定三大产能营养素的产能比,计算蛋白质,脂肪、碳水化合物应提供的能量。

3. 计算三大营养素全日需要的数量　根据三大营养素的卡价计算其需要量。

4. 计算三大营养素每餐需要的数量　知道了三种能量营养素全日需要量后,就可以根据三餐的能量分配比例计算出三大能量营养素的每餐需要量。一般 3 餐能量的适宜分配比例为:早餐占 30%,午餐占 40%,晚餐占 30%。

5. 主副食品种和数量的确定　根据营养原则及饮食习惯确定食物。

(1) 主食品种、数量的确定:由于粮谷类是碳水化合物的主要来源,因此主食的品种、数量主要根据各类主食原料中碳水化合物的含量确定。主食的品种主要根据用餐者的饮食习惯来确定,北方习惯以面食为主,南方则以大米居多。

(2) 副食品种、数量的确定:根据 3 种产能营养素的需要量,首先确定了主食的品种和数量,接下来需要考虑蛋白质的食物来源。蛋白质广泛存在于动物性食物中,除了谷类食物能提供的蛋白质,各类动物性食物和豆制品均是优质蛋白质的主要来源。因此副食品种和数量的确定应在已确定主食用量的基础上,依据副食应提供的蛋白质质量确定。

(二) 食物交换份法

食物交换份法是将常用食物按其所含营养素量的近似值归类,计算出每类食物每份所含的营养素值和食物质量,然后将每类食物的内容列出表格供交换使用,最后,根据不同能量需要,按蛋白质、脂肪和碳水化合物的合理分配比例,计算出各类食物的交换份数和实际重量,并按每份食物等值交换表选择食物。

(三) 计算法可与食物交换份法结合使用

先用计算法确定食物需要量,再用食物交换份法确定和互换食物种类和数量。

(四) 编制食谱的效果观察

经 1 个月至 3 个月或适宜的食用期后,通过食用者体格检查、自觉效果、功能检查、化验检查判定效果。

六、实 习 内 容

根据所在地区的食物供应情况、饮食习惯和经济条件,编制 1 名 18 岁女大学生 1 周的食谱并进行评价。

实习二　半流质饮食的配制

[目的要求]

1. 了解配制半流质饮食的意义。

2. 熟悉半流质饮食的适用范围。

3. 掌握配制半流质饮食原则和要求。

4. 学会根据流质饮食的配制原则,配制 1 份某患者的半流质饮食。

[时间安排]　2 学时。

一、病　　例

患者,男性,65 岁,身高 165cm,体重 55kg,食管癌患者,轻度吞咽困难。请给此患者配制 1500ml 的半流质饮食。

二、所用食物

牛奶 400ml,鸡蛋 60g,鸡或鱼肉 100g,黄豆 25g,馒头或米饭 75g,挂面 100g,麦片 50g,小米粥 400ml(小米 100g),新鲜蔬菜 400g,食盐 5g,香油 5g,水果 100g。

三、所需器材

搅碎机、秤、盛装容器等。

四、配制步骤

1. 按以上要求准备各种食物。
2. 将各种生食品分别加工成熟食。
3. 将部分粗大食物混合,装入搅碎机搅碎,再将所有食物混合后加盐及香油拌匀,装入容器并置于 4℃ 冰箱中保存备用。

五、注意事项

在配制和保存过程中,必须严格遵守卫生要求,保证食品卫生安全,所配饮食需在 1 日内用完,食用前给于加热。

六、讨　　论

1. 该半流质饮食 24 小时分几次供给?
2. 该半流质饮食中可否加入葱姜蒜等调味作料?

实习三　糖尿病患者的食谱编制

[目的要求]
1. 了解糖尿病患者食谱编制的目的和重要性。
2. 熟悉巩固糖尿病患者食物选择的原则。
3. 学会正确地给糖尿病患者编制食谱。
[时间安排]　2 学时。

一、案　　例

患者,女性,60 岁,身高 160cm,体重 60kg,轻体力劳动,近感乏力、多饮、多尿,检查见空腹血糖 9.15mmol/L,餐后 2 小时血糖 13.2mmol/L,血压、血脂及肝肾功能未见明显异常,单纯饮食治疗。

二、步骤与方法

1. 判断患者体型　计算患者的标准体重(kg)= 身高(cm)-105,确定其体型(用 BMI 值判断)。
2. 查表确定 1 日能量需要　根据劳动强度、体型、年龄等因素,查表 6-3 确定其平均每日能量供给量。

3. 计算蛋白质、脂肪和碳水化合物的需要量　根据热能系数和供能比例计算出蛋白质、脂肪和碳水化合物的 1 日供给量。

4. 确定食物总量(含零食)

5. 餐次及用量安排　血糖控制不好、餐后血糖较高时宜少量多餐(加餐但不加量),病情一般则可 3~4 餐/天,要定时定量;确定每餐用量,如为三餐则能量安排为早餐 25%,中餐 40%,晚餐 30%,点心 5%。

6. 食物选择　按每份食物等值交换份表选择食物,应多选 GI 较低的食物。

7. 食谱的评价与调整　确定食谱后应评价其是否科学合理,如食谱中所含五大类食品是否齐全,食物种类是否多样化,食物重量是否合适,各营养素供给是否适宜,餐次安排及配比是否合理,如食谱设计中有不足之处则需要进行调整。

8. 饮食注意　对常见的糖尿病饮食误区给予说明与指导。

(李　娜)

参 考 文 献

蔡东联.2005. 实用营养学.北京:人民卫生出版社

蔡东联.2007. 临床营养学.北京:人民卫生出版社

蔡东联.2008. 营养师必读.北京:人民军医出版社

蔡东联.2010. 临床营养学.北京:人民卫生出版社

陈炳卿.2000. 营养与食品卫生学.第4版.北京:人民卫生出版社

丁炎明.2013.2014全国护士执业资格考试通关宝典.北京:科学出版社

冯磊.2005. 基础营养学.杭州:浙江大学出版社

葛可佑.2000. 中国营养学全书.北京:人民卫生出版社

葛可佑.2007. 中国营养师培训教材.北京:人民卫生出版社

顾景范,杜寿玢,郭长江.2009. 现代临床营养学.第2版.北京:科学出版社

何志谦.2008. 人类营养学.第3版.北京:人民卫生出版社

黄承钰.2003. 医学营养学.北京:人民卫生出版社

黄承钰.2006. 疾病营养治疗.成都:四川大学出版社

焦广宇,蒋卓勤.2013. 临床营养学.第3版.北京:人民卫生出版社

李胜利.2007. 营养与膳食.北京:人民卫生出版社

李胜利.2007. 营养与膳食.第2版.北京:科学出版社

李勇.2005. 营养与食品卫生学.北京:北京大学医学出版社

凌文华.2000. 营养与食品卫生学.北京:人民卫生出版社

全国卫生专业技术资格考试专家委员会.2004. 营养学.济南:山东大学出版社

全国卫生专业技术资格考试专家委员会.2010. 营养学.北京:人民卫生出版社

孙长颢.2012. 营养与食品卫生学.第7版.北京:人民卫生出版社

王翠玲,高玉峰.2010. 营养与膳食.北京:科学出版社

王志宏,张兵,王惠君,等.2012.1991-2009年中国九省(区)儿童膳食蛋白质摄入状况及变化趋势.中华预防医学杂志,
  46(9):802-808

吴国豪.2010. 实用临床营养学.上海:复旦大学出版社

吴坤.2004. 营养与食品卫生学.第5版.北京:人民卫生出版社

吴坤.2006. 营养与食品卫生学.第6版.北京:人民卫生出版社

吴卫琴.2011. 营养与膳食.合肥:安徽大学出版社

杨柳清,贾丽娜.2012. 营养与膳食.北京:高等教育出版社

杨月欣.2009. 公共营养师.北京:中国劳动社会保障出版社

杨月欣.2009. 中国食物成分表.第2版.北京:北京大学医学出版社

于康.2006. 实用临床营养师速查手册.第2版.北京:科学技术文献出版社

翟凤英.2009. 公共营养学.北京:中国轻工业出版社

张爱珍.2002. 临床营养学.北京:人民卫生出版社

张爱珍.2009. 医学营养学.第3版.北京:人民卫生出版社

张爱珍.2012. 临床营养学.第3版.北京:人民卫生出版社

郑郁,母义明.2011. ω-3长链不饱和脂肪酸在代谢综合征中的作用.中华内分泌代谢杂志,27(9):787-790

中国营养学会.2001. 中国居民膳食营养素参考摄入量.北京:中国轻工业出版社

中国营养学会.2008. 中国居民膳食指南.拉萨:西藏人民出版社

《营养与膳食》教学大纲

一、课程性质和任务

营养与膳食是五年制高职护理、助产专业必修的一门专业课程,是医学中比较重要的学科,营养与膳食的理论和技术在促进健康、治疗疾病和疾病康复中发挥着重要作用。其主要任务是学生在具有一定科学文化素质的基础上,掌握本学科的基本概念、基本理论知识和常用的基本操作技能,为科学、有效地预防疾病发生和开展疾病治疗与疾病康复奠定基础。

二、课程教学目标

(一) 知识教学目标

1. 掌握营养与膳食的基本概念,人体需要的各种营养素的营养学意义、质量评价和代谢评价,了解各类食物的营养价值。

2. 掌握合理营养、平衡膳食的基本概念和基本卫生要求,熟悉食物结构、膳食指南和食谱编制。

3. 掌握医院膳食的基本种类,熟悉营养制剂、营养支持和营养风险筛查与营养状况评价。

4. 了解各种常见疾病的概况,熟悉营养膳食对各类疾病的影响,掌握各种常见疾病的营养治疗的原则和方法。

5. 了解不同人群的生理特点、营养需要、存在的主要营养问题和膳食调配。

6. 了解膳食营养素供给量的制定、居民营养状况调查与评价和营养检测的方法。

(二) 能力培养目标

1. 通过实习,使学生具备编制的正常人群食谱、糖尿病患者食谱和医院膳食的配制的基本操作技能。

2. 能运用所学的营养与膳食知识,指导日常生活进行合理营养、平衡膳食和临床疾病的营养治疗与护理。

3. 培养学生举一反三、融会贯通的能力;发现问题、分析问题、解决问题的能力;终生学习、自学能力。

(三) 思想教育目标

1. 通过了解营养与疾病的关系,培养辨证施治的疾病治疗护理观念。

2. 通过对疾病现象的认识,树立合理营养、实事求是的科学态度。

3. 具有良好的职业道德、人际沟通能力和团对精神。

4. 具有严谨的学习态度、敢于创新的精神、勇于创新的能力。

三、教学内容和要求

教学内容	教学要求			教学活动参考	教学内容	教学要求			教学活动参考
	了解	理解	掌握			了解	理解	掌握	
一、绪论					5. 碳水化合物的食物来源	√			
1. 营养与膳食的基本概念			√	理论讲授	(四)膳食纤维				
2. 营养与膳食的基本内容		√		多媒体演示	1. 概述	√			
3. 营养与膳食的发展概况	√				2. 膳食纤维的营养学意义			√	
4. 营养与膳食和其他学科的关系	√				3. 膳食纤维的推荐摄入量	√			
5. 学习营养与膳食的意义和要求	√				4. 膳食纤维的食物来源	√			
二、人体需要的营养素				理论讲授	(五)能量				
(一)蛋白质				多媒体演示	1. 能量的来源		√		
1. 蛋白质的营养学意义			√		2. 能量的推荐摄入量		√		
2. 食物中蛋白质的营养价值评价		√			3. 人体能量的支出途径			√	
3. 蛋白质的推荐摄入量	√				4. 能量的代谢评价		√		
4. 蛋白质的食物来源	√				(六)矿物质				
5. 蛋白质的代谢评价		√			1. 概述	√			
(二)脂类					2. 钙				
1. 脂类的营养学意义			√		3. 铁				
2. 膳食脂类的营养价值评价		√			4. 锌				
3. 脂类的推荐摄入量	√				5. 硒			√	
4. 脂类的食物来源	√				6. 磷	√			
5. 脂类的代谢评价		√			7. 镁	√			
(三)碳水化合物					8. 碘	√			
1. 碳水化合物的分类和性质	√				9. 铜	√			
2. 碳水化合物的营养学意义			√		(七)维生素				
3. 碳水化合物的营养价值评价	√				1. 概述		√		
4. 碳水化合物的推荐摄入量	√				2. 脂溶性维生素			√	
					3. 水溶性维生素			√	
					(八)水				
					1. 水的生理功能		√		
					2. 水的种类			√	
					3. 水的代谢评价	√			
					4. 水的需要量				
					三、各类食物的营养价值				理论讲授
					(一)概述				多媒体演示

续表

教学内容	教学要求			教学活动参考	教学内容	教学要求			教学活动参考
	了解	理解	掌握			了解	理解	掌握	
1. 营养价值的概念		√			(三)营养支持				
2. 食物的分类	√				1. 概述	√			
(二)植物性食物					2. 肠内营养		√		
1. 谷类	√				3. 肠外营养		√		
2. 豆类及豆制品	√				(四)营养风险筛查与营养状况评价				
3. 蔬菜类	√				1. 概述	√			
4. 水果类	√				2. 营养风险筛查			√	
(三)动物性食物					3. 营养状况评价			√	
1. 肉类	√				六、常见疾病的营养治疗				理论讲授
2. 奶类	√								多媒体演示
3. 蛋类	√				(一)循环系统疾病的营养治疗				
4. 水产类	√				1. 高血压			√	
(四)动植物食物制品					2. 冠心病			√	
1. 食用油脂	√				(二)消化系统疾病的营养治疗				
2. 调味品	√				1. 胃炎			√	
3. 酒类食品	√				2. 消化性溃疡			√	
4. 罐头食品	√				3. 胆囊炎和胆石症			√	
(五)其他类型食品					4. 肝硬化		√		
1. 营养强化食品	√				5. 胰腺炎		√		
2. 保健食品	√				(三)泌尿系统疾病的营养治疗				
3. 转基因食品	√				1. 肾炎			√	
四、合理营养与平衡膳食				理论讲授	2. 肾病综合征			√	
				多媒体演示	3. 慢性肾衰竭			√	
(一)基本概念			√		(四)代谢疾病的营养治疗				
(二)基本要求			√		1. 糖尿病			√	
(三)食物结构	√				2. 高脂血症和高脂蛋白血症			√	
(四)膳食指南		√			3. 痛风			√	
五、临床营养基础				理论讲授	4. 肥胖			√	
(一)医院膳食				多媒体演示	5. 原发性骨质疏松症		√		
1. 医院常规膳食			√		(五)肿瘤营养治疗				
2. 治疗膳食			√		1. 概述	√			
3. 试验膳食	√				2. 肿瘤患者的营养支持与营养治疗		√		
(二)营养制剂									
1. 肠内营养制剂			√						
2. 肠外营养制剂		√							

续表

教学内容	教学要求			教学活动参考	教学内容	教学要求			教学活动参考
	了解	理解	掌握			了解	理解	掌握	
(六)血液系统疾病的营养治疗					(四)儿童的营养				
1. 贫血			√		1. 生理特点	√			
2. 白血病		√			2. 营养需求	√			
(七)内分泌系统疾病的营养治疗					3. 常见的营养问题		√		
1. 甲状腺功能亢进症		√			4. 合理营养与膳食安排		√		
2. 碘缺乏与甲状腺功能减退症		√			(五)青少年的营养				
(八)感染性疾病的营养治疗					1. 生理特点	√			
1. 病毒性肝炎			√	理论讲授多媒体演示	2. 营养需求	√			
2. 结核病		√			3. 常见的营养问题		√		
3. 急性肠道传染病		√			4. 合理营养与膳食安排		√		
4. 获得性免疫缺陷综合征		√			(六)中、青年人的营养				
(九)围术期的营养					1. 生理特点	√			
1. 概述	√				2. 营养需求	√			
2. 营养支持与治疗		√			3. 常见的营养问题		√		
3. 营养护理		√			4. 合理营养与膳食安排		√		
七、不同人群的营养				理论讲授多媒体演示	(七)老年人的营养				
(一)孕妇的营养					1. 生理特点	√			
1. 生理特点	√				2. 营养需求	√			
2. 营养需求	√				3. 常见的营养问题		√		
3. 常见的营养问题		√			4. 合理营养与膳食安排		√		
4. 合理营养与膳食安排		√			八、社区营养				理论讲授多媒体演示
(二)乳母的营养					(一)膳食营养素参考摄入量				
1. 生理特点	√				1. 营养素生理需要量	√			
2. 营养需求	√				2. 膳食营养素供给量	√			
3. 常见的营养问题		√			3. 膳食营养素参考摄入量		√		
4. 合理营养与膳食安排		√			(二)居民营养状况调查与评价				
(三)婴幼儿的营养					1. 营养状况调查	√			
1. 生理特点	√				2. 营养状况评价	√			
2. 营养需求	√				(三)营养监测				
3. 常见的营养问题		√			1. 营养监测概述与营养监测的工作程序	√			
4. 合理营养与膳食安排		√			2. 监测的要求	√			

四、教学大纲说明

（一）适用对象与参考学时

本教学大纲可供专业及卫生中职类各专业使用，可作为执业护士与营养师等卫生行业培训参考教材，总学时为 36 或 72 学时，其中理论教学 30 或 66 学时，实践教学 6 学时。

（二）教学要求

1. 本课程对理论教学部分要求有掌握、理解、了解三个层次。掌握是指对营养与膳食中所学的基本知识、基本理论具有深刻的认识，并能灵活地应用所学知识分析、解释生活现象和临床问题。理解是指能够解释、领会概念的基本含义并会应用所学技能。了解是指能够简单理解、记忆所学知识。

2. 本课程突出以培养能力为本位的教学理念，在实践技能方面的要求分为了解、熟悉、掌握和学会层次。掌握是指能够独立娴熟地进行正确的实践技能操作。学会是指能够在教师指导下进行实践技能操作。

（三）教学建议

1. 在教学过程中要积极采用现代化教学手段，加强直观教学，充分发挥教师的主导作用和学生的主体作用。注重理论联系实际，并组织学生开展必要的临床案例分析讨论，以培养学生的分析问题和解决问题的能力，使学生加深对教学内容的理解和掌握。

2. 实践教学要充分利用教学资源，案例分析讨论等教学形式，充分调动学生学习的积极性和主观能动性，强化学生的动手能力和专业实践技能操作。

3. 教学评价应通过课堂提问、布置作业、单元目标测试、案例分析讨论、期末考试等多种形式，对学生进行学习能力、实践能力和应用新知识能力的综合考核，以期达到教学目标提出的各项任务。

4. 本书作为高中职医药院校护理类、医学类和医学技术类教材及作为执业护士培训用书时，应以基础营养学和临床营养学的内容为重点，公共营养学作为了解的内容；作为营养师的培训参考用书时还应补充介绍营养师职业道德、医学基础和食品加工等内容。在实际的教学中应根据相应的大纲和各校的实际情况确定教学内容和重点。

学时分配建议

序号	教学内容	36 学时数			72 学时数		
		理论	实践	合计	理论	实践	合计
1	绪论	1		1	2		2
2	人体需要的营养素	11		11	16		16
3	各类食物的营养价值	2		2	6		6
4	合理营养与平衡膳食	2	2	4	4	2	6
5	临床营养基础	2	2	4	8	2	10
6	常见疾病的营养治疗	8	2	10	22	2	24
7	不同人群的营养	2		2	4		4
8	社区营养	2		2	4		4

附录1 中国居民膳食营养素参考（DRIs）摄入量表

附表 1-1　中国居民膳食能量推荐（RNIs）摄入量

年龄组（岁）	RNI				年龄组（岁）	RNI			
	MJ/d		kcal/d			MJ/d		kcal/d	
	男	女	男	女		男	女	男	女
0~	0.4MJ/(kg·d)*		95kcal/(kg·d)*		中体力活动	11.29	9.62	2700	2300
0.5~	0.4MJ/(kg·d)*		95kcal/(kg·d)*		重体力活动	13.38	11.30	3200	2700
儿童1~	4.60	4.40	1100	1050	孕妇(4~6)个月		+0.84		+200
2~	5.02	4.81	1200	1150	(7~9)个月		+0.84		+200
3~	5.64	5.43	1350	1300	乳母		+2.09		+500
4~	6.06	5.83	1450	1400	50~				
5~	6.70	6.27	1600	1500	轻体力活动	9.62	8.00	2300	1900
6~	7.10	6.67	1700	1600	中体力活动	10.87	8.36	2600	2000
7~	7.53	7.10	1800	1700	重体力活动	13.00	9.20	3100	2200
8~	7.94	7.53	1900	1800	60~				
9~	8.36	7.94	2000	1900	轻体力活动	7.94	7.53	1900	1800
10~	8.80	8.36	2100	2000	中体力活动	9.20	8.36	2200	2000
11~	10.04	9.20	2400	2200	70~				
14~	12.00	9.62	2900	2400	轻体力活动	7.94	7.10	1900	1700
成年18~					中体力活动	8.80	8.00	2100	1900
轻体力活动	10.03	8.80	2400	2100	80~	7.74	7.10	1900	1700

注：* 为 AI，非母乳喂养应增加 20%，1kacl＝4.184kJ。

附表 1-2　中国居民膳食蛋白质推荐摄入量（RNI）

年龄组（岁）	蛋白质 RNI(g/d)		年龄组（岁）	蛋白质 RNI(g/d)	
	男	女		男	女
0~			11~	75	75
0.5~	1.5~3g/(kg·d)		14~	85	80
1~	35	35	18~		
2~	40	40	轻体力劳动	75	65
3~	45	45	中体力劳动	80	70
4~	50	50	重体力劳动	90	80
5~	55	55	孕妇		
6~	55	55	早期		+5
7~	60	60	中期		+15
8~	65	65	晚期		+20
9~	65	65	乳母		+20
10~	70	65	60~	75	65

注：①成年人按蛋白质 1.16g /(kg·d)计；②老年人按蛋白质 1.27 g /(kg·d)或按 15% 蛋白/总能量计。

附表 1-3　中国居民膳食脂肪适宜摄入量（AIs）（脂肪能量占总能量的百分比）

年龄组（岁）	脂肪	SFA	MUFA	PUFA	ω-6/ω-3	胆固醇（mg）
婴儿						
0~	45~50				4 : 1	
0.5~	35~40				4 : 1	
幼儿						
2~	30~35				(4-6) : 1	
儿童						
7~	25~30				(4-6) : 1	
青少年						
14~	25~30	<10	8	10	(4-6) : 1	
成人	20~30	<10	10	10	(4-6) : 1	<300
老年人	20~30	6~8	10	8~10	4 : 1	<300

注：SFA 为饱和脂肪酸，MUFA 为单不饱和脂肪酸，PUFA 为多不饱和脂肪酸。

附表 1-4　中国居民膳食钙参考摄入量（DRIs）（mg/d）

年龄组（岁）	AIs	ULs	年龄组（岁）	AIs	ULs
0~	300	—	14~	1000	2000
0.5~	400	—	18~	800	2000
1~	600	2000	50~	1000	2000
4~	800	2000	孕妇		
7~	800	2000	早中期	800~1000	2000
晚期	1200	2000	晚期	1200	2000
11~	1000	2000	乳母	1200	2000

附表 1-5　中国居民膳食磷、钾、钠、镁参考摄入量（DRIs）（mg/d）

年龄组（岁）	磷		钾	钠	镁	
	AIs	ULs	AIs	AIs	AIs	ULs
0~	150	—	500	200	30	—
0.5~	300	—	700	500	70	—
1~	450	3000	1000	650	100	200
4~	500	3000	1500	900	150	300
7~	700	3000	1500	1000	250	500
11~	1000	3500	1500	1200	350	700
14~	1000	3500	2000	1800	350	700
18~	700	3500*	2000	2200	350	700
50~	700	3500	2000	2200	350	700
孕妇						
早中期	700	3000	2500	2200	400	700
晚期	700	3000	2500	2200	400	700
乳母	700	3500	2500	2200	400	700

注：* 60 岁以上为 3000mg/d。

附表 1-6　中国居民膳食铁参考摄入量（DRIs）（mg/d）

年龄组（岁）	性别	AIs	ULs	铁需要量	膳食中铁生物利用率（%）
0～		0.3	10	—	—
0.5～		10	30	0.8	8
1～		12	30	1.0	8
4～		12	30	1.0	8
7～		12	30	1.0	8
11～	男	16	50	1.1～1.3	8
	女	18	50	1.4～1.5	8
14～	男	20	50	1.6	8
	女	25	50	2.0	8
18～	男	15	50	1.21	8
	女	20	50	1.69	8
50～		15	50	1.21	8
孕妇（中期）		25	60	4.0	15
孕妇（后期）		35	60	7.0	20
乳母		25	50	2.0	8

注：表中铁需要为各人群铁需要量；膳食中铁的生物利用率；考虑中国膳食特点，估测为 8%，有研究表明孕妇在第 2 个 3 个月可将吸收率提高 1 倍。在第 3 个 3 个月时甚至提高 4 倍，分别取 15% 和 20%。

附表 1-7　中国居民膳食锌参考摄入量（DRIs）（mg/d）

年龄组（岁）	性别	体重（kg）	EARs	RNI	ULs
0～		6	1.5	1.5	
0.5～		9	6.7	8.0**	13
1～		13	7.4	9.0**	23
4～		19	8.7	12.0	23
7～		27	9.7	13.50	28
11～	男	42	13.1	18.0	37
	女	41	10.8	15.0	34
14～	男	56	13.9	19.0	42
	女	50	11.2	15.5	35
18～	男	65	13.2	15.0	45
	女	58	8.3	11.5	37
孕妇					
早期			8.3	11.5	
中期			+5	+5	35
晚期			+5	+5	
乳母			+10	+10	35

注：** 为完全母乳喂养和人工喂养的婴儿锌摄入量的变异数为 12.5%；表中数值用估计的城市和农村膳食锌的平均吸收利用为 25% 计算。

附表 1-8　中国居民膳食硒参考摄入量（DRIs）（μg/d）

年龄组（岁）	体重（kg）*	EARs	RNI	AIs	ULs
0~	6			15	55
0.5~	9			20	80
1~	13	17	20		120
4~	19	20	25		180
7~	27	26	35		240
11~	42	36	45		300
14~	53	40	50		360
18~	60	41	50		400
孕妇		50	50		400
乳母		65	65		400

注：* 表示男女平均体重，单位为 kg。

附表 1-9　中国居民膳食碘参考摄入量（DRIs）　　　　单位：μg/d

年龄组（岁）	RNI	ULs	年龄（岁）	RNIs	ULs
0~	50	—	11~	120	800
0.5~	50	—	14~	150	800
1~	50	—	18~	150	1000
4~	90	—	孕妇和乳母	200	1000
7~	90	800			

附表 1-10　中国居民膳食铜、氟、铬、锰、钼适宜摄入量（AIs）

年龄组（岁）	铜（mg）	氟（mg）	铬（μg）	锰（mg）	钼（μg）
0~	0.4	0.1	10	—	—
0.5~	0.6	0.4	15	—	—
1~	0.8	0.6	20	—	15
4~	1.0	0.8	30	—	20
7~	1.2	1.0	30	—	30
11~	1.8	1.2	40	—	50
14~	2.0	1.4	40	—	50
18~	2.0	1.5	50	3.5	60
50~	2.0	1.5	50	3.5	60

附表 1-11　中国居民膳食脂溶性维生素参考摄入量（DRIs）

年龄组（岁）	维生素 A		维生素 D		维生素 E
	RNI/μgRE	UL/μgRE	RNI/μg	UL/mga-TE	AI/mga-TE*
0~		—	10	—	3
0.5~	400AI	—	10	—	3
1~	400AI	—	10	—	4
4~	500	2000	10	20	5
7~	600	2000	10	20	7
11~	700	2000	5	20	10
	男　　女				
14~	800　700	2000	5	20	14
18~	800　700	3000	5	20	14
50~	800　700	3000	10	20	14
孕妇					
早期	800	2400	5	20	14
中期	900	2400	10	20	14
晚期	900	2400	10	20	14
乳母	1200	—	10	20	14

注：维生素 K 资料尚少，中国成人 AI 定为 120μg/d；* a-TE 为 a-生育酚当量。

附表 1-12　中国居民膳食水溶维生素参考摄入量（DRIs）

年龄组（岁）	维生素 B₁(mg) RNI(AI)	维生素 B₁(mg) UL	维生素 B₂(mg) RNI(AI)	维生素 B₆(mg) AI	维生素 B₆(mg) UL	维生素 B₁₂(μg) AI	维生素 C(mg) RNI	维生素 C(mg) UL	泛酸(mg) AI	叶酸(μgDFE) RNI(AI)	叶酸(μgDFE) UL	烟酸(mgNE) RNI(AI)	烟酸(mgNE) UL	胆碱(mg) AI	胆碱(mg) UL	生物素(μg) AI
0~	0.2(AI)	—	0.4(AI)	0.1		0.4	40	400	1.7	65(AI)	—	2(AI)	—	100	600	5
0.5~	0.3(AI)	—	0.5(AI)	0.3		0.5	50	500	1.8	80(AI)	—	3(AI)	—	150	800	6
1~	0.6	50	0.6	0.5		0.9	60	600	2.0	150	300	6	10	200	1000	8
4~	0.7	50	07	0.6	50（儿童）	1.2	70	700	3.0	200	400	7	15	250	1500	12
7~	0.9	50	1.0	0.7		1.2	80	800	4.0	200	400	9	20	300	2000	16
11~	1.2	50	1.2	0.9		1.8	90	900	5.0	300	600	12	30	350	2500	20
14~	男 1.5　女 1.2	50	男 1.5　女 1.2	1.1		2.4	100	1000	5.0	400	800	男 15　女 12	30	450	3000	25
18~	男 1.4　女 1.3	50	男 1.4　女 1.2	1.2	100（成人）	2.4	100	1000	5.0	400	1000	男 14　女 13	35	500	3500	30
50~	1.3	50	1.4	1.5		2.4	100	1000	5.0	400	1000	13	35	500	3500	30
孕妇 早期	1.5	—	1.7	1.9		2.6	100	1000	6.0	600	1000	15	—	500	3500	30
中期	1.5	—	1.7	1.9		2.6	130	1000	6.0	600	1000	15	—	500	3500	30
晚期	1.5	—	1.7	1.9		2.6	130	1000	6.0	600	1000	15	—	500	3500	30
乳母	1.8	—	1.7	1.9		2.8	130	1000	7.0	500	1000	18	—	500	3500	35

注：附表 1-1 至附表 1-12 摘自中国营养学会 . 2001. 中国居民膳食营养素参考摄入量 . 北京 : 中国轻工业出版社 .

附录 2 常见食物一般营养成分表（每 100g 食部）

附表 2-1 谷类及其制品

食物名称	食物（%）	水分（g）	能量（kcal）	蛋白质（g）	脂肪（g）	碳水化合物（g）	维生素 A（μgRE）	胡萝卜素（μg）	硫胺素（mg）	核黄素（mg）	维生素 C（mg）	维生素 E（mg）	钙（mg）	钾（mg）	钠（mg）	铁（mg）	锌（mg）
粳米（标一）	100	13.7	345	7.7	0.6	77.4	—	—	0.16	0.08	—	1.01	11	97	2.4	1.1	1.45
粳米饭（蒸）	100	70.6	118	2.6	0.3	26.2	—	—	⋯	0.03	—	—	7	39	3.3	2.2	1.36
粳米粥	100	88.6	47	1.1	0.3	9.9	—	—	⋯	0.03	—	—	7	13	2.8	0.1	0.20
小麦粉（标准粉）	100	12.7	349	11.2	1.5	73.6	—	—	0.28	0.08	—	1.82	31	190	3.1	3.5	1.64
挂面（标准粉）	100	12.4	348	10.1	0.7	76.0	—	—	0.19	0.04	—	1.11	14	157	150	3.5	1.22
馒头（标准粉）	100	40.5	236	7.8	1	49.8	—	—	0.05	0.07	—	0.86	18	129	165.2	1.9	1.01
油条	100	21.8	388	6.9	17.6	51.0	—	—	0.01	0.07	—	3.19	6	227	585.2	1.0	0.75
玉米（鲜）	46	71.3	112	4.0	1.2	22.8	—	—	0.16	0.11	16	0.46	—	238	1.1	1.1	0.90
玉米面（黄）	100	12.1	352	8.1	3.3	75.2	7	40	0.26	0.09	—	3.80	22	249	2.3	3.2	1.42
小米	100	11.6	361	9.0	3.1	75.1	17	100	0.33	0.1	—	3.63	41	284	4.3	5.1	1.87
小米粥	100	89.3	46	1.4	0.7	8.4	—	—	0.02	0.07	—	0.26	10	19	4.1	1.0	0.41
方便面	100	3.6	473	9.5	21.1	61.6	—	—	0.12	0.06	—	2.28	25	134	1144.0	4.1	1.06
粳糯米	100	13.8	344	7.9	0.8	76.7	—	—	0.2	0.05	—	0.08	21	125	2.8	1.9	1.77
燕麦片	100	9.2	377	15	6.7	66.9	—	—	0.3	0.13	—	3.07	186	214	3.7	7.0	2.59

附表 2-2 薯类、淀粉及其制品

食物名称	食物(%)	水分(g)	能量(kcal)	蛋白质(g)	脂肪(g)	碳水化合物(g)	维生素A(μgRE)	胡萝卜素(μg)	硫胺素(mg)	核黄素(mg)	维生素C(mg)	维生素E(mg)	钙(mg)	钾(mg)	钠(mg)	铁(mg)	锌(mg)
马铃薯	94	79.8	77	2.0	0.2	17.2	5	30	0.08	0.04	27	0.34	8	342	2.7	0.8	0.37
马铃薯粉	100	12.0	340	7.2	0.5	77.4	20	120	0.08	0.06	…	0.28	171	1075	4.7	10.7	1.22
甘薯(红心)	90	73.4	102	1.1	0.2	24.7	125	750	0.04	0.04	26	0.28	23	130	28.5	0.5	0.15
甘薯粉	100	14.5	336	2.7	0.2	80.9	3	20	0.03	0.05	—	—	33	66	26.4	10.0	0.29
藕粉	100	6.4	373	0.2	—	93.0	—	—	…	0.01	—	—	8	35	10.8	17.9	0.15
粉丝	100	15.0	338	0.8	0.2	83.7	—	—	0.03	0.02	—	—	31	18	9.3	6.4	0.27

附表 2-3 干豆类及其制品

食物名称	食物(%)	水分(g)	能量(kcal)	蛋白质(g)	脂肪(g)	碳水化合物(g)	维生素A(μgRE)	胡萝卜素(μg)	硫胺素(mg)	核黄素(mg)	维生素C(mg)	维生素E(mg)	钙(mg)	钾(mg)	钠(mg)	铁(mg)	锌(mg)
黄豆	100	10.2	390	35.0	16.0	34.2	37	220	0.41	0.20	—	18.90	191	1503	2.2	8.2	3.34
黄豆粉	100	6.7	432	32.7	18.3	37.6	63	380	0.31	0.22	—	33.69	207	1890	3.6	8.1	3.89
豆浆	100	96.4	16	1.8	0.7	1.1	15	90	0.02	0.02	—	0.80	10	48	3.0	0.5	0.24
豆腐(内酯)	100	89.2	50	5.0	1.9	3.3	—	—	0.06	0.03	—	3.26	17	95	6.4	0.8	0.55
豆腐皮	100	16.5	410	44.6	17.4	18.8	—	—	0.31	0.11	—	20.63	116	536	9.4	13.9	3.81
豆腐干	100	65.2	142	16.2	3.6	11.5	—	—	0.03	0.07	—	—	308	140	76.5	4.9	1.76
腐竹	100	7.9	461	44.6	21.7	22.3	—	—	0.13	0.07	—	27.84	77	553	26.5	16.5	3.69
素鸡	100	64.3	194	16.5	12.5	4.2	10	60	0.02	0.03	—	17.80	319	42	373.8	5.3	1.74
烤麸	100	68.6	121	20.4	0.3	9.3	—	—	0.04	0.05	—	0.42	30	25	230.0	2.7	1.19
绿豆	100	12.3	329	21.6	0.8	62.0	22	130	0.25	0.11	—	10.95	81	787	3.2	6.5	2.18
赤小豆	100	12.6	324	20.2	0.6	63.4	13	80	0.16	0.11	—	14.36	74	860	2.20	7.4	2.20
蚕豆(去皮)	100	11.3	347	25.4	1.6	58.9	50	300	0.20	0.20	—	6.68	54	801	2.2	2.5	3.32
蚕豆(炸)	100	10.5	447	26.7	20.0	40.4	—	—	0.16	0.12	—	5.15	207	742	547.9	3.6	2.83
豌豆	100	10.4	334	20.3	1.1	65.8	42	250	0.49	0.14	—	8.47	97	823	9.7	4.9	2.35
黑豆(黑大豆)	100	9.9	401	36.0	15.9	33.6	5	30	0.2	0.33	—	17.36	224	1377	3	7	4.18

附表 2-4　蔬菜类及制品

食物名称	食部(%)	水分(g)	能量(kcal)	蛋白质(g)	脂肪(g)	碳水化合物(g)	维生素A(μgRE)	胡萝卜素(μg)	硫胺素(mg)	核黄素(mg)	维生素C(mg)	维生素E(mg)	钙(mg)	钾(mg)	钠(mg)	铁(mg)	锌(mg)
白萝卜	95	93.4	23	0.9	0.1	5.0	3	20	0.02	0.03	21	0.92	36	173	61.8	0.5	0.30
红萝卜	97	93.8	22	1	0.1	4.6	Tr	Tr	0.05	0.02	3	1.20	11	110	62.7	2.8	0.69
胡萝卜(黄)	97	87.4	46	1.4	0.2	10.2	668	4010	0.04	0.04	16	—	32	193	25.1	0.5	0.14
刀豆	92	89.0	40	3.1	0.3	7.0	37	220	0.05	0.07	15	0.40	49	209	8.5	4.6	0.84
豆角	96	90.0	34	2.5	0.2	6.7	33	200	0.05	0.07	18	2.24	29	207	3.4	1.5	0.54
荷兰豆	88	91.9	30	2.5	0.3	4.9	80	480	0.09	0.04	16	0.30	51	116	8.8	0.9	0.50
黄豆芽	100	88.8	47	4.5	1.6	4.5	5	30	0.04	0.07	8	0.80	21	160	7.2	0.9	0.54
绿豆芽	100	94.6	19	2.1	0.1	2.9	3	20	0.05	0.06	6	0.19	9	68	4.4	0.6	0.35
豌豆苗	86	89.6	38	4.0	0.8	4.6	445	2667	0.05	0.11	67	2.46	40	222	18.5	4.2	0.77
西红柿	97	94.4	20	0.9	0.2	4.0	92	550	0.03	0.03	19	0.57	10	163	5.0	0.4	0.13
茄子	93	93.4	23	1.1	0.2	4.9	8	50	0.02	0.04	5	1.13	24	142	5.4	0.5	0.23
甜椒	82	93.0	25	1.0	0.2	5.4	57	340	0.03	0.03	72	0.59	14	142	3.3	0.8	0.19
辣椒(青)	84	91.9	27	1.4	0.3	5.8	57	340	0.03	0.04	62	0.88	15	209	2.2	0.7	0.22
冬瓜	80	96.6	12	0.4	0.2	2.6	13	80	0.01	0.01	18	0.08	19	78	1.8	0.2	0.07
苦瓜	81	93.4	22	1.0	0.1	4.9	17	100	0.03	0.03	56	0.85	14	256	2.5	0.7	0.36
南瓜	85	93.5	23	0.7	0.1	5.3	148	890	0.03	0.04	8	0.36	16	145	0.8	0.4	0.14
丝瓜	83	94.3	21	1.0	0.2	4.2	15	90	0.02	0.04	5	0.22	14	115	2.6	0.4	0.21
大蒜	85	66.6	128	4.5	0.2	27.6	5	30	0.04	0.06	7	1.07	39	302	19.6	1.2	0.88
葫芦	87	95.3	16	0.7	0.1	3.5	7	40	0.02	0.01	11	—	16	87	0.6	0.4	0.14
蒜苗	82	88.9	40	2.1	0.4	8.0	47	280	0.11	0.08	35	0.81	29	226	5.1	1.4	0.46
韭菜	90	91.8	29	2.4	0.4	4.6	235	1410	0.02	0.09	24	0.96	42	247	8.1	1.6	0.43

续表

食物名称	食部(%)	水分(g)	能量(kcal)	蛋白质(g)	脂肪(g)	碳水化合物(g)	维生素A(μgRE)	胡萝卜素(μg)	硫胺素(mg)	核黄素(mg)	维生素C(mg)	维生素E(mg)	钙(mg)	钾(mg)	钠(mg)	铁(mg)	锌(mg)
韭黄	88	93.2	24	2.3	0.2	3.9	43	260	0.03	0.50	15	0.34	25	192	6.9	1.7	0.33
大白菜	87	94.6	17	1.5	0.1	3.2	20	120	0.04	0.05	31	0.76	50	—	57.5	0.7	0.38
小白菜	81	94.5	17	1.5	0.3	2.7	280	1680	0.02	0.09	28	0.70	90	178	73.5	1.9	0.51
菜花	82	92.4	26	2.1	0.2	4.6	5	30	0.03	0.08	61	0.43	23	200	31.6	1.1	0.38
西兰花	83	90.3	36	4.1	0.6	4.3	1202	7210	0.09	0.13	51	0.91	67	17	18.8	1.0	0.78
菠菜	89	91.2	28	2.6	0.3	4.5	487	2920	0.04	0.11	32	1.74	66	311	85.2	2.9	0.85
芹菜茎	67	93.1	22	1.2	0.2	4.5	57	340	0.02	0.06	8	1.32	80	206	159.0	1.2	0.24
芹菜叶	100	89.4	35	2.6	0.6	5.9	488	2930	0.08	0.15	22	2.50	40	137	83.0	0.6	1.14
生菜	81	95.7	16	1.4	0.4	2.1	60	360	Tr	0.10	20	—	70	100	80.0	1.2	0.43
香菜	81	90.5	33	1.8	0.4	6.2	193	1160	0.04	0.14	48	0.80	101	272	48.5	2.9	0.45
莴笋	62	95.5	15	1.0	0.1	2.8	25	150	0.02	0.02	4	0.19	23	212	36.5	0.9	0.33
莴笋叶	89	94.2	20	1.4	0.2	3.6	147	880	0.06	0.10	13	0.58	34	148	39.1	1.5	0.51
春笋	66	91.4	25	2.4	0.1	5.1	5	30	0.05	0.04	5	—	8	300	6.0	2.4	0.43
冬笋	39	88.1	42	4.1	0.1	6.5	13	80	0.08	0.08	1	—	22	—	—	0.1	—
黄花菜	98	40.3	214	19.4	1.4	34.9	307	1840	0.05	0.21	10	4.92	301	610	59.2	8.1	3.99
慈菇	89	73.6	97	4.6	0.2	19.9	—	—	0.14	0.07	4	2.16	14	707	39.1	2.2	0.99
菱角(老)	57	73.0	101	4.5	0.1	21.4	2	10	0.19	0.06	13	—	7	437	5.8	0.6	0.62
藕	88	80.5	73	1.9	0.2	16.4	3	20	0.09	0.03	44	0.73	39	243	44.2	1.4	0.23
茭白	74	92.2	26	1.2	0.2	5.9	5	30	0.02	0.03	5	0.99	4	209	5.8	0.4	0.33
羊芋	84	78.6	81	2.2	0.2	18.1	27	160	0.06	0.05	6	0.45	36	378	33.1	1.0	0.49

附表 2-5　菌藻类

食物名称	食物(%)	水分(g)	能量(kcal)	蛋白质(g)	脂肪(g)	碳水化合物(g)	维生素A(μgRE)	胡萝卜素(μg)	硫胺素(mg)	核黄素(mg)	维生素C(mg)	维生素E(mg)	钙(mg)	钾(mg)	钠(mg)	铁(mg)	锌(mg)
黑木耳(干)	100	15.5	265	12.1	1.5	65.6	17	100	0.17	0.44	—	11.34	247	757	48.5	97.4	3.18
香菇(干)	95	12.3	274	20.0	1.2	61.7	3	20	0.19	1.26	5	0.66	83	464	11.2	10.5	8.57
平菇	93	92.5	24	1.9	0.3	4.6	2	10.0	0.06	0.16	4	0.79	5	258	3.8	1.0	0.61
蘑菇(鲜)	99	92.4	24	2.7	0.1	4.1	2	10	0.08	0.35	2	0.56	6	312	8.3	1.2	0.92
金针菇	100	90.2	32	2.4	0.4	6.0	5	30	0.15	0.19	2	1.14	—	195	4.3	1.4	0.39
白木耳	96	14.6	261	10.0	1.4	67.3	8	50	0.05	0.25	—	1.26	36	1588	82.1	4.1	3.03
海带(干)	98	70.5	90	1.8	0.1	23.4	40	240	0.01	0.10	…	0.85	348	761	327.4	4.7	0.65
紫菜(干)	100	12.7	250	26.7	1.1	44.1	228	1370	0.27	1.02	2	1.82	264	1796	710.5	54.9	2.47

附表 2-6　水果类

食物名称	食物(%)	水分(g)	能量(kcal)	蛋白质(g)	脂肪(g)	碳水化合物(g)	维生素A(μgRE)	胡萝卜素(μg)	硫胺素(mg)	核黄素(mg)	维生素C(mg)	维生素E(mg)	钙(mg)	钾(mg)	钠(mg)	铁(mg)	锌(mg)
苹果	76	85.9	54	0.2	0.2	13.5	3	20	0.06	0.02	4	2.12	4	119	1.6	0.6	0.19
香梨	89	85.5	51	0.3	0.1	13.6	12	70	—	—	—	—	6	90	0.8	0.4	0.19
鸭梨	82	88.3	45	0.2	0.2	11.1	2	10	0.03	0.03	4	0.31	4	77	1.5	0.9	0.1
桃子(平均)	86	86.4	51	0.9	0.1	12.2	3	20	0.01	0.03	7	1.54	6	166	5.7	0.8	0.34
李子	91	90.0	38	0.7	0.2	8.7	25	150	0.03	0.02	5	0.74	8	144	3.8	0.6	0.14
枣(鲜)	87	67.4	125	1.1	0.3	30.5	40	240	0.06	0.09	243	0.78	22	375	1.2	1.2	1.52
枣(大、干)	88	14.5	317	2.1	0.4	81.1	—	—	0.08	0.15	7	—	54	185	8.3	2.1	0.45
金丝小枣	81	19.3	308	1.2	1.1	76.7	—	—	0.04	0.50	—	1.31	23	65	7.4	1.5	0.23
葡萄	86	88.7	44	0.5	0.2	10.3	8	50	0.04	0.02	25	0.70	5	104	1.3	0.4	0.18
柿子	87	80.6	74	0.4	0.1	18.5	20	120	0.02	0.02	30	1.12	9	151	0.8	0.2	0.08

续表

食物名称	食部(%)	水分(g)	能量(kcal)	蛋白质(g)	脂肪(g)	碳水化合物(g)	维生素A(µgRE)	胡萝卜素(µg)	硫胺素(mg)	核黄素(mg)	维生素C(mg)	维生素E(mg)	钙(mg)	钾(mg)	钠(mg)	铁(mg)	锌(mg)
沙棘	87	71.0	120	0.9	.8	25.5	640	3840	0.05	0.21	204	0.01	104	359	28.0	8.8	1.16
无花果	100	81.3	65	1.5	0.1	16.0	3	5	0.03	0.02	2	1.82	67	212	5.5	0.1	1.42
柑橘	77	86.9	51	0.7	0.2	11.9	148	890	0.08	0.04	28.0	0.92	35	154	1.4	0.2	0.08
菠萝	68	88.4	44	0.5	0.1	10.8	3	20	0.04	0.02	18	—	12	113	0.8	0.6	0.14
芒果	60	90.6	35	0.6	0.2	8.3	150	897	0.01	0.04	23	1.21	Tr	138	2.8	0.2	0.09
香蕉	59	75.8	93	1.4	0.2	22.0	10	60	0.02	0.04	8	0.24	7	256	0.8	0.4	0.18
枇杷	62	89.3	41	0.8	0.2	9.3	—	—	0.01	0.03	8	0.24	17	122	4.0	1.1	0.21
荔枝	73	81.9	71	0.9	0.2	16.6	2	10	0.10	0.04	41	—	2	151	1.7	0.4	0.17
哈密瓜	71	91.0	34	0.5	0.1	7.9	153	920	…	0.01	12	—	4	190	26.7	…	0.13
西瓜	56	93.3	26	0.6	0.1	5.8	75	450	0.02	0.03	6	0.10	8	87	3.2	0.3	0.10
草莓	97	91.3	32	1	0.2	7.1	5	30	0.02	0.03	47	0.71	18	131	4.2	1.8	0.14
桂圆	50	81.4	71	1.2	0.1	16.6	3	20	0.01	0.14	43	—	6	248	3.9	0.2	0.4
杏	91	89.4	38	0.9	0.1	9.1	75	450	0.02	0.03	4	0.95	14	226	2.3	0.6	0.2

附表2-7　坚果、种子类

食物名称	食部(%)	水分(g)	能量(kcal)	蛋白质(g)	脂肪(g)	碳水化合物(g)	维生素A(µgRE)	胡萝卜素(µg)	硫胺素(mg)	核黄素(mg)	维生素C(mg)	维生素E(mg)	钙(mg)	钾(mg)	钠(mg)	铁(mg)	锌(mg)
核桃(干)	43	5.2	646	14.9	58.8	19.1		30	0.15	0.14	1	43.21	56	385	6.4	2.7	2.17
山核桃(干)	24	2.2	616	18.0	50.4	26.2	5	30	0.16	0.09	—	65.55	57	237	250.7	6.8	6.42
栗子(干)	73	13.4	348	5.3	1.7	78.4	5	30	0.08	0.15	25	11.45	—	—	8.5	1.2	1.32
松子(炒)	31	3.6	644	14.1	58.5	21.4	5	30	…	0.11	…	25.20	161	612	3.0	5.2	5.49
杏仁(炒)	91	2.1	618	25.7	51.0	18.7	17	100	0.15	0.71	—	—	141	—	—	3.9	—

续表

食物名称	食部(%)	水分(g)	能量(kcal)	蛋白质(g)	脂肪(g)	碳水化合物(g)	维生素A(μgRE)	胡萝卜素(μg)	硫胺素(mg)	核黄素(mg)	维生素C(mg)	维生素E(mg)	钙(mg)	钾(mg)	钠(mg)	铁(mg)	锌(mg)
腰果	100	2.4	559	17.3	36.7	41.6	8	49	0.27	0.13	…	3.17	26	503	251.3	4.8	4.00
花生(炒)	71	4.1	601	21.7	48.0	23.8	10	60	0.13	0.12	…	12.94	47	563	34.8	1.5	2.03
葵花籽(炒)	52	2.0	625	22.6	52.8	7.3	5	30	0.43	0.26	…	26.46	72	491	1322.0	6.1	5.19
西瓜子(炒)	43	4.3	582	32.7	44.8	14.2	—	—	0.04	0.08	…	1.23	28	612	187.7	8.2	6.76
南瓜子(炒)	68	4.1	582	36.0	46.1	7.9	—	—	0.08	0.16	—	27.28	37	672	15.8	6.5	7.12

附表 2-8　畜、禽、鱼肉类

食物名称	食部(%)	水分(g)	能量(kcal)	蛋白质(g)	脂肪(g)	碳水化合物(g)	维生素A(μgRE)	胡萝卜素(μg)	硫胺素(mg)	核黄素(mg)	维生素C(mg)	维生素E(mg)	钙(mg)	钾(mg)	钠(mg)	铁(mg)	锌(mg)
猪肉(肥瘦)	100	46.8	395	13.2	37.0	2.4	18	—	0.22	0.16	—	0.35	6	204	59.4	1.6	2.06
猪肉(肥)	100	8.8	807	2.4	88.6	0	29	—	0.08	0.05	—	0.24	3	23	19.5	1.0	0.69
猪肉(瘦)	100	71.0	143	20.3	6.2	1.5	44	—	0.54	0.10	—	0.34	6	305	57.5	3.0	2.99
猪大排	68	58.8	264	18.3	20.4	1.7	12	—	0.80	0.15	—	0.11	8	274	44.5	0.8	1.72
猪小排	72	58.1	278	16.7	23.1	0.7	5	—	0.30	0.16	—	0.11	14	230	62.6	1.4	3.36
猪耳	100	69.4	176	19.1	11.1	0	…	—	0.05	0.12	—	0.85	6	58	68.2	1.3	0.35
猪蹄	60	58.2	260	22.6	18.8	0	3	—	0.05	0.10	—	0.01	33	54	101.0	1.1	1.14
猪肚	96	78.2	110	15.2	5.1	0.7	3	—	0.07	0.16	—	0.32	11	171	75.1	2.4	1.92
猪肝	99	70.7	129	19.3	3.5	5	4972	—	0.21	2.08	20	0.86	6	235	68.6	22.6	5.78
猪脑	100	78.0	131	10.8	9.8	0	…	—	0.11	0.19	—	0.96	30	259	130.7	1.90	0.99
猪心	97	76.0	119	16.6	5.3	1.1	13	—	0.19	0.48	4	0.74	12	260	71.2	4.3	1.90
猪肾	93	78.8	96	15.4	3.2	1.4	41	—	0.31	1.14	13	0.34	12	217	134.2	6.1	2.56
猪血	100	85.8	55	12.2	0.3	0.9	—	—	0.03	0.04	—	0.20	4	56	56.0	8.7	0.28

续表

食物名称	食部(%)	水分(g)	能量(kcal)	蛋白质(g)	脂肪(g)	碳水化合物(g)	维生素A(μgRE)	胡萝卜素(μg)	硫胺素(mg)	核黄素(mg)	维生素C(mg)	维生素E(mg)	钙(mg)	钾(mg)	钠(mg)	铁(mg)	锌(mg)
腊肉(生)	100	31.1	498	11.8	48.8	2.9	96	—	—	—	—	6.23	22	416	763.9	7.5	3.49
猪肉松	100	9.4	396	23.4	11.5	49.7	44	—	0.04	0.13	—	10.02	41	313	469.0	6.4	4.28
香肠	100	19.2	508	24.1	40.7	11.2	…	—	0.48	0.11	—	1.05	14	453	2309.2	5.8	7.65
火腿	100	47.9	330	6.0	27.4	4.9	46	—	0.28	0.09	—	0.80	3	220	1086.7	2.2	2.16
牛肉(肥瘦)	99	72.8	125	19.9	4.2	2.0	7	—	0.04	0.14	—	0.65	23	216	84.5	3.3	4.73
牛肉(瘦)	100	75.2	106	20.2	2.3	1.2	6	—	0.07	0.13	—	0.35	9	284	53.6	2.8	3.71
羊肉(肥瘦)	90	65.7	203	19.0	14.1	0	22	—	0.05	0.14	—	0.26	6	232	80.6	2.3	3.22
驴肉(瘦)	100	73.8	116	21.5	3.2	0.4	72	—	0.03	0.16	—	2.76	2	325	46.9	4.3	4.26
狗肉	80	76.0	116	16.8	4.6	1.8	12	—	0.34	0.2	—	1.40	52	140	47.4	2.9	3.18
兔肉	100	76.2	102	19.7	2.2	0.9	26	—	0.11	0.1	—	0.42	12	284	45.1	2	1.3
鸡	66	69.0	167	19.3	9.4	1.3	48	—	0.05	0.09	—	0.67	9	251	63.3	1.4	1.09
鸭	68	63.9	240	15.5	19.7	0.2	52	—	0.08	0.22	—	0.27	6	191	69.0	2.2	1.33
鸡蛋	88	74.1	144	13.3	8.8	2.8	234	—	0.11	0.27	—	1.84	56	154	131.5	2	1.1
鸭蛋	87	70.3	180	12.6	13	3.1	261	—	0.17	0.35	—	4.98	62	135	106.0	2.9	1.67
草鱼	58	77.3	113	16.6	5.2	0	11	—	0.04	0.11	—	2.03	38	312	46.0	0.8	0.87
黄鳝	67	78.0	89	18.0	1.4	1.2	50	—	0.06	0.98	—	1.34	42	263	70.2	2.5	1.97
鲫鱼	76	73.3	127	17.7	4.9	3.1	29	—	0.02	0.06	—	0.82	28	280	150.1	1.2	0.7
明虾	57	79.8	85	13.4	1.8	3.8	…	—	0.01	0.04	—	1.55	75	238	119	0.6	3.59
虾皮	100	42.4	153	30.7	2.2	2.5	19	—	0.02	0.14	—	0.92	991	617	5057.7	6.7	1.93
扇贝(鲜)	35	84.2	60	11.1	0.6	2.6	…	—	Tr	0.10	—	11.85	142	122	339	7.2	11.69
牡蛎	100	82.0	73	5.3	2.1	8.2	27	—	0.01	0.13	—	0.81	131	200	462.1	7.1	9.39
鲤鱼	54	76.7	109	17.6	4.1	0.5	25	—	0.03	0.09	—	1.27	50	334	53.7	1	2.08

续表

食物名称	食部(%)	水分(g)	能量(kcal)	蛋白质(g)	脂肪(g)	碳水化合物(g)	维生素A(μgRE)	胡萝卜素(μg)	硫胺素(mg)	核黄素(mg)	维生素C(mg)	维生素E(mg)	钙(mg)	钾(mg)	钠(mg)	铁(mg)	锌(mg)
鲑鱼	61	77.4	104	17.8	3.6	0	20	—	0.03	0.07	—	1.23	53	277	57.5	1.4	1.17
泥鳅	60	76.6	96	17.9	2	1.7	14	—	0.1	0.33	—	0.79	299	282	74.8	2.9	2.76
墨鱼	69	79.2	83	15.2	0.9	3.4	…	—	0.02	0.04	—	1.49	15	400	165.5	1.0	1.34
河虾	86	78.1	87	16.4	2.4	0	48	—	0.04	0.03	—	5.33	325	329	133.8	4.0	2.24
蟹(河蟹)	42	75.8	103	17.5	2.6	2.3	389	—	0.06	0.28	—	6.09	126	181	193.5	2.9	3.68
鹅蛋	87	69.3	196	11.1	15.6	2.8	192	—	0.08	0.3	—	4.5	34	74	90.6	4.1	1.43
鹌鹑蛋	86	73.0	160	12.8	11.1	2.1	337	—	0.11	0.49	—	3.08	47	138	106.6	3.2	1.61

附表 2-9　奶类及其制品

食物名称	食部(%)	水分(g)	能量(kcal)	蛋白质(g)	脂肪(g)	碳水化合物(g)	维生素A(μgRE)	胡萝卜素(μg)	硫胺素(mg)	核黄素(mg)	维生素C(mg)	维生素E(mg)	钙(mg)	钾(mg)	钠(mg)	铁(mg)	锌(mg)
牛乳	100	89.8	54	3.0	3.2	3.4	24	—	0.03	0.14	1	0.21	104	109	37.2	0.3	0.42
酸奶	100	84.7	72	2.5	2.7	9.3	26	—	0.03	0.15	1	0.12	118	150	39.8	0.4	0.53
全脂牛奶粉	100	2.3	478	20.1	21.2	51.7	141	—	0.11	0.73	4	0.48	676	449	260.1	1.2	3.14

附表 2-10　糖果类

食物名称	食部(%)	水分(g)	能量(kcal)	蛋白质(g)	脂肪(g)	碳水化合物(g)	维生素A(μgRE)	胡萝卜素(μg)	硫胺素(mg)	核黄素(mg)	维生素C(mg)	维生素E(mg)	钙(mg)	钾(mg)	钠(mg)	铁(mg)	锌(mg)
蛋糕	100	18.6	347	8.6	5.1	67.1	86	190	0.09	0.09	—	2.80	39	77	67.8	2.5	1.01
奶油蛋糕	100	21.9	379	7.2	13.9	56.5	175	370	0.13	0.11	—	3.31	38	67	80.7	2.3	1.88
巧克力	100	1.0	589	4.3	40.1	53.4	—	—	0.06	0.08	—	1.62	111	254	111.8	1.7	1.02
奶糖	100	5.6	407	2.5	6.6	84.5	—	—	0.08	0.17	—	—	50	75	222.5	3.4	0.29
水晶糖	100	1.0	395	0.2	0.2	98.2	—	—	0.04	0.05	—	—	—	9	107.8	3.0	1.17

续表

食物名称	食物(%)	水分(g)	能量(kcal)	蛋白质(g)	脂肪(g)	碳水化合物(g)	维生素A(μgRE)	胡萝卜素(μg)	硫胺素(mg)	核黄素(mg)	维生素C(mg)	维生素E(mg)	钙(mg)	钾(mg)	钠(mg)	铁(mg)	锌(mg)
冰糖	100	0.6	397	…	…	99.3	—	—	0.03	0.03	—	—	23	1	2.7	1.4	0.21
红糖	100	1.9	389	0.7	…	96.6	—	—	0.01	—	—	—	157	240	18.3	2.2	0.35
绵白糖	100	0.9	396	0.1	…	98.9	—	—	Tr	—	—	—	6	2	2	0.2	0.07

附表 2-11 油脂及调味品

食物名称	食物(%)	水分(g)	能量(kcal)	蛋白质(g)	脂肪(g)	碳水化合物(g)	维生素A(μgRE)	胡萝卜素(μg)	硫胺素(mg)	核黄素(mg)	维生素C(mg)	维生素E(mg)	钙(mg)	钾(mg)	钠(mg)	铁(mg)	锌(mg)
混合油	100	Tr	900	—	99.9	0.1	—	—	—	0.09	—	12.04	75	2	10.5	4.1	1.27
猪油(炼)	100	0.2	897	…	99.6	0.2	27	—	0.02	0.03	—	5.21	—	—	—	8.6	1.17
酱油	100	67.3	63	5.6	0.1	10.1	—	—	0.05	0.13	—	—	66	337	5757	8.6	1.17
醋	100	90.6	31	2.1	0.3	4.9	—	—	0.03	0.05	—	—	17	351	262.1	6.0	1.25
花生油	100	0.1	899	…	99.9	0	—	—	…	Tr	—	42.06	12	1	3.5	2.9	0.48
玉米油	100	0.2	895	…	99.2	0.5	…	—	…	…	—	50.94	1	2	1.4	1.4	0.26
色拉油	100	0.2	898	…	99.8	0	…	—	…	…	—	24.01	18	3	5.1	1.7	0.23
芝麻油	100	0.1	898	…	99.7	0.2	—	—	…	…	—	68.53	9	…	1.1	2.2	0.17

附表 2-12 含酒精饮料

食物名称	食物(%)	水分(g)	能量(kcal)	蛋白质(g)	脂肪(g)	碳水化合物(g)	维生素A(μgRE)	胡萝卜素(μg)	硫胺素(mg)	核黄素(mg)	维生素C(mg)	维生素E(mg)	钙(mg)	钾(mg)	钠(mg)	铁(mg)	锌(mg)
啤酒	5.3	4.3	32	0.4	—	—	—	—	0.15	0.04	—	—	13	47	11.4	0.4	0.3
葡萄酒	12.9	10.2	72	0.1	—	—	—	—	0.02	0.03	—	—	21	33	1.6	0.6	0.08
黄酒	10	8.6	66	1.6	—	—	—	—	0.02	0.05	—	—	41	26	5.2	0.6	0.52
二锅头(58度)	58	50.1	351	—	—	—	—	—	0.05	—	—	—	1	—	0.5	0.1	0.04

注:摘自杨月欣. 中国食物成分表 [M]. 第 2 版. 北京:北京大学医学出版社, 2009.

附录3　特定人群膳食指南摘要*

（2016 年）

特定人群包括孕妇、乳母、婴幼儿、儿童青少年、老年人以及素食人群,根据这些人群的生理特点和营养需要特制定了相应的膳食指南。

一、中国孕妇、乳母膳食指南

（一）备孕妇女膳食指南

1. 调整孕前体重至适宜水平　备孕妇女宜通过平衡膳食和适量运动来调整体重,使体质指数(BMI)达到 18.5~23.9kg/m² 范围。低体重的备孕妇女可适当增加实物量和规律运动来增加体重;肥胖的备孕妇女应改变不良饮食习惯,减慢进食速度,避免过量进食,减少高能量、高脂肪、高糖食物的摄入,多选低 GI、富含膳食纤维、营养素密度高的食物,同时应增加运动,推荐每天 30~90 分钟中等强度的运动。

2. 常吃含铁丰富的食物,选用碘盐,孕前 3 个月开始补充叶酸　建议备孕妇女适当多摄入动物血、肝脏及红肉等含铁丰富的食物,同时应摄入含维生素 C 较多的蔬菜和水果,以提高膳食铁的吸收与利用;缺铁或贫血的育龄妇女可适量摄入铁强化食物或在医生指导下补充小剂量的铁剂。除规律食用碘盐外,每周再摄入 1 次海带、紫菜等富含碘的海产食品。育龄妇女应从计划妊娠开始尽可能早地多摄取富含叶酸的食物及从孕前 3 个月开始每日补充叶酸400μg,并持续至整个孕期。

3. 禁烟酒,保持健康生活方式　孕前 6 个月夫妻双方都应戒烟、禁酒,并远离吸烟环境;遵循平衡膳食原则,摄入充足的营养素和能量;保持良好的卫生习惯;进行全身健康体检,积极治疗疾病;保证每天至少 30 分钟中等强度的运动;养成规律的生活方式,保证充足睡眠,保持愉悦心情,准备孕育新生命。

（二）孕期妇女膳食指南

1. 补充叶酸,常吃含铁丰富的食物,选用碘盐　继续补充叶酸,并尽量多摄入动物肝脏、蛋类、豆类、酵母、绿叶蔬菜、水果等富含叶酸的食物,以保证胎儿的正常发育。应常吃动物血、肝脏及红肉等含铁丰富的食物,如已有严重铁缺乏的应在医师指导下适量补铁。合理选用碘盐,每周摄入 1~2 次海产品。应从计划妊娠开始尽可能早地多摄取富含叶酸的食物,受孕后每日应继续补充叶酸400μg,至整个孕期。

2. 孕吐严重者,可少食多餐,保证摄入必要量的糖类食物　怀孕早期反应较重的孕妇,采取少食多餐的办法;清淡、适口的膳食使孕妇尽可能多地摄取食物,满足其对营养的需要;保证每天至少摄入 150g 糖类(约合谷类 200g)

3. 孕中晚期适当增加奶、鱼、禽、蛋、瘦肉的摄入　从孕中期开始,胎儿的发育加速对蛋白质、钙的需要量增加,孕中期每日需增加蛋白质约 50g,孕晚期约 125g,鱼类作为首选,每周可摄入 2~3 次;奶类是补充钙的最好食品,每日可增加奶类 200g。

注:摘自中国营养学会. 中国居民膳食指南(2016)[M]. 北京:人民卫生出版社,2016

4. 适量身体活动,维持体重的适宜增长 孕妇应适时监测自身的体重,并根据体重增长的速率适当调节食物摄入量。也应根据自身的体能每天进行不少于 30 分钟的低强度身体活动,最好是 1~2 小时的户外活动,如散步、做体操等。

5. 其他 禁烟酒,愉快孕育新生命,积极准备母乳喂养。

(三) 哺乳期妇女膳食指南

1. 增加富含优质蛋白质及维生素 A 的动物性食物和海产品,选用碘盐。

2. 产褥期食物多样不过量,重视整个哺乳期营养。

3. 愉悦心情,充足睡眠,促进乳汁分泌 。

4. 坚持哺乳,适当运动,逐步恢复适宜体重。

5. 忌烟酒,避免喝浓茶和咖啡。

二、中国婴幼儿喂养指南

(一) 0~6 月龄婴儿喂养指南

核心推荐以下 6 条。

1. 产后尽早开奶,坚持新生儿第一口食物是母乳 分娩后应尽早开始让婴儿反复吸吮母亲乳头,婴儿出生后第一口食物应是母乳,婴儿出生后体重下降只要不超过出生体重的 7% 就应坚持纯母乳喂养,婴儿吸吮前不需过分擦拭和消毒乳头,温馨的环境、愉悦的心情、精神上的鼓励、乳腺按摩等可帮助顺利成功开奶。

2. 坚持 6 月龄内纯母乳喂养 纯母乳喂养能满足 6 月龄内婴儿所需要的全部液体、能量和营养素,故应坚持纯母乳喂养 6 个月;按需哺乳,两侧乳房交替喂养,每天 6~8 次或更多;坚持让婴儿直接吸吮母乳,尽量不使用奶瓶间接喂哺;特殊情况需要在满 6 月龄前简介辅食的,应咨询医生或其他专业人员后谨慎做出决定。

3. 顺应喂养,培养良好的生活习惯 母乳喂养应从按需喂养模式到规律喂养模式递进,饥饿引起哭闹时应及时喂哺,不强求喂养次数和时间,但一般每天喂奶次数可能在 8 次以上,生后最初可在 10 次以上;随婴儿月龄增加,逐渐减少喂奶次数,形成规律喂养的模式;若婴儿异常哭闹,应考虑非饥饿原因,积极就医。

4. 婴儿出生后数日开始补充维生素 D,不需补钙 婴儿生后数日开始每日补充维生素 D_3 10μg(400U),纯母乳喂养的婴儿不需要补钙,新生儿出生后应及时补充维生素 K。

5. 婴儿配方奶是不能纯母乳喂养时的无奈选择 由于婴儿患有某种代谢性疾病、乳母患有某些传染性或精神性疾病、乳汁分泌不足或无乳汁分泌等原因,不能用纯母乳喂养婴儿时,建议首选适合 0~6 月龄婴儿的配方奶喂养,作为母乳喂养失败的无奈选择或母乳不足的补充,不宜直接用普通液态奶、成人奶粉、蛋白粉、豆奶粉等喂养婴儿。

6. 监测体格指标,保持健康生长 身长和体重是反映婴儿喂养和营养状况的直观指标,6 月龄前婴儿应每半月测量一次身长和体重,选用世界卫生组织的《儿童生长曲线》判断生长状况。婴儿生长存在个体差异,但有自身规律,只要处于正常的生长曲线轨迹即为健康状态。

(二) 7~24 月龄婴幼儿喂养指南

1. 继续母乳喂养,满 6 月龄起添加辅食 婴儿满 6 月龄后仍需继续母乳喂养,并逐渐引入各种食物;辅食是指除母乳和(或)配方奶以外的其他各种性状的食物;有特殊需要时应当在医生指导下调整辅食添加时间;不能母乳喂养或母乳不足时,应以配方奶作为补充。

2. 从富铁泥糊状食物开始,逐步添加达到食物多样 随母乳量减少而逐渐增加辅食量;首先添加强化铁婴儿米粉、肉泥等富铁的泥糊状食物;每次只引入一种新的食物,逐步达到食物多样化;从泥糊状食物开始,逐渐过渡到固体食物;辅食应适量添加植物油。

3. 提倡顺应喂养,鼓励但不强迫进食　耐心喂养,鼓励进食,但决不强迫喂养;鼓励和协助婴幼儿自己进食,培养进餐兴趣;婴幼儿进餐时应专注,不做与进食无关的事情,每次进餐时间不超过 20 分钟;应与婴幼儿应有充分的交流,并应保持自身良好的进食习惯。

4. 辅食不加调味品,尽量减少糖和盐的摄入　婴幼儿膳食应单独制作;保持食物原汁原味,不额外添加盐、糖及其他调味品;1 岁以后婴幼儿可逐渐尝试清淡口味的家庭膳食。

5. 注意饮食卫生和进食安全　选择安全、优质、新鲜的食材;制作过程始终保持清洁卫生,注意生熟分开;不吃剩饭菜,妥善保存和处理剩余食物;饭前洗手,进食时应有成人看护,注意进食环境安全。

6. 定期监测体格指标,追求健康生长　平稳生长是最佳的生长模式,每 3 个月监测生长发育情况,包括身长、体重、头围等体格生长指标。

三、中国儿童青少年膳食指南

(一) 学龄前儿童膳食指南

1. 规律就餐,自主进食不挑食,培养良好饮食习惯。
2. 每天饮奶,足量饮水,正确选择零食。
3. 食物应合理烹饪,易于消化,少调料,少油炸。
4. 参与食物选择与制作,增进对食物的认知与喜爱。
5. 经常户外活动,保障健康生长。

(二) 学龄儿童膳食指南

1. 认识食物,学习烹饪,提高营养科学素养。
2. 三餐合理,规律进食,培养健康饮食行为。
3. 合理选择零食,足量饮水,不喝含糖饮料。
4. 不偏食节食,不暴饮暴食,保持适宜体重增长。
5. 保证每天至少活动 60 分钟,增加户外活动时间。

四、中国老年人膳食指南

1. 少量多餐细软,预防营养缺乏　根据老年人生理特点安排膳食,少食多餐,进食要细嚼慢咽;注意预防贫血、钙和维生素 D、维生素 A 等营养缺乏。

2. 主动足量饮水,积极户外活动　应主动少量多次饮水,养成定时主动饮水的习惯,每次 50~100ml;清晨一杯温开水,睡前 1~2 小时一杯水;积极参加户外活动,做到安全第一、多种运动、舒缓自然、适度运动。

3. 延缓肌肉衰减,维持适宜体重　随年龄增加,老年人会逐渐发生骨骼肌量减少并伴有肌肉力量和(或)肌肉功能减退,应吃动结合,保持健康体重,延缓老年肌肉衰减。

4. 摄入充足食物,鼓励陪伴进餐　老年人每天应至少摄入 12 种及以上的食物,采用多种方法增加食欲和进食量;鼓励与家人或朋友一起进餐,主动参与烹饪。

五、素食人群膳食指南

1. 谷类为主,食物多样,适量增加全谷物。
2. 增加大豆及其制品的摄入,选用发酵豆制品,每天 50~80g。
3. 常吃坚果、海藻和菌类。
4. 蔬菜、水果应充足。
5. 合理选择烹饪油。

《营养与膳食》选择题参考答案

第二章
一、单项选择题
1. D 2. C 3. E 4. C 5. D 6. C 7. B 8. D 9. A 10. C 11. A 12. B 13. D 14. D
15. A 16. B 17. B 18. B 19. E 20. B 21. D 22. D 23. C 24. D 25. D 26. B 27. D
28. E 29. C 30. E

二、多项选择题
1. BCD 2. ABE 3. BE 4. CDE 5. ABCD

第三章
单项选择题
1. D 2. D 3. D 4. C 5. D 6. C 7. A 8. A 9. C 10. B 11. A 12. B 13. C 14. B
15. D 16. B 17. C 18. B 19. A 20. B 21. D 22. B 23. D 24. B 25. D 26. C 27. A
28. C 29. B 30. D 31. B 32. C

第四章
单项选择题
1. B 2. B 3. A 4. C 5. D 6. C 7. D 8. C

第五章
单项选择题
1. C 2. E 3. C 4. D 5. B 6. D 7. E 8. D 9. E 10. D 11. C 12. D 13. B 14. B
15. C 16. C 17. D 18. D

第六章
单项选择题
1. C 2. D 3. D 4. B 5. E 6. D 7. D 8. C 9. C 10. A 11. B 12. A 13. E 14. C
15. E 16. E 17. C 18. C 19. B 20. D 21. B 22. B 23. D 24. D 25. C 26. A 27. B
28. D 29. C 30. A

第七章
一、单项选择题
1. A 2. D 3. D 4. C 5. B 6. B 7. A 8. C

二、多项选择题
1. BC 2. ABCDE 3. CD 4. ADE 5. BCD 6. ABCDE 7. ABCE